新安医家
中风医论医案

MEDICAL THEORIES AND CASES OF
XIN'AN PHYSICIANS ON STROKE

主　审　郑日新

主　编　胡建鹏

副主编　王丽娜　李　祥

编　委（按姓氏笔画排序）

卜菲菲　王亚杰　王雅茹　王　瑞

方　颖　朱　超　刘照勇　李　玉

李佩佩　何　玲　陈家敏　胡音琦

郜　峦　宫　鹏　徐　伟

中国科学技术大学出版社

内 容 简 介

新安医学是中医学地方学术流派的杰出代表,中风为"风、痨、臌、膈"四大痼疾之首,被历代医家所重视。本书是对新安医家中风医论医案的分析总结,是理论与实践的结合。全书分为3章:第一章为中风病总论,以中风病名沿革、病因病机及治法理论形成与发展为主题;第二章为新安医家论治中风,以20位新安医家中风医论医案分析总结为主体;第三章为新安王氏内科医论医案,以新安王氏内科3位医家医论医案分析总结为主旨。全书力图彰显新安医家在中风病诊治方面,独特的理论观点、诊治思路及精湛的临床经验。

本书可供医学生,特别是中医类专业的本科生、研究生学习使用,尤其是从事中风研究及临床工作者参考使用。

图书在版编目(CIP)数据

新安医家中风医论医案/胡建鹏主编. —合肥:中国科学技术大学出版社,2022.7
ISBN 978-7-312-05314-6

Ⅰ.新… Ⅱ.胡… Ⅲ.①医论—汇编—中国—现代 ②医案—汇编—中国—现代
Ⅳ.R249.7

中国版本图书馆 CIP 数据核字(2021)第 183982 号

新安医家中风医论医案

XIN'AN YIJIA ZHONGFENG YILUN YIAN

出版	中国科学技术大学出版社
	安徽省合肥市金寨路 96 号,230026
	http://press.ustc.edu.cn
	https://zgkxjsdxcbs.tmall.com
印刷	安徽省瑞隆印务有限公司
发行	中国科学技术大学出版社
开本	787 mm×1092 mm 1/16
印张	17.25
字数	366 千
版次	2022 年 7 月第 1 版
印次	2022 年 7 月第 1 次印刷
定价	65.00 元

前　言

中医学术流派是中医学术经验传承与发展的重要形式,研究有代表性的中医学术流派,对继承中医学术经验、挖掘原创思维、促进中医学术发展、提高中医临床水平有重要意义和价值。源起古徽州的"新安医学",即是学术流派中的佼佼者。其肇启晋唐,历经宋元,鼎盛于明清,绵延至今,积八百余年之底蕴。"新安医学"名家名著众多,名说名派纷呈,理论与临床均建树颇丰,不断呈现亮点、异彩,使之益趋璀璨、辉煌,其深厚的文化底蕴、鲜明的流派特色、突出的学术成就、深远的历史影响,在中医界一直享有较高的学术地位。

中风是以卒然昏仆,半身不遂、口眼歪斜、语言謇涩、偏身麻木为主症的疾病,本病病情危重凶险,传变恶化迅速,且发病多见于中年以上人群。根据中风的临床表现特征,与西医学中的急性脑血管疾病相似,包括缺血性中风和出血性中风,如短暂性脑缺血发作,原发性脑出血和蛛网膜下腔出血等病,都可以参考中风来进行辨证论治。中风因其高发病率、高死亡率、高致残率和高复发率的四高特点,严重影响着患者的身体健康和日常工作生活,导致工作效率和生存质量下降,甚至影响到患者的心理健康。中风作为中医四大难病之首,早在《黄帝内经》就首次出现了与现代中风症状相类似的描述。中风理论与临床诊疗体系,经历了一个不断发展和逐步完善的过程。战国至隋唐时期的医家多认为中风是"外风",多以"内虚邪中"立论;宋金元时期医家多从"内风"立论,注重从内在因素寻找病因,提出火热、气虚、痰湿、血虚等"内因"可以导致中风的观点,虽然大多医家支持"内风",但也并未完全摒弃"外风"说。明清时期,"内因"论得到进一步发展,人们逐渐认识到中风以内虚为本,风、火、痰、瘀为标,进一步确定了阴虚、气虚、肝风、血瘀在发病中的重要作用。逐步完善和形成外感风邪、情志失宜、嗜食肥甘、烦劳过度、内伤积损等为病因的观点,内虚邪中、气血以并、肝风内动、痰湿阻络、气虚血瘀、痰热腑实、肾虚血瘀、痰瘀互结、浊毒内蕴等病机说,对中风先兆"微风"的认识也逐步加深。近现代的医家总结前人的经验,结合现代医学知识,提出"风、火、痰、瘀、气、虚"病因病机说。

新安医家从理论探讨、医案整理及临床实践等多方面,对中风的诊治进行了深入和广泛的研究。汲取历代医家医著之精华,拓宽诊疗之思路,临证圆机活法敢于大胆创新,重视医案精选传承。为后世留下大量专著和医案,反映其学术思想颇具特色,临床多有疗效,具有一定的研究与应用价值。编写团队长期从事新安医学、中风理论与临床研究及临床诊疗工作,积累了较为丰富的资料与临证经验,通过查阅新安医家中风主要中医著作和现代文献,以《新安医籍考》、新安医家医著与医案等资料为基础,详细阅读新安医家有关中风防治医著及现代研究文献,整理归纳、分析提炼主要新安医家关于中风的学术观点、诊治思路、方药特色以及临证经验,并结合大量医家医案,阐释其学术观点在临床上的具体运用,凸显其临床的指导价值。需要指出的是由于对中风内涵与外延的界定,历代观点尚不一致,既有广义与狭义之分,又有真中与类中之别、内风与外风之辨,且类中范畴也不甚一致,少量医论医案乃为利于比较分析或误诊说明,也并非中风本案。

本书的研究内容为国家"973"计划项目——中医理论的形成与发展及其规律研究(编号:2013CB532001)成果之一,并受安徽中医药大学学科建设专项和中医药传承与创新"百千万"人才工程——第四批全国中医优秀人才项目(国中医药办人教发[2017] 24号)资助。全书分为3章:第一章为中风病总论,以中风病名沿革、病因病机及治法理论形成与发展为主题;第二章为新安医家论治中风,以20位新安医家中风医论医案分析总结为主体;第三章为新安王氏内科医论医案,以新安王氏内科3位医家医论医案分析总结为主旨。全书力图彰显新安医家在中风病诊治方面,独特的理论观点、诊治思路及精湛的医术经验,是理论与实践的结合,对丰富中风理论体系,对中风的预防、治疗和预后有着积极的现实意义。本书参阅大量中医学文献资料,由于受时间、精力限制,有些医家医著未能收集整理或收集整理不甚全面,有些观点确有商榷之处,也恳请读者提出批评和建议。诚然,本书对继承祖国传统医药学的丰富遗产,整理和发扬名中医的理论特色和诊治经验,无疑是一种有益的尝试与贡献,并惠及学者、医者与患者,也当是中医学术传承的一种很好的体现方式。本书在编写过程中得到中国科学技术大学出版社和安徽中医药大学图书馆的支持和帮助,在此深表诚挚的谢意!

编　者

2020 年 6 月

目　　录

第一章　中风病总论

第一节　中风病病名溯源及沿革

中风病是以卒然昏仆、半身不遂、口眼㖞斜、语言謇涩、偏身麻木为主症的疾病,其发病率高、致残率高、死亡率高、治愈率低,已成为严重危害人类健康的疾病之一。中医学对中风病最早的记载可上溯至《黄帝内经》(以下简称《内经》),其后历代医家通过长期的临床实践,从外风论到内风论,积累了丰富的理论观点和临床诊治经验,并逐步形成中风病的理法方药体系。人们对中风病病名的认识是一个不断探索、发展和完善的过程。

一、《内经》中对"中风"的认识

有关中风病的记载最早见于《内经》,多数以症状或从病因病机角度命名,如:薄厥、煎厥、大厥、偏枯、击仆、偏风、卒中、喑痱等,并未提出中风病名。

(1)薄厥。《素问·生气通天论》曰:"阳气者,大怒则形气绝,而血菀于上,使人薄厥。"是由大怒伤肝,气机逆乱,气血上冲,上犯清阳,清窍不利,而致突发晕厥、不省人事之证。

(2)煎厥。《素问·生气通天论》曰:"阳气者,烦劳则张,精绝,辟积于夏,使人煎厥。目盲不可以视,耳闭不可以听,溃溃乎若坏都,汩汩乎不可止。"由阳亢煎熬阴精,虚火上炎,阴精竭绝而致气逆昏厥。

(3)大厥。《素问·调经论》曰:"血之与气,并走于上,则为大厥,厥则暴死,气复返则生,不返则死。"厥有气逆、气闭、昏倒的意思,"大"则表示厥逆的程度与严重性。

(4)偏枯。《灵枢·刺节真邪》曰:"虚邪偏客于身半,其入深,内居荣卫,荣卫稍衰,则真气去,邪气独留,发为偏枯。"《素问·生气通天论》曰:"有伤于筋,纵,其若不容,汗出偏沮,使人偏枯。"偏枯,即半身不遂。

(5)击仆。《灵枢·九宫八风》曰:"其有三虚,而偏中于邪风,则为击仆偏枯矣。"

（6）偏风。《素问·风论》曰："风中五脏六府之俞,亦为藏府之风,各入其门户所中,则为偏风。"

（7）喑痱。《素问·脉解》曰："内夺而厥,则为喑痱,此肾虚也。"《灵枢·热病》曰："痱之为病也,身无痛也,四肢不收,智乱不甚,言微知,可治,其甚则不能言,不可治也。"喑,单字作病名,指语言障碍。张介宾注云："痱,废也。内夺者,夺其精也。精夺则气夺而厥,故声瘖于上,体废于下。元阳大亏,病本在肾。"

（8）大风。《灵枢·刺节真邪篇》曰："大风在身,血脉偏虚,虚者不足,实者有余,轻重不得,倾侧宛伏,不知东西,不知南北,乍上乍下,乍反乍复,颠倒无常,甚于迷惑。"

（9）卒中。《素问·本病论》曰："久而化郁,即大风摧拉,折损鸣乱。民病卒中偏痹,手足不仁。"

（10）暴厥。《素问·人奇论》曰："脉至如喘,名曰暴厥,暴厥者,不知与人言。"暴厥是指突然晕厥仆倒、不省人事之证,暴厥之脉多数急躁动。

《内经》中对暴厥进行了相关描述,认为薄厥、煎厥、大厥、击仆等名称相当于中风病突然昏厥、神志不清的症状;喑痱、痱相当于中风言语障碍的症状;偏风、偏枯相当于中风病后遗症半身不遂的症状,这些病症名称与现今中风病中不同阶段的症状类似。近现代的张锡纯在《医学衷中参西录》中指出："按内中风之证,曾见于《内经》,而《内经》初不名为内中风,亦不名为脑充血,而实名为煎厥、大厥、薄厥。"清末至民国的张山雷在《中风斠诠》中亦指出:"煎厥、薄厥、大厥之病情,大致相似,则亦卒然昏瞀之中风也。"但是由于该时期文献中对病证的记载多描述其症状或阐述其病因病机,因此严格来讲不能贸然将其归为中风病,应明辨其中的联系。

二、唐宋以前,以外风立论

汉代张仲景最早在《金匮要略》中提出"中风"病名,以中风单列成节,并有详细的论述:"夫风之为病,当半身不遂,或但臂不遂者,此为痹,脉微而数,中风使然。"他明确提出,半身不遂为中风病所见症状,而且还进一步论述了"中风"所引起的一系列症状表现及中经、中腑、中脏的不同:"寸口脉浮而紧,紧则为寒,浮则为虚;寒虚相搏,邪在皮肤;浮者血虚,络脉空虚;邪不泻,或左或右;邪气反缓,正气即急,正气引邪,㖞僻不遂。邪在于络,肌肤不仁;邪在于经,即重不胜;邪入于府,即不识人;邪入于藏,舌即难言,口吐涎。"张仲景认为该病病因乃风邪入中,对中风的描述与现代中风病症状基本相同。但是,这一时期中风作为一个独立病名诊断并未明确,如张仲景在《伤寒论·辨太阳病脉证并治》中曰:"太阳病,发热汗出,恶风脉缓者,名曰中风。""太阳中风,阳浮而阴弱。阳浮者热自发,阴弱者汗自出。啬啬恶寒,淅淅恶风,翕翕发热,鼻鸣,干呕者,桂枝汤主之。"此处"中风"之义为:被六淫风邪所中而得病者,叫"中风",即是指广义的中风。《集验方·卷二·治卒死方》中认为"口喎僻""风瘫"等类似中风病后遗症是由于"中风邪"所致,"中风"仍为中风邪之意。该书中并没有对中风病其他名称的叙述,只是描述了一些症状而已。该论述中的"中风"名与中风病的"中风"名意思并不一样,因此从这些非中风病的"中风"论述中,可以发现这一时期,人们对中风病的认识仍然尚未明确,中风的内涵尚处于易混淆之时。

隋唐时期,"中风"病名已被多数医家所认同。这一时期,医家对中风病症候亦有深入的记载。如隋代巢元方的《诸病源候论》、唐代孙思邈的《千金方》等著作中均将"中风"用作本病名称。《诸病源候论》是一部专述记载疾病起源及证候的书,风邪作为百病之长,凡与风邪有关的病症,都有详细记载,《诸病源候论·中风候》曰:"中风者,风气中于人也。"《诸病源候论·风癔候》曰:"风邪之气,若先中于阴,病发于五脏者,其状奄忽不知人,喉里噫噫然有声,舌强不能言。"还有风口噤、风痱、风偏枯、风半身不随、风眩、风不仁等情形,进一步扩大了"中风"所致症候,丰富了中风病内涵。孙思邈根据所中风邪引起的不同症状分为风痱、风懿、偏枯、风痹四类。如《备急千金要方·诸风·论杂风状第一》中记载"偏枯者,半身不遂,肌肉偏不用而痛,言不变智不乱……风痱者,身无痛,四肢不收,智乱不甚……风懿者,奄勿不知人,咽中塞窒窒然。舌强不能言……",与中风病症状表现相类似。这一时期,仍将外风作为该病的主要病因。

三、宋金元时期,中风病名逐渐固定,以内风立论

宋时期开始,"中风"基本成为半身不遂、卒然昏仆、口眼喎斜等症状的专指,并作为独立病症名称开始叙述,宋代陈无择则首次将"中风"作为独立的病症名论述,其在《三因极一病证方论·卷二·叙中风论》言:"人或中邪风,鲜有不致毙者。故入脏则难愈,如其经络空虚而中伤者,为半身不遂,手脚瘫痪,涎潮昏塞,口眼喎斜,肌肤不仁,痹痪挛僻。随其脏气,所为不同,或左或右,邪气反缓,正气反急,正气引邪,喎僻不遂……所以首论中风也。"书中对中风的描述与现代中风病较为接近,认识比较全面。南宋严用和在《济生方·中风候》中说:"中风在伤寒之上,为病急卒……及其感也,为半身不遂,肌肉疼痛;痰涎壅塞,口眼喎斜,偏废不仁,神智昏乱;为舌强不语,顽痹不知,精神恍惚……",并提出中风与伤寒有别。至北宋的王安道提出"真中""类中"的概念,"殊不知因于风者,真中风也;因于火,因于气,因于湿者,类中风而非中风也"。王安道将内风和外风作了本质上区别,对明清的中风理论有很大影响。南宋张杲在《医说》中提出"小中",即脑中风轻者之谓也,并别具一格地提出"小中不须深治"的观点,"而疾势有轻重,故病轻者,俗名小中。一老医常论小中不须深治,但服温平汤剂"。

金元时期,多数医家普遍认可"中风"指代以"卒暴僵仆""半身不遂""口眼喎斜"等为特

点的病症,在治疗时结合临床诊治经验,对该病的认识逐渐深入,注重从内在因素寻找病因,对中风病因病机纷纷提出各自的见解,主张以内风立论。如金代刘完素认为"心火暴甚"为其病因,他明确指出"中风偏枯者,由心火暴盛,而水衰不能制,则火实克金;金不能平木,则肝木胜,而兼于火热,则卒暴僵仆"。金代李东垣主"本气自病",元代朱丹溪认为外中风邪者极少,支持内伤致病学说,倡"痰热生风"的病机理论,认为"东南之人多是湿土生痰,痰生热,热生风也","西北气寒有中风,东南气湿非真中风,皆因气血先虚,湿主痰,痰生热,热生风也"。金元三大家所言"由火、由痰、由虚"等内因所致的中风对前人外风论产生冲击,对中风病病因认识发生了巨大转变。此时期的医家虽然仍沿用"中风"病名,但已开始意识到中风之发病与外来"风邪"没有直接关系。至此中风一名,已逐渐摒弃风邪入中的含义,而赋予"起病急骤,变化迅速"的特点。

四、明清以后,细化明晰

明代戴思恭在《证治要诀·卷一·中风》中论到:"中风之证,卒然晕倒,昏不知人,或痰涎壅盛,咽喉作声,或口眼㖞斜,手足瘫痪,或半身不遂,或舌强不语。"此时对中风病已作为病名独立论述,并对其症状描述也较为全面。这一时期,其他医家对中风病的描述不仅仅限于症状、病因病机,而延伸到鉴别,对"真中风""类中风"的争辩开始出现,明代龚廷贤在《万病回春·卷二·真中风证》中所论:"真中风者,中时卒倒,皆因体气虚弱,荣卫失调,或喜怒忧思悲惊恐,或酒色劳力所伤,以致真气耗散,腠理不密,风邪乘虚而入,乃其中也。""类中风者,则常有之。有中寒、中暑、中湿、中火、中气、食厥、劳伤、房劳、痰厥、血晕、中恶卒死等症,皆类中风者甚多,各有治法,不可作风治。"明代缪希雍认为真中风者极少,并提出"内虚暗风"病机说。明代李中梓认为"真中"为中风病,且必连经络,有偏废㖞斜之症表现,从症状表现有无半身不遂辨别。而明代张景岳则认为真中风邪引起的乃是外感风寒表证,而真正的中风病是"内伤气血"所致,非外来风邪所致,并将中风病称为"非风",其在《景岳全书·非风·论正名》中曰:"非风一证,即时人所谓中风证也……而古今相传,咸以中风名之,其误甚矣。故余欲易去中风二字,而拟名类风,又欲拟名属风。然类风、属风,仍与风字相近,恐后人不解,仍尔模糊,故单用河间、东垣之意,竟以非风名之。"对中风病因病机的认识较前有一定进步,进一步明晰了真中和类中。

明代楼英从中风病发病缓急角度,在《医学纲目·卷十·中风》提出了将"卒中"作为"中风"病名,"中风,世俗之称也。其症卒然仆倒,口眼㖞斜,半身不遂,或舌强不言,唇吻不收是也。然名各有不同,其卒然仆倒者,经称为击仆,世又称为卒中,乃初中风时如此也"。现代临床亦沿用"卒中"这一称谓,标志着当时医家对中风病的发病特点及危害认识更加准确。明末李中梓在《证治汇补》提出"中风先兆"之名。清代叶天士从病因角度提出了"内风"的名称,其在《临证指南医案·卷一·中风》中指出"偏枯在左,血虚不萦筋骨,内风袭络,脉左缓大","阳气不藏,内风动越"等,将"内风"作为病名,明确划分了"外风"与"内风"致病因的不同。清代王清任提出了内中风之名。后世医家有许多关于中风的论述,主要是从中风病因病机和鉴别诊断方面细化论述,而在病名的发展上没有太大的变化。

晚清及近现代一些医家,师承前哲,并折衷中西医学而倡"内风脑病"说,将中风病与脑相联系,实为近代医家对中风一病内涵之重大贡献。晚清张伯龙在《类中秘旨》中指出:"余因而悟及《内经》血气并走于上则为大厥,厥则暴死,气复返则生,不复返则死数语,即俗言猝倒不知人事之谓,益信西医血冲脑气之论,与《内经》暗合。盖此证皆由木火内动,肝风上扬,血气并走于上,冲激前后脑气筋,昏不知人。"近现代张山雷撰《中风斠诠》,在总结前人经验的基础上加以扩充发挥,详征博引,并完善其说。"凡猝倒昏瞀,痰气上壅之中风,皆由肝火自旺,化风煽动,激其气血,并走于上,直冲犯脑,震扰神经。"近现代张锡纯等结合中西医知识,提出了"脑充血"和"脑贫血"病名,《医学衷中参西录·脑充血门》中载"脑充血即《内经》之所谓厥证,亦即后世之误称中风证","盖脑充血证之起点,多由于肝气肝火妄动,肝木能生风,名之为内中风,亦颇近理","脑贫血者,其脑中血液不足,与脑充血之病正相反也。其人常觉头重目眩,神志不清,或面黄唇白,或呼吸短气,或心中怔忡。头与目或兼有作疼之时,然不若脑充血者之胀疼,似因有收缩之感觉而作疼。其剧者亦可卒然昏仆,肢体颓废或偏枯。其脉象微弱,或至数兼迟。西人但谓脑中血少,不能荣养脑筋,以致脑失其司知觉、司运动之机能。然此证但用补血之品,必不能愈"。这些观点与今日所称的"出血性中风"和"缺血性中风"的病机认识较为吻合。至此,医家对中风病病因病机的认识较为全面。《中医内科学》规定了中风是以卒然昏仆、不省人事、半身不遂、口眼㖞斜、语言不利为主症的病症。由于发病突然,病情变化多端且进展迅速,故名中风,亦称为卒中。在1986年,中华全国中医内科学会在泰安举行的会议上公布、实施了《中风病中医诊断及疗效评定标准》,首次统一了病名、病类、证候诊断和分期标准。

中医学对中风病的认知和发展,是历代医家不断通过临床实践经验总结和理论推陈创新的结果,进而也不断丰富中风病病因病机、诊断、鉴别诊断、预防、辨治等方面的内容,进一步完善了中风病诊疗体系,提高了对中风的诊治能力。

第二节 中风病病因病机理论的形成与发展

中风是临床上的常见病、多发病。中医学将中风分为中经络、中脏腑两类。中经络者,症见手足麻木、口角㖞斜、语言不利、甚或舌强语謇、半身不遂,病位浅,病情较轻,多无神志改变;中脏腑者,症见突然昏仆、不省人事、神志不清、㖞僻不遂,病位较深,病情危重。中风病为"风、痨、臌、膈"四大痼疾之首,此病有发病率高、死亡率高、致残率高、复发率高等特点,对于人类健康造成巨大威胁,因而被历代医家所重视。中风病的病因病机理论的形成与发展,是一个不断发展和完善的过程。

一、战国至隋唐时期以"外风"立论,倡"内虚邪中"

《内经》虽然没有"中风病"的直接病名,但有"偏枯""仆击""击仆""薄厥""卒中""偏痹"。《内经》认为中风是风邪直接侵袭人体导致的,《灵枢·刺节真邪论》云:"虚邪偏客于身半……内居营卫,营卫稍衰……邪气独留……发为偏枯。"意即正气先虚,随后风邪偏中于身半,致使营卫气血运行受阻,筋脉肌肤失于濡养而偏枯。《素问·风论篇》云:"风之伤人也,或为寒热……或为偏枯……风中五脏六腑之俞……则为偏风。"说明风邪侵入五脏六腑的腧穴,而腧穴是机体与外界相通的门户,若风邪从血气衰弱的场所入侵,偏中于脏腑经络,则成为偏枯病。《内经》认为,中风是由气血失调、脏腑阴阳失和造成的,而这又与饮食、情志、体质等因素有关。关于饮食,《素问·通评虚实论》曰:"凡治消瘅仆击……则高粱之疾也。"关于情志,《素问·生气通天论》曰:"阳气者,大怒则形气绝……汗出偏沮,使人偏枯。"关于体质,《素问·八正神明论》曰:"以身之虚,而逢天之虚,两虚相感,其气至骨,入则伤五脏。"关于肝风内动,《素问·至真要大论》曰:"诸风掉眩,皆属于肝,诸暴强直,皆属于风。"以上关于中风病因病机的论述,为"外风"学说提供了依据,但不忘内虚。汉代张仲景第一次提出了中风病的病名,这对于中风病的认识是很大的进步。《金匮要略·中风历节病脉证并治》曰:"夫风之为病……脉微而数,中风使然",用脉象来解释中风病的病因病机。"寒虚相搏……浮者血虚,络脉空虚……㖞僻不遂",说明中风病在发病时有血脉瘀滞的机制。《金匮要略·中风历节病脉证并治》曰:"邪在于络……邪在于经……邪入于腑……邪入于脏……"论述了中风病在不同程度上的病机。汉代华佗在《中藏经·风中有五生五死》中曰:"风之厥,皆由中于四时不从之气,故为病焉。"晋代葛洪在其所著的《肘后备急方》的篇名中也提及了中风。《治中风诸急方》曰:"治卒中急风,闷乱欲死方。灸两足大趾下横纹中,随年壮。又别有续命汤……",此处"卒中急风"也是指中风病的病因。西晋的皇甫谧在《针灸甲乙经·阳受病发风第二》中曰:"淫邪偏客于半身……营卫稍衰……邪气独留,发为偏枯。"该书继承了《内经》里对中风病的命名原则,多称中风急性期为"厥",而称恢复期为"偏枯"。隋代巢元方《诸病源候论·中风候》曰:"风偏枯者,由血气偏虚……风湿客于半身……使血气凝涩……则成偏枯。"《诸病源候论·风舌强不得语候》曰:"今心脾二脏受风邪,故舌强不得语也。"唐代孙思邈在其所著的《千金要方》中曰:"中风大法有四:一曰偏枯,二曰风痱,三曰风懿,四曰风痹。夫诸急卒病多是风……夫风者百病之长。"孙思邈以"风"立论。此外,他还提出了"名利是务,财色为心"的说法,指出中风多由劳心烦神,饮食不慎,贪图欲念等引起。

中风,病症描述始见于《内经》,其名为张仲景所创。战国至隋唐时期的医家多认为,中风是"外风",多以"内虚邪中"立论。当人体气血亏损、脉络空虚、外卫不固时,外有风邪侵袭,内有脏腑失和造成的营卫不足、气血亏虚,导致突然出现中风诸症。但也有医家认识到"内因"在发病中的作用,人们对"内因"的认识奠定了中风"内风"说形成的基础。

二、宋金元时期重视"内风",但并未完全摒弃"外风"说

宋代陈无择在《三因极一病证方论·叙中风论》中曰:"盖风性紧暴,善行数变,其中人也卒……故推为百病长。圣人先此以示教,太医编集,所以首论中风也。"首次将中风作为一个独立病名论述。宋代严用和在《济生方·中风论治》中对中风病因论述更为具体,他指出:"或因喜怒……或因惊恐……或劳役过伤,遂致真气先虚……邪气乘虚而入。及其感也,为半身不遂……为痰涎壅塞,口眼㖞斜……为舌强不语,顽痹不知……变证多端。"金代刘完素主张"心火暴甚",其在"诸风掉眩皆属于肝"和"诸暴强直皆属于风"的影响下,以"内风"立论。《素问病机气宜保命集·中风论》曰:"风本生于热,以热为本,风为标。"对于病因病机,《素问玄机原病式·火类》曰:"俗云风者……所以中风瘫痪者,非谓肝木之风实甚而卒中之也,亦非外中于风尔……而心火暴甚,肾水虚衰,不能制之……由五志过极,皆为热甚故也……或即不死而偏枯者,由经络左右双行,而热甚郁结,气血不得宣通……而瘫痪也。"金代李东垣主张"正气自虚"。《东垣十书·医经溯洄集》曰:"中风者,非外来风邪,乃本气病也。"《医学发明·中风有三》曰:"中风者……凡人年逾四旬气衰之际,或因忧喜忿怒伤其气者……若肥盛则间有之,亦是形盛气衰而如此。"书中论述中风乃正气自虚所致,为以后气虚与中风关系的确立打下了基础。金代张从正主张"肝风偏胜"。《儒门事亲·卷四·风》曰:"夫风者,厥阴风木之主也。诸风掉眩,风痰风厥,涎潮不利,半身不遂……肝木为病,人气在头。"《儒门事亲·卷一·指风痹痿厥近世差玄说》曰:"夫肝木所以自甚而至此者,非独风为然。盖肺金为心火所制,不能胜木故也。"元代朱丹溪主张"血虚有痰"。《丹溪心法·中风》曰:"……皆谓外中风邪,然地有南北之殊……惟刘守真作将息失宜,水不能制火……西北二方亦有真为风邪所中者……东南之人……痰生热,热生风也……其气必虚。"书中既肯定了刘完素的"将息失宜,水不能制火",又表明了不可一概而论的态度。又曰:"中风大率主血虚有痰……或属虚……又须分气虚血虚。半身不遂,大率多痰……在右属痰有热,并气虚。"说明血虚有痰是中风病的病因。元代王履主张"真中风、类中风"。《医经溯洄集·中风辨》曰:"殊不知因于风者,真中风也;因于火、因于气、因于湿者,类中风,而非中风也。"简称"真中",与类中风的风从内生者不同。《医经溯洄集·中风辨》曰:"东垣曰:中风者,非外来风邪……彦修曰:西北气寒,为风所中……东南气温而地多湿……热生风也。三子之论,河间主乎火;东垣主

乎气;彦修主于湿。"这段话表明"外风入中"导致"真中",而"内风"导致"类中"。

这一时期,对中风病病因病机的认识有重大发展。刘完素、李东垣、朱丹溪等医家认为,中风多由不同的内因所致。刘完素主张"心火暴甚",王履主张"真中、类中",李东垣主张"正气自虚",张从正主张"肝风偏胜",朱丹溪主张"血虚有痰",多注重从内在因素寻找病因,提出火热、气虚、痰湿、内风、血虚等"内因"可以导致中风的观点,而王履主张"中风有真中风、类中风两类",虽然大多医家从"内风"立论,但也并未完全摒弃"外风"说。

三、明清时期"内因论"得到进一步发展

明代张景岳认为,"内伤积损"是中风的主要病机。《景岳全书·非风》曰:"非风一证,实时人所谓中风证也……皆内伤积损颓败而然,原非外感风寒所致。"明代戴思恭认为中风之证:"昏乱晕倒,皆痰为之也。"《秘传证治要诀及类方》曰:"风邪既盛……痰随气上……皆痰为之也。五脏虽皆有风,而犯肝经为多。"明代缪希雍主张"内虚暗风"。《先醒斋医学广笔记·中风》曰:"必先显内热之候,或口干舌苦……此其验也……此即内虚暗风……与外来风邪迥别。""内虚暗风"理论对后世有极大影响。明代罗周彦认为,水湿、痰饮等病理产物是导致中风的主要病因,《医宗粹言·中风》曰:"中风,主血虚有痰或夹火有湿。"这一观点,继承了朱丹溪痰邪为患的主张。明代程玠认为,中风是因"气虚"和"痰湿"而致,《松崖医径·后集·中风》曰:"中风者,专主正气气虚而痰气乘之所致也,分气、血而治之。"对中风病因的认识,其继承了李东垣"本气内虚"论与朱丹溪"痰湿生热"论。明代汪机主张"气不生血,气虚为主",他认为人体气虚,气不生血,气血运行不通畅,致使血虚,气血皆虚,从而引起身麻,气虚亏损不能行于上,清阳不升,心神失养,又会引起中风卒然仆倒,不省人事等。其一定程度上继承了李东垣的"正气自虚"论,以气虚作为病之本源,从内风而论。明代孙文胤认为七情内伤、劳欲过度、不避于时等多种原因都可引起元气耗损,气血亏虚,从而使身体虚弱,营卫皆虚,导致中风发病。明代孙一奎主张"血病、痰病为本,外邪为标"。对中风病因病机有了新的认识。明代程从周《程茂先医案》曰:"味厚则生痰。酒热通心,肺金受克,火动其痰,而克于胞络之间,故卒然倒仆,络脉不通,故口眼歪斜。"他认为中风发病与日常饮食有直接的关系,饮食味厚与经常饮酒的人,患中风病的概率更大。明末清初汪昂《医方解集》曰:"然必其人真气先虚,营卫空疏,然后外邪乘虚而入。"其认为,因"真气先虚",后"外邪乘虚而入",才导致中风。

清代叶天士主张"阴虚阳亢,肝风内动"。《临证指南医案·中风》曰:"肝为风脏,因精血衰耗……故肝阳偏亢,内风时起。"强调"肝风内动"是中风病的主要病因。清代王清任主张"亏损元气"。《医林改错·半身不遂论叙》曰:"若元气一亏,经络自然空虚,有空虚之隙……无气则不能动,不能动名曰半身不遂。"清代尤怡主张"以肝为本"。《金匮翼》曰:"无论贼风

邪气从外来者……即痰火食气从内发者,亦必有肝风为之始基。"清代沈金鳌主张"中风的发病与体质有关"。《杂病源流犀烛·中风源流》曰:"肥人多中风"。清代汪文绮《杂症会心录·中风》曰:"风自内生,属东方之木气,气动便是火,火动便是风,是气也,火也,风也。"直接指出"风自内生",是因"精气内亏,元气内败",阴亏虚火无制,阳亏真气无根,阴阳俱损,虚气从肾间上行直至命门,最终导致中风的发病。清代汪烜认为,气血先虚,风邪后入,且风邪亦因四时而异,一年四季皆可发病,《医林纂要探源·风部》曰:"直中之风,贼风直入,则有中风、风痹诸证,此必其人之气血虚欺,而后风得中之。"

这一阶段,张景岳提出"内伤积损",叶天士提出"阴虚阳亢,肝风内动"等观点,内因论得到进一步发展。各家逐渐认识到中风以内虚为本,风、火、痰、瘀为标,可互相间杂、互为因果。气血亏虚,风邪内侵;阴阳失调,气血逆乱;饮食失宜,风痰结合等导致中风,从而进一步确定了阴虚、气虚、肝风、血瘀的重要作用。

四、晚清至近现代对中风病因病机的认识

晚清张伯龙在《雪雅堂医案》曰:"盖皆由木火内动,肝风上扬,以致气血并走于上,冲激前后脑气筋。""其虚者,则真水不充,不能涵木,肝阳内动,生风上扬,激犯脑经。"张伯龙认为风、火、痰在中风中起很大作用,指出最终结果是气血上逆壅滞于脑。清末至民国张山雷汇通中西,以经释病,他在《中风斠诠·卷一》曰:"惟如此证甚轻,必无痰壅一证候,则伯龙所谓养水治之法,厚腻滋填,乃可并用。如其有痰,则滋腻即不受任……"其在《中风斠诠》又曰:"内风昏仆谓是阴虚阳扰,水不涵木……冲激脑经所致……推之而阴虚于下,阳浮于上,则风以虚而暗煽……营血不充则风以燥而猖狂。"近现代张锡纯《医学衷中参西录·卷一》曰:"血之注于脑少,无以养其神经,于是而耳鸣、头倾、目眩,其人可忽至昏扑可知。"又云:"《内经》论人身有四海,而脑为髓海……人之脑髓空者……因病髓之质原为神经之本原也,其证较脑贫血尤为要紧。"又有"气血虚者,其经络多瘀滞,此与偏枯痿废亦颇有关系"的说法。这一时期的医家总结前人经验,认识到"肝阳化风""气血并逆""直冲犯脑"可导致中风,张锡纯提出"脑贫血"的概念,对中风学说的发展作出了贡献。

王永炎主张"毒损脑络",他认为中风后,可产生瘀毒、热毒、痰毒等,毒邪可破坏形体,损伤脑络。"毒损脑络"假说从更微观层次阐述了中风病危重、脑神难复的病机,虽然发病时毒邪损伤脑络为先,但是病机形成后,则毒邪内聚、络损不通、营卫失和互为因果,致络难通、毒不易去。石学敏主张"醒脑开窍针法治疗中风",他认为瘀血、肝风、痰浊等因素导致"窍闭神匿,神不导气",认为中风病的病位在脑,强调中风病发病是由于"神"主导作用,对"神"的调理非常重视。

五、小结

中风病的病因病机理论的形成与发展是一个逐步完善的过程,从外风论到内风论。战国至隋唐时期的医家多认为中风是"外风",多以"内虚邪中"立论,但也有医家认识到"内因"在发病中的作用。宋金元时期医家多从"内风"立论,注重从内在因素寻找病因,提出火热、气虚、痰湿、内风、血虚等"内因"可以导致中风的观点,虽然大多医家支持"内风",但也并未完全摒弃"外风"说。明清时期"内因"论得到进一步发展,医家们逐渐认识到中风以内虚为本,风、火、痰、瘀为标,进一步确定了阴虚、气虚、肝风、血瘀的重要作用。近现代的医家总结前人的经验,结合现代医学知识,对中风的病因病机有了新的认识,而现代中医学一般将中风的病因病机归纳为"风、火、痰、瘀、气、虚"6个方面。

第三节 《内经》相关中风病病因病机浅析

《内经》为中医学的经典著作,是中医理论之渊薮,虽无中风病名,但对有关中风病的论述比较全面,而且一直指导临床实践。

一、病名

《内经》中类似中风病的记载很多,但无中风的病名,而是随本病不同的症状和疾病发展的不同阶段有着不同的命名。近现代张锡纯在《医学衷中参西录》中指出:"按内中风之证,曾见于《内经》,而《内经》初不名为内中风,亦不名为脑充血,而实名为煎厥、大厥、薄厥。"清末至民国张山雷在《中风斠诠》中亦指出:"煎厥、薄厥、大厥之病情,大致相似,则亦卒然昏瞀之中风也。"汉代张仲景在《金匮要略·中风历节病脉证并治》中首创中风病名,并沿用至今。

(1)偏枯。《灵枢·刺节真邪篇》曰:"虚邪偏客于身半,其入深,内居荣卫,荣卫稍衰,则真气去,邪气独留,发为偏枯。"

(2)薄厥。《素问·生气通天论》曰:"阳气者,大怒则形气绝,而血菀于上,使人薄厥。"是由大怒伤肝,怒则气上,血随气逆,上迫清阳,清窍不利,而致突然昏倒,不省人事之证。

(3)大厥。《素问·调经论》曰:"血之与气,并走于上,则为大厥,厥则暴死,气复返则生,不返则死。"

(4)煎厥。《素问·生气通天论》曰:"阳气者,烦劳则张,精绝,辟积于夏,使人煎厥。目盲不可以视,耳闭不可以听,溃溃乎若坏都,汩汩乎不可以止。"由阳亢煎熬阴精,阴虚无以制阳所致。

(5)喑痱。《素问·脉解篇》曰:"内夺而厥,则为喑痱,此肾虚也。"《灵枢·热病篇》曰:"痱之为病也,身无痛也,四肢不收,智乱不甚,言微知,可治,其甚则不能言,不可治也。"

(6)大风。《灵枢·刺节真邪篇》曰:"大风在身,血脉偏虚,虚者不足,实者有余,轻重不得,倾侧宛伏,不知东西,不知南北,乍上乍下,乍反乍复,颠倒无常,甚于迷惑。"

(7)击仆。《灵枢·九宫八风》曰:"其有三虚,而偏中于邪风,则为击仆偏枯矣。"

(8)卒中。《素问·本病论》曰:"久而化郁,即大风摧拉,折损鸣乱。民病卒中偏痹,手足不仁。"

(9)暴厥。《素问·大奇论》曰:"脉至如喘,名曰暴厥,暴厥者,不知与人言。"指突然晕厥仆倒,不省人事之证,暴厥之脉多数急躁动。

二、病因

(一)外感风邪

《灵枢·九宫八风》曰:"其有三虚,而偏中于邪风,则为击仆偏估也。"《素问·风论》曰:"风之伤人也,或为虚热,或为热中……或为偏估,或为风也,其病各异,其名不同。"风邪乃中风病之首因,《内经》首论风邪可以直接侵袭人体,发为中风。外风侵袭人体,可致半身不遂之中风病,其机理为风邪侵入俞穴,偏中于脏腑经络,引起偏身气血运行不畅、经络阻滞而发为偏枯病。《灵枢·刺节真邪》曰:"虚邪偏客于身半,其入深,内居营卫,营卫稍衰,则真气去,邪气独留,发为偏枯。"进一步说明正气先虚,然后风邪偏中于身之半,以致营卫气血运行受阻,肌肤筋脉失于濡养而发半身不遂之偏枯,则即所谓"内虚邪中"中风病之因也。《内经》所述外风致中风病证候虽不尽相同,但其病位均在脑,外风致卒中偏枯,则其初起必有外风之症状。因《内经》首论风之特性,并明确指出中风邪可致半身不遂的中风病(偏枯),所以说,风邪是导致中风病发生的重要原因。

(二)情志失宜

素体阴虚,水不涵木,复因急躁恚怒,情志所伤,致心火暴盛,肝阳暴张,风火相煽,火盛水衰,水衰不能制火涵木,阴虚阳亢,气血上逆,心神昏冒,卒发昏仆,此乃《素问·生气通天论》所曰:"大怒则形气绝,而血菀于上,使人薄厥。"可以看到卒中时的病机,《内经》认为主要是气血上逆,"血之与气并走于上,则为大厥,厥则暴死,气复反则生,不反则死"。说明气血逆乱,并走于上,阴阳气血上下分离而不能互相维系,损伤脑髓,蒙蔽清窍,神明失司,则卒然昏仆。因肝藏血而主疏泄，故气血逆可致肝风愈烈，肝风内动或致气血上逆，甚或引动胃气，胃气上逆而加重病情。因此说情志失宜是中风病内风产生之常因。

（三）嗜食肥甘

肥人多喜肥甘厚味，酒食无度，皆可损伤脾胃，致脾失健运，湿滞酿痰，痰浊停滞，气机不畅，郁而化热，热盛即可动风，气血随之逆乱，阻络蒙窍，则现中风之象。故《素问·通评虚实论》："凡治消瘅，仆击、偏枯，痿厥，气满发逆，甘肥贵人则高梁之疾也。"此言富贵之人，有食肥浓厚味太过者，戕伐脾胃，食积壅塞肠胃，聚湿生痰，痰郁化热，痰热上蔽神明，阻塞脑府脉络，以致变生仆击，偏枯之病。清末至民国张山雷在《中风斠诠》中为之解言道："《素问》谓仆击，偏枯，肥贵人为高梁之疾，则痰湿壅塞，皆在不言之中，固未尝以为中风也，然因痰湿而生内热，因热而动内风，痰也，热也，皆是实证，河间主火，丹溪主痰，皆从痰热壅塞着眼，均切病情也。"今临床常见高黏血症、高脂血症等所致脑梗死者常见此类证候，足以证明痰湿在中风病发病中的重要地位。

（四）烦劳过度

长期精神紧张，脑力劳动过度，过于烦劳阳气鸱张亢盛，气血亏损，以致真气耗散，阴气不用，昏愦仆倒现中风之貌，故《素问·生气通天论》曰："阳气者，烦劳则张。"而现"目盲不可以现，耳闭不可以听，溃溃乎若坏都，汩汩乎不可止"。《内经》以降，多承其说，如清代沈金鳌《杂病源流犀烛·中风源流》曰："劳倦过甚，耗其精血，虽其少壮，无奈形盛气衰，往往亦成中风。"或因劳乏过度，正气衰弱，气血不足，营卫失调，风邪乘虚而入，使气血痹阻，肌肤筋脉失濡养而见偏枯，劳倦过度，易致人体脏腑阴阳失调，气血逆乱，日久必致阴亏于下，阳浮于上，虚阳鸱张亢盛，致内风骤生，偶因内外失宜，扰动气血，必致血随气逆，上冲于脑而发病。因此说，劳倦过度常常是内风产生之常见原因。同时劳倦过度也影响中风预后，唐代孙思邈在《千金翼方·中风下》曰："人不能用心谨慎，遂得风病，半身不遂，言语不正，庶事皆废，此为猥退病……当须绝于思虑省于言语，为于无事，乃可求愈。若还同俗类，名利是务，财色为心者，幸勿苦事医药，徒劳为疗耳。"

（五）内伤积损

高年之体，阴气自半，气血亏虚，或大病久病之后，元气耗伤，脏腑阴阳失调，均可发为本病。《素问·脉解篇》曰："内夺而厥，则为喑痱，此肾虚也。"明代张景岳在《景岳全书·杂证漠·非风》中指出本病的发生："皆内伤积损颓败而然，原非外感风寒所致。"

三、病机

(一) 内虚邪中

《灵枢·刺节真邪篇》曰:"虚邪偏客于身半,其入深,内居营卫,营卫稍衰,则真气去,邪气独留,发为偏枯。"乃由正气先虚,外来之风邪入于肌腠,侵及经脉,以至营卫气血运行受阻,进而内犯脏腑使气血运行失常,气机逆乱所致。《诸病源候论·风病诸候》观察风偏枯候"其状半身不遂,肌肉偏枯小而痛,言不变,智不乱是也",其病机是"风半身不遂者,脾胃气弱……致血气偏虚,而为风邪所侵,故半身不遂也"。

(二) 气血以并

《素问·调经论》曰:"气血以并,阴阳相倾,气乱于卫,血逆于经,血气离居,一实一虚……是故气之所并为血虚,血之所并为气虚。有者为实,无者为虚。故气并则无血,血并则无气,今血与气相失,故为虚焉。络之与孙脉俱输于经,血与气并,则为实焉。血之与气并走于上,则为大厥,厥则暴死,气复反则生,不反则死。"气血逆乱,并走于上,蒙蔽清窍,神明失用,则卒然昏仆。

(三) 肝风内动

《素问·至真要大论篇》曰:"诸风掉眩,皆属于肝","诸暴强直,皆属于风"。明代张景岳认为本条实乃中风病的内因病机,"诸风掉眩,皆肝之类,是皆属风,而实非外中之风也"。清代叶天士则发挥为"精血衰耗,水不涵木……肝阳偏亢,内风时起"。《素问·六元正纪大论》曰:"木郁之发,耳鸣眩转,目不识人,善暴僵仆。"《素问·脉解篇》曰:"肝气当治而未得,故善怒,善怒者,名曰煎厥。"肝为风木之脏,体阴而用阳,主升主动,若肝阴暗耗,肝阳偏亢,化风内动,则为掉眩,甚者肝阳暴张于上,血随气逆,蒙蔽清窍,则发为中风。清末至民国张山雷认为中风昏仆之病机,是阴虚阳扰,水不涵木,木旺生风,而致气升火升痰升,冲激脑神经所致,脑神经为之震扰而失其功用,表现为顷刻瞀乱,神志迷蒙,丧失知觉或丧失运动机能,故西医谓之血冲脑之病。《中风斠诠》曰:"若西人血冲脑之说,在彼以实验而有此发明,初不与吾国古书为印证,不意《素问》在'大厥''薄厥'两节,久已明言于周秦之间。"

(四) 痰湿阻络

《素问·通评虚实论》曰:"凡治…仆击偏枯……肥贵人则高粱之疾也。"《素问·奇病论》亦曰:"此人必数食甘美而多肥也……"由于饮食失宜,嗜食肥甘厚味,脾失健运,聚湿生痰,痰湿阻滞脉络,一则化热生风,一则闭塞经络蒙蔽清窍,久则痰瘀互结,经脉不通,发为偏枯。

(五)气虚血瘀

《素问·玉机真脏论》指出:"气虚身中卒至,五脏绝闭,脉道不通。"即指患者元气亏虚,突发中风,瘀阻络脉,脉道气血不通的病变。《灵枢·天年》亦曰:"血气虚,脉不通。"金代刘完素在《素问玄机原病式·火类》中曰:"人卒中,则气血不通而偏枯也。"清代唐容川在《血证论》中指出:"脑髓中一时无气,不但无灵机,必死一时,一刻无气,必死一刻,元气一亏,经络自然空虚,有空虚之隙,难免其气一边归并。"气血是脑生长发育的物质基础,也是脑产生各种功能的物质基础。《素问·八正神明论》曰:"血气者,人之神,不可不谨养。"气血失常是脑病发病的主要病机。《灵枢·口问》曰:"上气不足,脑为之不满,耳为之苦鸣,头为之倾,目为之眩。"明代王伦在《明医杂著》中指出:"古人论中风偏枯,麻木诸症,以气虚死血为源,是论其致病之根源。"脑为元神之府,气血是神产生的物质基础,脑必须在气血濡养、温煦下才能产生神,气虚则无力行血而为瘀,瘀血阻滞脑之脉络,脑脉气血运行不畅,气血无以濡养、温煦元神,使脑髓失养,神明失用,而生中风。

四、对中风先兆的认识

中风先兆这一概念,在中医文献中有不同的记载。最早见于《素问·调经论》:"形有余则腹胀泾溲不利。不足则四肢不用。血气未并,五脏安定,肌肉蠕动,命曰微风。"微风是中风先兆表现之一,所谓"微"者,非轻微之微,实指隐匿之义,与后世所称的"隐风""小风"相类。金代刘完素在《素问病机气宜保命集》首先提出"中风先兆"的病名:"中风者,俱有先兆之征","凡人如觉大拇指及次指麻木不仁,或手足不用,或肌肉蠕动者,年内必有大风之至"。微风的提出,对于中风先兆概念的确立,尤其是对于中风预防具有极其重要的理论和临床价值。清代王清任潜心研究中风40余年,其在《医林改错》一书中记录了中风先兆34种,同时指出:"因无寒热,无碍饮食起居,人们最易于疏忽。"近代医家张锡纯在《医学衷中参西录》中提出了脑缺血先兆和脑充血先兆,并从脉象、头目、胃、心症状、运动障碍、感觉障碍等方面进行了较为系统的归纳,并创制了镇肝息风汤、补脑振痿汤、建瓴汤等治疗中风先兆的良方。

五、治疗

(一)治则

《内经》时代,对于疾病的治疗,主要论述了一些大的原则。①"治病必求于本"。《素问·

阴阳应象大论》曰:"定其血气,各守其乡,血实宜决之,气虚宜掣引之。"又曰:"形不足者温之以气,精不足者补之以味。"后世医家创立的主治中风喑痱证的地黄饮子和主治半身不遂的补阳还五汤即是这个原则的具体应用。②"顺之而治""治未病"。《素问·阴阳应象大论》曰:"故邪风之至,疾如风雨,故善治者治皮毛,其次治肌肤,其次治筋脉,其次治六腑,其次治五脏,治五脏者,半死半生也。"外邪风侵犯人体,由表传里,应掌握规律,早治疗,防止传变。③"平治于权衡"。《素问·六微旨大论》曰:"出入废则神机化灭,升降息则气立孤危,故非出入,则无以生长壮老已,非升降,则无以生长化收藏。是以升降出入,无器不有。"强调调节气机的重要性。

(二)治法

对中风病治疗的具体方法主要体现在针灸疗法,然未明确具体的穴位手法。

1. 平调阴阳,虚实补泻

《灵枢·热病篇》曰:"偏枯,身偏不用而痛,言不变,志不乱,病在分腠之间,巨针取之,益其不足,损其有余,乃可复也。痱之为病也……病先起于阳,后入于阴,先取其阳,后取其阴,浮而取之。"

2. 表里异治

《素问·调经论》曰:"血气以并,病形以成,刺此者取之经隧,取血于营,取气于卫……泻实者气盛乃内针,针与气俱内,以开其门……是谓追之。"《灵枢·刺节真邪》曰:"治厥者,必先熨调其和,掌与腋,肘与脚,项与背以调之,火气已通,血脉运行。然后视其病,脉淖泽者,刺而平之;坚紧者,破而散之,气下乃止……故厥在手足,宗气不下,脉中之血,凝而留止,弗之火调,弗能取之。"《素问·血气形志论》曰:"病生于不仁,治之以按摩醪药。"《素问·异法方宜论》曰:"其病多痿厥寒热,其治宜导引按。"可谓是中风病按摩导引康复法之萌芽,为中风病半身不遂治疗开辟新途径。在此基础上《诸病源候论》论述了80多种导引法治疗偏枯。

六、预后判断

《素问·调经论》曰:"血之与气,并走于上,则为大厥,厥则暴死,气复返则生,不返则死。"大厥之病,主证为暴仆昏迷,甚则迅速死亡,多属中风病中脏腑之证,病变迅速病情危重,若能及时抢救,可望复苏,否则会失去希望。《灵枢·热病篇》曰:"偏枯,身偏不用而痛,言不变,志不乱,病在分腠之间,巨针取之,益其不足,损其有余,乃可复也。"若病后意识清醒,无感觉障碍和失语,只有轻瘫,当属中风较轻者,易于恢复。《素问·大奇论》曰:"偏枯,男子发左,女子发右,不舌转,可治,三十日起;其从者三发起;年不满二十者,三发死。"意识清楚,无失语,舌瘫亦不严重者,预后好,三十天左右便可下床行走,而兼失语者,预后较差,需三年之久方见恢复。青少年中风病预后最差,首次发病三年左右将会死亡。

综上所述,《内经》从病名、病因、病机、中风先兆、治则、治法及预后判断方面对相关中风病进行论述,虽然缺乏系统性,概念也欠明确性,但《内经》中相关中风的思想,一直影响后世医家,指导着临床实践。后世医家不断领悟和充实中风病思想,同时启示我们研究中风病应从多角度、多层次、多方面考虑,对中风病治疗应采用综合疗法,才能获得良效。

第四节　中风病"气虚血瘀"病因病机探讨

历代医家对中风病病因病机的认识,唐宋以前多以"内虚邪中"立论,唐宋以后多以"内风"立论。详察中风病病因病机,归纳起来不外虚、火、风、痰、气、血六端。临床常采用清热通腑、平肝潜阳、解毒通络、活血化瘀、化痰通络等治法,虽取得了一些疗效,但仍不能令人满意。因此深入开展中风病病因病机研究,探索相应的治疗方法,已成为提高中风临床疗效的关键。在分析气血与脑关系的基础上,结合中医病因病机理论和临床实践及现代医学所说的发病机制,认为"气虚血瘀"是中风病的主要病机特点,并对其内涵及意义进行探讨。

一、中风病"气虚血瘀"病因病机的理论与实践依据

(一) 中医学理论与实践依据

《内经》认为气血是脑生长发育的物质基础,《灵枢·五癃津液别第三十六》云:"五谷之津液和合而为膏者,内渗于骨空,补益脑髓而下流于阴股。"《灵枢·邪气藏府病形第四》曰:"十二经脉,三百六十五络,其血气皆上于面而走空窍。"气血是脑功能活动的物质基础,脑为元神之府,脑必须在气血的濡养之下才能产生"神",《素问·八正神明论篇第二十六》曰:"血气者,人之神。"《素问·六节藏象论篇第九》亦云:"五味入口,藏于肠胃,味有所藏,以养五气,气和而生,津液相成,神乃自生。"脑赖真气以为用,赖血以养,若气血失其偏颇,则脑病生焉。《素问·调经论篇第六十二》云:"血气不和,百病乃变化而生。"《灵枢·口问第二十八》云:"上气不足,脑为之不满,耳为之苦鸣,头为之倾,目为之眩。"《灵枢·百病始生第六十六》曰:"卒然外中于寒,若内伤于忧怒,则气上逆,气上逆则六输不通,温气不行,凝血蕴里而不散,津液涩渗,着而不去,而积皆成矣。"《内经》虽无中风病名,但类似中风的记载很多。《灵

枢·刺节真邪第七十五》曰:"虚邪偏客于身半,其入深,内居荣卫,荣卫稍衰,则真气去,邪气独留,发为偏枯。"而《素问·玉机真藏论篇第十九》则直接指出元气亏虚,突发中风,瘀阻络脉,脉道气血不通的病变,"气虚身中卒至,五脏绝闭,脉道不通"。《素问·生气通天论篇第三》亦说:"大怒则形气绝,而血菀于上,使人薄厥。"另外,《内经》所确立治则治法为后世中风病从气血论治奠定基础。《素问·阴阳应象大论篇第五》曰:"定其血气,各守其乡,血实宜决之,气虚则掣引之。"又云:"形不足者温之以气,精不足者补之以味。"

汉代张仲景在《金匮要略·中风历节病脉证并治》中首创中风病名,并强调正虚邪盛是中风的发病机制,隋代巢元方在《诸病源候论·风病诸候·半身不遂候》说:"风半身不遂者,脾胃气弱,血气偏虚,为风邪所乘故也。"论述气血虚衰是发病之根本,外为风所客,令血气不相周荣于肌肉,故令偏枯也。宋代严用和在《济生方》中亦说半身不遂是由于"营卫失度,腠理空疏,邪气乘虚而入",并提出"法当调气……亦先当调气"的观点。

金代刘完素虽认为"心火暴甚"是中风的根本原因,但同时也认为"人卒中,则气血不通而偏枯也"。元代朱丹溪创中风"痰湿生热"说,但他仍强调气血在发病中的作用,"中风大率主血虚有痰……或属虚,挟痰与湿,又须分气虚血虚",又云:"治风之法,初得之即当顺气,及日久即当活血,此万古不易之至理。"元代王履《医经溯洄集·中风辨》曰:"中风者,非外来风邪,乃本气病也。凡人年逾四旬,气衰之际,或因忧喜忿怒伤其气者,多有此疾。壮岁之时无有也,若肥盛则间有之,亦是形盛气衰而如此。"此间对于中风病机多以"内风"立论,虽然各有所重,但都不离气血,并提出气虚、脉道不通病机及顺气、活血治法。

明代王伦《明医杂著》中提出:"古人论中风偏枯,麻木诸症,以气虚死血为源,是论其致病之根源。"而明代楼英也认为"中风皆因脉道不利,血气闭塞也";明代张景岳创"非风"说,提出内伤积损是中风的病因,《景岳全书·杂证谟·非风》指出:"非风眩晕,掉摇惑乱者,总由气虚于上而然。"清代王清任在《医林改错》中提出:"灵性记性在脑者,因饮食生气血,长肌肉,精汁之清者,化而为髓,由脊骨上行入脑,名曰脑髓",在《医林改错·脑髓》中说:"脑髓中一时无气,不但无灵机,必死一时,一刻无气,必死一刻",在《医林改错·论抽风不是风》又说:"元气既虚,必不能达于血管,血管无气,必停留而瘀……以一气虚血瘀之症,反用散风清火之方,安得不错",认为"半身不遂,亏损元气是基本源",创立元气亏损是半身不遂本源的学说,并创立益气活血通络功效的补阳还五汤治疗中风半身不遂。明代李梴在《医学入门》中云:"有血肉之心,有神明之心,神者,气血所生,生之本也。"血虚则可使人体的感觉和运动功能产生障碍,主要在于"肝受血而能视,足受血而能步,掌受血而能握,指受血而能摄"。清末张锡纯、唐容川等汇通派医家认为《内经》所载"上气不足"的中风则与西医"脑贫血中风"相似,把"胸中大气虚损,不能助血上升"归为本病病因病机。

有学者认为气虚血瘀是中风病的重要发病病机,治疗中不仅要活血化瘀,同时应补气行血以达到较好的效果。有学者认为缺血性中风多为中经络,以气虚血瘀证为主;出血性中风多表现为中脏腑,以阴虚阳亢证多见。近年来又有学者认为中风病因主要是气虚、血瘀,病机为气虚血瘀、痹阻脑络、筋脉失养,并证明益气活血是防治中风的根本途径和重要方法。有临床研究发现血瘀证和气虚证是中风主要的病机特征,其急性期气虚血瘀已较为突出,随病程延长,病人气虚与血瘀更加突出。

(二)现代医学对中风病发生发展的认识

中风病的发病涉及血管壁的完整性,止血、凝血、纤溶系统及血流动力学,几种因素相互作用,共同构成血栓形成的基本条件。血管壁结构的破坏是脑血管病发病的基础,正常的血管内皮有薄膜屏障功能,能分泌多种生物活性物质,起到抗血栓作用,当各种因素引起血管结构完整性被破坏,血管内皮损伤释放血管活性因子,血小板被激活、释放和破坏。在血管内皮损伤所引起血管重塑过程中,除血管平滑肌细胞增殖外,细胞外基质增多也是造成血管壁增厚的重要原因。细胞外基质合成与降解和血管平滑肌细胞增殖与凋亡之间的平衡失调是血管重塑的物质基础。中风病的发病还与凝血及纤溶的失衡密切相关,与血栓形成有关的分子标志物包括各种凝血因子及血浆纤溶活性物。脑血管疾病与血液流变性特征的关系甚为密切,脑血栓、脑梗死等疾病的发生、发展、治疗、预后与血液流变学指标改变的相应关系。而"缺血后低灌注"的现象与微血管系统的循环不良有关,可由红细胞和多形核细胞的积聚引起;也可因内皮细胞和星形胶质细胞肿胀以及微血栓的形成和血管痉挛而导致微循环的机械性闭塞;产生的自由基致神经细胞和血管内皮细胞损伤,使血管通透性增加,血小板更易在管壁凝聚,也使血管平滑肌受损,引起舒缩功能障碍。因此从现代医学角度来说,血栓的形成和栓塞是引起脑组织血液循环障碍,血液呈浓、黏、集、聚状态,所致缺血而致中风病的主要病因病机,而中医学则认为上气不足则不能推动血行,致使血流淤滞脑脉,气血不能濡养脑髓而致中风,在一定意义上气血是相通的。

二、气虚血瘀病因病机内涵

中风病"气虚血瘀"病机内涵:上气不足,不能推动血行,瘀血凝滞于脑脉,气血渗灌失常,致脑神失养,神机失守,形成神昏、半身不遂的病理状态。

(一)气虚为本

1. 病因

《医经溯洄集·中风辨》曰:"中风者,非外来风邪,乃本气病也。凡人年逾四旬,气衰之际,或因忧喜忿怒伤其气者,多有此疾,壮岁之时无有也。"素体气虚可由劳欲过度所致,"劳则耗气";可由饮食不节,损伤脾胃所致,"饥则损气";可由积损正衰,《素问·阴阳应象大论篇第五》曰:"年四十,而阴气自半,起居衰矣……年六十,阴痿,气大衰……"可由情志所伤,《脉因证治·劳》曰:"喜怒不节,起居不时,有所劳倦,皆伤其气";可为寒暑湿火所伤,"寒为阴邪,易伤阳气","暑性升散,耗气伤津","湿为阴邪,易阻遏气机,损伤阳气","火易耗气伤津";素体气虚亦可由先天禀赋不足引起。

2．病机

气虚,则气的推动、温煦、防御和气化功能减退,"气为血之帅",气盛则血行滑疾,气虚则无力推动血液运行,而致血流迟缓,运行涩滞,脉络瘀痹,形成瘀血。气虚除直接导致血瘀外,也可生变异,导致血瘀。《成方便读》指出:"夫人之所以赖以生存,血与气耳……然血虚多滞,经脉隧道不能滑利通畅……"即血虚血瘀;气虚可进一步发展为阳虚而生内寒,血凝滞成瘀血。故《读医随笔·中风》云:"阳虚必血凝。"《景岳全书·非风》指出:"凡非风之多痰者,悉由中虚而然。"痰浊一旦深入血分,一则阻滞脑之脉络气机,气机受阻,则血必淤滞;二则痰浊与血相结,形成痰瘀互结,阻塞脑之脉络;有因气虚而气滞,《血证论·吐血》云:"气结则血凝聚。"另外,气虚不足,统摄血行功能减退,血不循经,逸于脑之脉外,而成瘀血。

(二) 血瘀为标

气虚直接或间接导致瘀血凝滞脑脉,阻塞神明之窍,清窍被蒙,神机失用。脑脉之瘀血,尚变化多端。

1．血瘀生痰水

诚如《血证论·阴阳水火气血论》云:"瘀血化水,亦发水肿。"《诸病源候论·诸痰候》云:"诸痰者,此由血脉壅塞,饮水积聚而不消散,故成痰也。"

2．血瘀化热毒

瘀血壅积,尤其是离经而停积之瘀血和壅塞血脉之死血,壅积留滞,极易化热成毒,形成瘀、热、毒三者互结之势。

3．血瘀碍气

《血证论·吐血》云:"凡有所瘀,莫不壅塞气道,阻滞生机。"而气滞又进一步加重血瘀。

4．瘀久更虚

血瘀日久,必然影响气、血、津、精之化生,造成气血愈虚、阴精亏虚及津液生成不足。《血证论·吐血》所云:"旧血不去,则新血断然不生。"

5．脉瘀血溢

《血证论·吐血》云:"经遂之中既有瘀血踞住,则新血不能安行无恙,必妄走而吐溢矣。"

三、气虚血瘀病机的理论及实践指导意义

(一) 明确了中风病发病的主要病机特点——气虚血瘀

"气虚血瘀"是中风病的主要病机特点:气虚为本,血瘀为标。气虚则无力行血而为瘀;瘀血阻滞脑之脉络,上气不足,脑脉气血运行不畅,气血无以濡养,温煦元神,使脑髓失养,神明失用,而致"气虚血瘀"之证。瘀血凝滞于脑脉,可变生其他病理变化,如血瘀生痰水,血瘀化热毒,血瘀而碍气,血瘀久气更虚,津液、精、血化生不足。

(二) 提示治疗的核心环节——益气活血通络

"气虚血瘀"是缺血性中风的主要病机特点。因此,益气以改善本质的气虚状态,活血通络以畅通气血渗灌是治疗之根本,而益气活血通络意旨正在此。但是,强调中心环节,并不意味忽视引起气虚的诸多因素对气虚血瘀病机的不同影响,同样对于血瘀的兼证也应引起重视,尤其是脉瘀血溢。益气和活血通络是从标本两个层次出发,针对气虚为本、血瘀为标的病机特点提出的,在病机上存在直接因果关系,在治疗上也是协同关系的体现。目的是为脑的气血渗灌提供一个良好的整体环境。

(三) 阐明益气活血通络法则及遣方配伍意义

中风病病机的主要特征是"气虚血瘀",针对这一病机特点,应益气活血通络,使气盛而脉络通利,体现了理法方药整体观点以及益气和活血通络交互作用及彼此协同的过程,具有一定的理论及临床意义。

1. 以补为通,益气扶正以帅血

血随气行,周流不停,若气虚不能行血,以致血滞成瘀,痹阻脑脉,益气药在扶正的同时,亦能起到活血作用,《名医别录》谓黄芪"逐五脏间恶血",是谓益气以防血滞留瘀。《灵枢·决气第三十》云:"中焦受气取汁,变化而赤,是谓血。"益气之品,能增强机体气化功能,使血化有源。血在脉中运行不息、不溢于脉外,主要依靠气之固摄作用,气虚脉道不固,血失其统而溢于脑脉之外,离经之血不能及时消散即为瘀血。益气药可以固摄血脉,统帅血液,以防气虚而致血溢脑脉之外为瘀从而加重病情。是谓益气以生血摄血。

2. 以通助补,活血通脉以复旧、载气

瘀血阻滞脑脉,血不载气,气血无以充养脑髓,祛瘀则血瘀去而新血生,亦可使溢于脉外之瘀血复其道,此即"通其经隧之途,使营气复其故道也"。祛瘀以助血运行是也。益气之品,必赖营血载运,其药力方可循于周身,达于脑髓,以奏其效。活血流动之品,可通行血脉,

使益气扶正之品借血脉鼓动,运行周身,充养脑髓而行其功。诚如王清任所云:"有专用补气者,气愈补而血愈瘀,血瘀气更不能外达于肌肤,此时用补气破血之剂,通其血道,气直达于皮肤。"血活脉通则药达脑髓是也。

3. 扶正祛邪,相辅相成

活血通络药中破血逐瘀之品,亦有克伐正气、耗伤阴血之弊。因此,伍用益气之品不仅能益已损之正气,且可防祛瘀通络药伤正。益气之品如黄芪、人参等大多甘缓滋腻,而活血通络药具有流动之性,故在益气扶正治疗气虚血瘀证的同时,伍活血之品,不仅能化瘀通脉,且常可防止甘腻满中。益气活血通络法是针对缺血性中风主要病机"气虚血瘀"而立,益气活血通络,一为益气治本,一为活血通络治标;一主静,一主动,两者在同一方剂中,补泻结合,动静相因,相互制约,协同作用,以达到邪去正复。

四、结语

在分析气血与脑关系的基础上,结合中医病因病机理论、现代医学所说的发病机制及中风病临床实践,认为"气虚血瘀"是中风病主要病机特点,并对"气虚血瘀"病因病机内涵、理论、实践依据及其意义展开探讨。但必须指出的是,我们应该动态全面地理解中风病"气虚血瘀"的病机:气虚为本,瘀血为标,也必须在动态中领会兼证的发病环节及对治疗的要求。另一方面,我们必须加强中风病"气虚血瘀"病机实质的生物学特征及现代分子生物学水平研究,"气虚血瘀"标准化动物模型及临床诊断研究,"气虚血瘀"证脑与其他脏腑相关性研究,从而进一步揭示中风病"气虚血瘀"病因病机实质。

第五节 缺血性中风病机与治法

脑血管病是严重威胁人类健康的疾病。世界范围内缺血性中风占55%～80%,与出血性中风病之比约为3:1,病死率为15%～25%,在我国发病年龄也有年轻化的趋势。因此,缺血性中风病的防治是社会和医学界关注的重要问题。随着影像学技术的发展与应用,在缺血性中风发病机制流行病学及诊断等方面有了一定进展,但在治疗上仍没有重大突破。中医药的应用是缺血性中风的重要治疗方法,近年来对其病机与治法的研究取得积极进展,并显示出中医药独特的优势,现总结如下:

一、气虚血瘀、脉络瘀阻,治以益气活血、疏通脑络

《素问·生气通天论》曰:"阳气者,大怒则形气绝,血菀于上,使人薄厥。"《素问·调经论》曰:"血之与气并走于上,则为大厥,厥则暴死,气复反则生,不反则死。"而《素问·玉机真脏论》则直接指出患者元气亏虚,突发中风,瘀阻络脉,脉道气血不通病变,"气虚身中卒至,五脏绝闭,脉道不通"。另外,《黄帝内经》所确立的治则治法为后世中风病从气血论治确立原则。《素问·阴阳应象大论》云:"定其血气,各守其乡,血实宜决之,气虚宜掣引之。"又云:"形不足者温之以气,精不足者补之以味。"后世医家创立主治半身不遂的补阳还五汤即是这个原则的具体应用。可见《黄帝内经》已为中风病从气血论治及其气虚血瘀病机奠定了基础。隋代巢元方在《诸病源候论·风病诸候》中指出:"风半身不随候:半身不随者,脾胃气弱,血气偏虚,为风邪所乘故也。"气血虚衰,经络空虚,营卫失度,为风邪所客为中风病病机所在,而《灵枢·天年》篇曰:"血气虚,脉不通。"血气既虚,血必因之而运行滞涩不畅。明代王伦在《明医杂著》中提出:"古人论中风偏枯,麻木诸症,以气虚死血为源,是论其致病之根源。"明代李中梓在《医宗必读》中指出:"治风先治血,血行风自灭。"至清代王清任在《医林改错》中明确提出"半身不遂,亏损元气是其本源",其病机是由于"元气既虚,必不能达于血管;血管无气,必停留而瘀",其创立元气亏损是半身不遂本源的学说,并创立益气活血通络功效的补阳还五汤治疗中风半身不遂。清末张锡纯、唐容川等汇通派医家认为《黄帝内经》所载"上气不足"的中风则与西医"脑贫血中风"相似,把"胸中大气虚损,不能助血上升"归为本病病因病机。

在缺血性中风的当代研究中,早在20世纪80年代初期,有学者总结历代文献及缺血性中风的论述,并结合中风先兆、症状及治疗前后血液流变学变化等研究,认为气虚血瘀是缺血性中风的重要发病病机,治疗中不仅要活血化瘀,同时应补气行血以达到较好的效果。有学者通过对缺血性中风、出血性中风与中医诊断的相关性研究表明:缺血性中风多为中经络,以气虚血瘀证为主;出血性中风多表现为中脏腑,以阴虚阳亢证多见。近年来又有学者通过理论概述、临床疗效、药理研究、病案举例等多方面进行论证,认为缺血性中风的病因主要是气虚、血瘀,病机为气虚血瘀、痹阻脑络、筋脉失养,证明了益气活血是防治缺血性中风的根本途径和重要方法。另有学者采用临床科研设计、衡量、评价(design,measurement and evaluation in clinical research,DME)方法,利用 CT 检查结果与证候得分均值、发生频率等方面进行相关分析,发现血瘀证和气虚证是缺血性中风主要的病理学特征,其急性期气虚血瘀已较为突出,随病程延长,患者气虚与血瘀愈加突出,支持了上述观点。自清代王清任提出气虚血瘀为中风发病的基本病机,以"补阳还五汤"为代表的益气活血方剂就广泛应用于中风的临床防治中。观察补阳还五汤及其有效部位组方对缺血再灌注 5 天海马 CA1

区超微结构的影响,发现补阳还五汤及其有效部位组方可使海马 CA1 区神经元和毛细血管变性、死亡减轻,减少神经元凋亡的例数。另有学者观察到,益气化瘀的通络息风注射液能明显抑制白细胞与血管内皮细胞的黏附,抑制微小血栓的形成,并能降低血浆和脑组织的内皮素的含量,改善脑缺血再灌注后的微循环障碍,从而对脑缺血再灌注损伤起保护作用。最近又有研究发现,具有益气活血功效的脑泰方能调节血栓素 2(thromboxane,TXA$_2$)与前列环素 2(prostacyclin,PGI$_2$)的相对平衡和抑制肿瘤坏死因子 α(tumor necrosis factors-α,TNF-α)的分泌,从而发挥神经保护作用。

二、浊毒内蕴、损伤脑络,治以解毒通络、清洁脏腑

缺血性中风多发生于中老年人,由于中老年患者先天之肾气渐衰、脾气渐落、气血内损或内伤积损的病理基础,当遇劳倦内伤、忧思恼怒、嗜食厚味、烟酒等诱因,进而引起脏腑气血阴阳失调,风、火、痰、瘀互结为患,直冲犯脑,脑脉痹阻从而导致脏腑气血运行失常,使体内的生理或病理产物不能及时的排出,蕴积在体内过多,邪盛转化为瘀毒、痰毒、热毒等,败坏形体,损伤脑络。故有人曾强调毒邪致病在中风发病中的重要性,认为瘀毒、热毒、痰毒互结可破坏形体,损伤脑络,包括浮络、孙络。中风急性期所产生的这些毒性病理产物不仅参与了脑神经细胞损伤链的病理反应过程,而且是中风病病情险恶、难以治愈的关键,在治疗用药方面以解毒为大法,及时清除及抑制这些有毒物质的产生,可有效提高中风治愈率,改善预后并提出以毒邪和络病作为深入研究的切入点。此学说密切联系临床实际,倍受临床医家之推崇,并用之指导治疗,疗效显著。

现代医学研究认为,中风急性期所产生的病理产物,直接参与了脑细胞损伤的过程。这些有毒物质,包括神经毒、氧自由基、花生四烯酸等,促使脑细胞发生不可逆的损害或迟发性神经元坏死。在缺血性中风急性期,脑细胞的无氧呼吸即可诱发酸中毒;缺血时间过长,由于毒性物质的持续产生和扩散,可导致半暗带区内生化过程的加剧和梗塞灶的扩大并产生神经毒,而解毒法则能快速清除或抑制体内有毒物质,有效缓解病情。从中风发生学和治疗现状及困惑中认识到,中风发生学具有鲜明的"热毒"色彩,进而提出"中风热毒论"假说。认为中风发生和演进中,有"毒"的信息存在,中风时空维度具备毒的十大特征。因而,清热解毒法应该成为息风之关键。既往治疗中风病并没有明确的提出泄毒法,但大量临床实践已将这一治法贯穿其中,可以说中风病急性期应用通腑化痰法是这一治法最早的体现。在此基础上,王永炎等提出了"毒损脑络"病机假说,认为"毒损脑络"应当是中风病发病和损害的最直接病机。因此,解毒以祛除损害因素,通络以畅通气血的渗灌,从而恢复脑神经的正常功能,是中风病治疗的核心环节。这个核心环节若得不到有效的改善,而只是从整体上平息风火、调理气血、祛痰化瘀,虽可取得一定的疗效,却难以恢复正常的脑神经功能。实验研究

表明,清热解毒的脑宁康颗粒对大鼠局灶性脑缺血再灌注损伤有显著的保护作用,光镜和电镜观察脑宁康组神经细胞损伤程度较模型组、阿司匹林组明显减轻,同时发现脑宁康能降低脑缺血再灌注损伤后病理性升高的血清肿瘤坏死因子,为其防治缺血性脑血管病提供了实验依据。研究者观察清热解毒法治疗缺血性中风患者32例,结果表明治疗组中风临床计分及血浆内皮素1(endothelin1,ET1)、一氧化氮(nitric oxide,NO)等参数改善均优于对照组,认为"毒"在缺血性中风病理中具有重要的地位,清热解毒法具有较高的临床价值。

三、痰瘀互结、水停脑窍,治以化痰祛瘀、利水通降

《医学纲目·风症辨异》指出:"中风皆脉道不利,血气闭塞也。"脑脉之瘀血形成,除使脑脉气血运行不畅,气血无以充养元神,使脑髓失养,神明失用外,脑脉之瘀血可生痰水。脑之血脉既瘀,血不流行,津液也随之停滞,并从脑脉之中大量外渗,积聚于脑,邪水泛滥,形成痰饮和水肿,甚至痰瘀互结。诚如《素问·调经论》云:"孙络水溢,则经有留血。"《金匮要略·水气病脉证并治》亦云:"血不利,则为水。"《血证论·阴阳水火气血论》云:"瘀血化水,亦发水肿。"《诸病源候论·诸痰候》指出:"诸痰者,此由血脉壅塞,饮水积聚而不消散,故成痰也。"《血证论·咳嗽》更加明确指出:"须知痰水之壅,由瘀血使然。"其中瘀是根本,水痰则是病理产物,可进一步阻碍气机,闭塞清窍,使病情进一步加重。痰瘀同治,则痰化血行,血行痰清,气血流通,有利于疾病的康复。

近来,随着对缺血性中风病因病机认识的不断深入,痰瘀相关问题在缺血性中风中的地位和作用逐渐受到学者的关注,有关这方面的临床报道也逐渐增多。研究者认为,痰瘀相关有其深刻的物质基础,痰与瘀在血液流变学、微循环、自由基损伤以及血液生化改变等方面都有相同或近似的病理改变,说明了痰瘀相关学说的客观性和科学性。在实验研究中,有学者观察到具有活血通络、息风化痰功效的天红通脉口服液对永久性局灶性脑缺血大鼠有良好的治疗作用,能提高模型大鼠的存活率、改善模型动物神经行为体征的异常、减小脑缺血面积、降低脑缺血大鼠指数。另有实验表明,脑血通口服液能明显改善脑缺血大鼠神经病学症状、缩小脑梗死面积、促进坏死灶内出血吸收和胶质细胞增生修复、减少周围区水肿和炎症反应,具有明显的脑保护作用。瘀血瘀积而化痰水,治疗上应以活血为主,佐以益气、利水,益气以推动血行,利水以消肿。黄芪具有益气、利水消肿之功,用补阳还五汤治疗实验性脑水肿大鼠,结果表明治疗组脑组织含水量明显降低,指出该方对早期和轻型急性脑水肿的防治颇有裨益。认为痰瘀互结乃本病之直接原因,化痰通络当为其基本治法。运用中经Ⅱ号治疗缺血性中风风痰阻络证100例,有效率为96.00%,并设对照组98例,采用胞二磷胆碱注射液以及支持疗法,有效率为84.69%,从而证实了化痰通络法的有效性。

四、肝风内动、气血逆乱,治以平肝降逆、息风开窍

《素问·调经论》曰:"血之与气并走于上,则为大厥,厥则暴死,气复反则生,不反则死。"《素问·至真要大论》曰:"诸风掉眩,皆属于肝。"气的正常升降,赖肝木之疏泄条达,肝为阳脏,体阴而用阳,若阳升风动,脏腑气血逆乱,气血闭阻脑络则可发为中风。"风气内动"是明清时期对中风病机的一种主要认识。明代缪希雍承前人之论,提出了"内虚暗风"说,认为"此即内虚暗风,确系阴阳两虚,而阴虚者为多,与外来风邪迥别"。这一认识,对后世医家影响颇大。清代叶天士在"内虚暗风"说的影响下,提出"内风,乃身中阳气之变动"的观点,并且进一步阐明其病机的关键为"精血衰耗,水不涵木,木少滋荣,故肝阳偏亢,内风时起"。近代医家张伯龙、张山雷、张锡纯总结前人经验,并结合现代医学知识,认识到本病的发生主要在于肝阳化风,气血并逆,直冲犯脑,张伯龙提出以"潜镇摄纳"为纲,张锡纯制镇肝息风汤,自此平熄肝风的治法日益得到重视。

在基础试验研究中,有学者观察到具有平肝息风、活血通络等功效的天龙息风颗粒剂能明显增加兔脑缺血再灌流脑组织的血流量,并使缺血性中风大鼠红细胞变形能力增强和对海马 CA1 区迟发性神经元死亡有明显抑制作用。同时还观察了该药物对大鼠实验性缺血性中风的保护作用,发现其药能抑制中风指数及血清肌酸激酶升高,对脑组织白三烯 C_4 升高也有抑制趋势,提示该药预防使用能部分保护大鼠实验性缺血性脑损伤。有学者以为缺血性中风是因肝肾阴虚,致风阳上扰、气血逆乱、挟痰挟火、蒙蔽清窍、流窜经络所致,观察具有平肝潜阳、活血通络、祛风醒脑、滋补肝肾之功效的经验方黄精四草汤加味治疗缺血性脑血管疾病的临床疗效。结果 40 例患者治疗后,显效率为 75.00%,总有效率为 90.00%,与治疗前比较有显著性差异,且全部患者均无不良反应。认为早期应用黄精四草汤加味治疗缺血性脑血管疾病,可减轻患者脑缺血再灌注损伤,改善局部血液供应,促进血液循环,提高临床治愈率,降低病死率。另有学者将育阴潜阳、息风通络为治疗大法的龟羚息风胶囊用于治疗缺血性中风患者并进行临床观察,其结果表明该药能明显改善患者的血液流变学指标,降低血液黏稠度,增加局部脑血流量,改善脑细胞缺血、缺氧状况,可在较短时间内出现疗效,能明显减轻患者症状及减少阴虚阳亢证型积分,从而缩短患者疗程,提高患者的生活能力及生活质量。该药能改善脑缺血大鼠的血液流变学指标,降低毛细血管通透性及减少脑含水量,减轻脑缺血后继发性脑水肿,从而减轻其对缺血半暗带的影响,这可能是该药治疗缺血性中风的机制。另外近来有学者还从"方药反证"的角度证实了相关指标在肝阳化风证中的临床意义,研究者根据相关指标及症状体征的变化,发现平肝息风汤、镇肝息风汤、天龙息风颗粒均能降低血中儿茶酚胺、血栓素、血浆皮质醇的含量,提高 6-酮-前列腺素 F_{1a} 及血清三碘甲状腺原氨酸(triiodothyronine,T3)的含量,证实其可作为肝阳化风证的客观性指

标,对肝阳化风证诊断指标有一定参考价值。

五、痰热腑实、腑气不通,治以化痰通腑、活血降浊

化痰通腑法治疗急性期中风由王永炎院士等首先提出,适用于痰瘀互阻而中焦壅滞,升降失常,痰浊化热,腑气不通之痰热腑实证。在中风病急性期,只要出现痰热腑实证,治疗要点即应重在通腑化痰。痰热渐化,腑气得通,浊邪下行,无上逆扰闭清窍之虑。胃气得降,脾气得升,中焦转输顺畅,气机运化有度,有助于中风患者脏腑功能、经脉气血运行的恢复,使诸症得减。运用化痰通腑法的三大指征为:① 便干便秘或大便数日未解;② 舌苔黄或黄腻而干;③ 脉弦滑或弦滑大。使用时根据病情轻重及体质强弱给予不同药量。本法只在迅速祛除浊邪,不宜久用。另有学者认为通腑泻下不可一味下之,必须辨证通腑如采用平肝通腑、化痰通腑、温阳通腑、化瘀通腑及滋阴通腑等。

实验研究表明,中风星蒌通腑胶囊具有降低急性脑缺血大鼠脑组织中兴奋性氨基酸的作用,并且优于华佗再造丸。将 240 例急性缺血性中风患者随机分为治疗组和对照组,每组 120 例,治疗组服用中风星蒌通腑胶囊,对照组采用西药常规治疗,所有患者治疗前后均进行神经功能缺损程度评分,并做血液流变学检查。结果证实中风星蒌通腑胶囊治疗急性缺血性中风临床疗效确切,并且明显优于西药常规治疗,从而为化痰通腑法在缺血性中风中的应用提供了有力证据。研究发现,通腑法治疗中风病急性期可改善人体的新陈代谢,排除毒素,增加胃肠活动,降低机体应激状态,调整植物神经紊乱,稳定血压,降低颅内压,减轻脑水肿,促进血肿吸收,增加脑供氧,调整血管通透性,改善微循环,预防和减轻应激性溃疡和肺部感染,减轻神志障碍,使患者较易度过急性期。至于其作用机制,有学者认为与胆囊收缩素(cholecystokinin,CCK)有关,脑内 CCK 具有拮抗兴奋性氨基酸神经毒性的作用,而CCK 阳性神经元减少阶段正好和临床上中风病痰热腑实证形成阶段相吻合,因此推测 CCK在痰热腑实证形成过程中可能起重要作用,通腑化痰法的作用机理可能是调节体内 CCK 水平而发挥作用。

六、肾虚血瘀、痰阻脑络,治以补肾活血、化痰开窍

肾藏精,主骨生髓通于脑,主水液,内寓元阴元阳,对全身各脏腑组织器官起滋养、温煦和推动的作用。元气发源于肾,为生命活动的原动力。中风病病位在脑之脉络,病变在脑,相应症状表现在肢体,肢体偏废与气血不运直接相关,而气血又与肾相通。血由精化,气由肾发,肾亏则血少气弱,经脉因之瘀阻;主水功能失调,痰浊因之内生,痰瘀闭阻脑脉,壅塞脑窍。故予以补肾活血、化痰开窍之法。

有学者认为老年缺血性脑中风的发生是由于肾虚痰瘀内生或其他因素致生痰瘀,阻于脑络而发喎僻不遂或卒然昏倒,故补肾填精、活血通络是治疗老年缺血性脑中风的基本方法之一,创用益元活血丹治疗老年缺血性脑中风,有明显疗效,并能抑制血小板的活化和调节 TXA_2/PGI_2 间的平衡;拮抗自由基损伤和脂质过氧化反应及钙超载等,对大鼠急性脑缺血损伤有保护作用。研究表明具有补肾益气、活血开窍功效的脑脉通注射液能拮抗 TNF-α 对缺血性中风模型大鼠神经细胞的免疫病理损害,提高缺血中风模型大鼠脑降钙素与基因相关肽(calcitonin and gene-related peptide,CGRP)含量,改善脑血管舒缩失衡状态,其作用亦优于阳性对照药丹参注射液。芳香开窍药有促进内皮细胞产生合成 NO,同时也能降低神经元及微血管诱导型一氧化氮合酶(induced nitric oxide synthase,iNOS)的表达,从而减少总 NO 的生成量,降低缺血引起的 NO 毒性作用,对脑组织具有一定的保护作用。芳香开窍药能降低缺血性脑水肿,其机制可能与减少脑组织丙二醛(malondialdehyde,MDA)含量及升高超氧化物歧化酶(superoxide dismutase,SOD)水平有关,这可能是其芳香开窍法的机制之一。另外,新近又有研究表明,芳香开窍法可以减少脑组织水通道蛋白-4mRNA 的表达,从而减轻脑水肿。临床上用补肾通脉片治疗缺血性脑中风,观察血谷胱甘肽过氧化物酶、脂质过氧化物,结果发现该方有明显抗自由基损伤作用。进一步说明补肾活血通络治疗缺血性脑中风有一定的实验基础。

七、正气不足、风邪外侵,治以培补正气、疏风通络

唐宋以前的医家认为"内虚邪中"是中风病的主要原因,风邪是引起本病的最危险因素,《素问·风论》指出:"风之伤人也……或为偏枯。"风邪外袭,正气不足,邪气稽留是中风发病机理。《灵枢·刺节真邪篇》云:"邪气者深入肌虚风也虚风之贼伤人也,其中人也深,不能自去……虚邪偏客于身半,其入深,内居荣卫,荣卫稍衰,则真气去,邪气独留,发为偏枯。"汉代张仲景在《金匮要略·中风历节病脉证并治》中首创中风病名,并强调正虚邪盛是中风的发病机理,"夫风之为病,当半身不遂,或但臂不遂者,此为痹,脉微而数,中风使然"。隋代巢元方在《诸病源候论·风病诸候》中说:"风半身不随候:半身不随者,脾胃气弱,血气偏虚,为风邪所乘故也。"《太平惠民和剂局方》中也指出"皆因风邪中于经络"所致。因此,培补正气,疏风通络主要是针对"内虚邪中"说而立,随着"内风"说的兴起和对中风病理研究的深入,祛风通络法的运用虽然受到一定的限制,但仍不失为治疗缺血性中风的有效方法之一。中风病虽为内风所中,但外风可作为诱发因素之一,且发病后正气更虚,痰瘀阻络,营卫失调,更易为外风所袭,风邪与痰瘀相合阻络。祛风药具辛窜之性,可祛风散邪、攘外安内。

现代学者对于上呼吸道感染与中风发病关系的研究表明,呼吸道感染是中风发作的重要危险因素。有学者对国内外719例患者的病因分析发现,发病前4周内呼吸道感染的发

生率为 9.28%～31.48%,占患者总数的 16.55%,显示近期呼吸道感染是促发缺血性中风的重要危险因素。现在有人认为,中风患者无表证而用风药竟能取效,根本原因就在于风药多辛,辛能通络行气,促进经络气血调畅,扩张血管,增加血液循环,有助于瘫侧肢体的恢复,故而有效。现代药理研究也证实,疏风通络药多含挥发油和其他扩血管物质,能扩张脑血管,改善微循环。以大秦艽汤为基础研制的"秦归活络口服液",对动物脑缺血有保护作用,能增加脑、肾及外周血流量,改善脑膜微循环,延长血栓形成时间,降低血小板的聚集性。另有研究证实,续命汤对低氧以及脑缺血所致的脑损害有保护作用,可改善脑缺血再灌注后持续的血流低下,能够抑制大鼠脑缺血所致的海马区锥体细胞的脱落,防止脑缺血所致的海马区 e 波的减少,并对 1,1-二苯基-2-三硝基苯肼自由基具有清除作用。实验证明,侯氏黑散可抑制组织匀浆液中的脂质过氧化反应,降低脂质过氧化物含量,保护组织在缺血缺氧时免受脂质过氧化损伤,从而认为这可能是侯氏黑散治疗缺血性脑病的药理基础之一。有人认为风药具有升、散、行、透、动等多种特性,能从不同的角度发挥发散祛邪、开郁畅气、辛温通阳、燥湿化痰、通络开窍、活血化瘀、升阳助补等多种作用,体现出病因与病机兼顾,整体与局部结合,兼备多法、协同作用的特点,并提出风药活血化瘀是治疗血瘀证的又一途径。有的研究者在西医常规治疗的基础上,配合大秦艽汤加减治疗 42 例急性中风患者,总有效率达95.24%,疗效明显优于西药组。还有的研究者运用侯氏黑散为基本方加减,治疗脑血栓形成急性期 11 例,疗效评定发现 11 例中,基本治愈 5 例、显效 4 例,无效 2 例,疗效满意。

八、血液瘀阻脑之脉络是病机之关键,治以活血化瘀

在中风病治法方面,活血化瘀为主的治疗思想已经得到了普及推广和发展引申,活血化瘀法对缺血性中风的治疗作用近年来已得到广泛的认同,其前景十分广阔。现代研究证明,对缺血性和出血性中风患者急性期血液流变学参数统计分析发现,其血液均处于高凝状态,为活血化瘀治法的广泛应用提供了客观依据。现代中药药理研究表明,活血化瘀中药具有扩张血管、改善循环血量、抑制血小板凝聚、溶栓、保护脑组织等作用。由于活血化瘀药物对于血液流变学有很好的双向调节作用,能使机体组织恢复正常功能,从而认为无论辨证或辨病治疗中风,应用活血化瘀法均是安全有效的。实验研究中,研究者们观察了活血化瘀的脑心通注射液对脑缺血大鼠形态学的影响,结果表明脑心通组脑组织结构基本正常,与生理盐水对照组有显著性差异,并优于维脑路通组。缺血性中风的患者,无论起因是什么,病机发展如何,最后的结局都是气滞血瘀、阻塞脉络,最终的病理产物都是瘀血,这与现代医学的病理学、解剖学研究的结果相吻合。脑络痹阻是本病的共同病机,活血化瘀应贯穿各型治疗之中,越早越好。有学者临床辨证论治缺血性中风 122 例,所有病例都使用了活血化瘀药,取得良好疗效。但从近年的报道看,由于发现过用活血化瘀,尤其是破血药有引起继发性出

血的可能,研究者单以研究活血化瘀已为数不多,多与其他方法配合使用,临床如此,基础研究亦如此。常用的方法有益气活血、补肾活血、活血利水、养阴活血、化痰活血等。

综上所述,缺血性中风的病机和各种治法,可谓各有千秋,正因为其临床病机表现复杂多样,因而其临床辨证施治的方法也必然是丰富多彩的。无论在临床研究还是在基础研究中,中医药在缺血性中风的治疗中都占有十分重要的地位,且中医药的研究已经从经验医学进入到实验医学阶段,并已经取得了可喜的成绩。因此,深入开展缺血性中风病机研究,探索相应的治疗方法,已成为提高缺血性中风临床疗效的关键性问题。

第二章　新安医家论治中风

第一节　新安医家对中风病的认识

中风是以卒然昏仆,不省人事,伴有口眼歪斜、语言不利、半身不遂为主症的病症。有起病急骤、证见多端、变化迅速的特点。发源于古徽州的新安医学,医家辈出,医著宏富,影响深远,广受关注。其对中风的认识,注重学术创新,提出一些独到的观点,同时致力于提高临床疗效。现将有代表性的新安医家对中风的认识阐述如下:

一、汪机认为"气虚为主,气不生血"

汪机(1463~1540 年),字省之,又号"石山居士",世称汪石山,安徽祁门人。汪机生当明代中期,正是丹溪学说盛行之时。汪机在继承朱丹溪学术思想的同时,对朱丹溪的"阳有余阴不足"之说作了新的阐述。在《石山医案·营卫论》中,汪机对当时一些医家偏执丹溪滋阴之说,过用苦寒,损伤人体元气的治法提出质疑:"何世人昧此,多以阴常不足之说横在胸中,凡百诸病,一切主于阴虚,而于甘温助阳之药一毫不敢轻用,岂理也哉?"这清楚地表明,汪机的目的,是要对当时盛行的滥用滋阴的风气进行纠偏,并提出他的甘温补气助阳主张,宣扬他的补气观,并创"营气论"。汪机以"营气论"为基础,认为中风病因以气虚为主,气不生血。其在《石山医案·身麻》中论述到:"一妇或时遍身麻木,则惜不省人事,良久乃苏。医做风治,用乌药顺气散,有用小续命汤,病益甚。邀余诊之,脉皆浮濡缓弱。曰:此气虚也。麻者,气妥行迟,不能接续也。如人久坐膝屈,气道不利,故伸足起立而麻木是也。心之所以养者血,所藏者神。气运不利,血亦罕来,由心失所养而昏惜也。遂用参、芪各二钱,归身、茯苓、门冬各一钱,黄芩、陈皮各七分,甘草五分,煎服而愈。"汪机认为中风身麻,不省人事乃由气虚所致,而气虚又会导致"气运不利,血亦罕来"。所以其治法上倡导补气,尤其擅用参芪。在《石山医案·营气论》中,汪机引用《内经》之言:"经曰,阴不足者,补之以味,参、芪味甘,甘能生血,非补阴而何? 又曰,阳不足者,温之以气,参、芪气温,又能补阳。故仲景曰,气虚血弱,以人参补之。可见参、芪不惟补阳,而亦补阴。"可见,汪机用参、芪不仅仅为了补气,更考虑到补阴血方面,这是汪机用参、芪的独到之处。因此,汪机在中风的治法上提倡治以补气为主,兼以补血养阴。

二、孙一奎提出"血病、痰病为本,外邪为标"

孙一奎(1522~1619 年),字文垣,号东宿,别号生生子,安徽休宁人。孙一奎是汪机的再传弟子,丹溪为其宗师,其不但在学术上继承了丹溪之学,推崇"痰火"理论,即认为中风"盖湿生痰,痰生热,热生风",并且在此基础上提出了"血病、痰病为本,外邪为标"。在《赤水玄珠》中,孙一奎指出"人身之血,内行于脉络,而外克于皮毛,渗透肌肉,滋养筋骨,故百体平和,运动无碍。若气滞,气逆则血逆,得热则瘀浊,得寒则凝泣,衰耗则顺行不周,渗透不遍,而外邪易侵矣。津液者,血之余,行乎脉外,流通一身。如天之清露。若血浊气滞,凝聚而为痰,痰乃津液之变,遍身上下,无处不到,津液生于脾胃,水谷所成,浊则为痰,故痰生于脾土也。是以古人论中风、偏枯、麻木等证,以血虚、瘀血、痰饮为言,是论其致病之源。至其得病,则必有所感触,或因风,或因寒,或因湿,或因七情,或因劳役、房劳、汗出,因感风寒湿气,遂成此病。此血病、痰病为本,而外邪为标"。根据病因,孙一奎提出了"治痰先顺气,治风先活血"的治疗原则,治法"以养血除风,顺气化痰为主"。在《孙文垣医案》中,也将上述理论充分运用和发挥,如治疗"潘见所公半身不遂"的案例中,所述"予始观面色赤,口微喎向右,唇麻,手足𤺆曳,已成瘫痪。诊其脉左弦大,右滑大"。依次选用"乌药顺气散;二陈汤加全蝎、僵蚕、天麻、黄芩、石菖蒲、红花、秦艽;归芍六君子汤,加红花、钩藤、天麻、竹沥、姜汁;天麻丸兼服全鹿丸"。并且最后指出:"先为疏通经络、活血调气,然后以补剂收功。惟经络疏通,宿痰磨去,新痰不生,何疾不廖。此类中风之法也。"

三、吴崑认为"清浊倒置,逆从不顺"

吴崑(1552~1620 年),字山普,号鹤皋山人,安徽歙县人。吴崑在《医方考·中风门第一》"稀涎散"条,以气机升降理论为基础,释中风病机为:"清阳在上,浊阴在下,则天冠地履无暴仆也。若浊邪风涌而上,而清阳失位而倒置矣,故令人暴仆。"吴崑认为清浊倒置,逆从不顺是中风仆倒的基本病机,故治法应先"吐其涎沫","白矾之味咸苦,咸能软顽痰,苦能吐涎沫。皂角之味辛咸,辛能利气窍,咸能去污垢"。吴崑在《素问吴注》"阴阳应象大论篇"中,又加以诠释,吴注:"清气在上,浊气在下,则阴阳得位,无灾害也。反做,倒置也。逆从,不顺也。"

四、汪昂认为"真气先虚",首创"治风三法"

汪昂(1615～1699 年),字韧庵,晚年里人尊称为"浒湾老人"。汪昂之《医方解集》虽仿吴崑《医方考》之体例,但又博引众家之言,加入自己的见解和思考。全书分 21 门,将治疗中风的方剂归入祛风之剂中,在此门概述中,汪昂写到:"然必其人真气先虚,营卫空疏,然后外邪乘虚而入。"可见,汪昂认为,因"真气先虚",后"外邪乘虚而入",才导致中风。祛风之剂中,正方共 22 首,其中治疗中风的方剂有包括小续命汤等共 13 首。在大秦艽汤正方之后,汪昂除了引用刘宗厚和喻嘉言所言,更加入自己的见解,汪昂按:"治风有解表、攻里、行中道三法,内外证俱有者,先解表而后攻里是也。若愈风解表而风药太多,三化攻里而全用承气,则非中证所宜也。"汪昂认为愈风汤主要用于解表,三化汤主要用于攻里,大秦艽汤用于行中道。其在方论中又述:"气能生血,故用白术、茯苓、甘草补气以壮中枢,脾运湿除,则手足健矣。"此方体现了行中道之法。

五、叶天士倡导"阳化内风"之说

叶天士(1667～1746 年)名桂,号香岩,祖籍安徽歙县,生于江苏吴县。叶天士继承了前人关于中风非外中风邪之论,并结合自己的临床经验,倡导"阳化内风"之说,在内风病机认识和辨治方面发展了前人学说。叶天士认为,凡能导致肝失条达之性,柔和之体的任何因素,均可导致"身中阳气变动",而最终导致内风形成。通观叶天士医案,可知其对内风病机的认识,大致可分为以下几种:① 水不涵木,阴虚风动。《临证指南医案・中风》治龚姓案云:"肾虚液少,肝风内动,为病偏枯,非外来之邪。"药用"制首乌、生地、杞子、茯神、明天麻、菊花、川斛"。② 五志过极,风从内生。叶天士认为五志过极可扰动身之阳气而致风从内生。《叶天士晚年方案真本》治章姓案云:"形壮脉弦,肢麻,胸背气不和,头巅忽然刺痛,是情志内郁,气热烦蒸,肝胆木火变动,炼金袭巅。"药用"人参、茯苓、真半曲、木瓜、刺蒺藜、新会皮"。可见五志过极,情志内郁,可生内风。③ 阳明气虚,肝胃不和。《临证指南医案・中风》治某案云:"阳明虚,内风动,右肢麻痹,痰多眩晕。"此证型的患者,在临床上多表现为肢体的麻痹,头痛眩晕,纳呆等,叶天士治疗多以"理阳明",熄内风为主。药用"天麻、钩藤、半夏、茯苓、广皮"。④ 阴阳两虚,虚风内动。《临证指南医案・中风》张姓案云:"中风以后,肢麻言謇,足不能行。是肝肾精血残惫,虚风动络。下寒,二便艰阻。"药用"苁蓉、枸杞、当归、柏子仁、牛膝、巴戟、川斛、小茴"。⑤ 痰火阻络,痰热生风。《临证指南医案・中风》叶姓案云:"初春肝风内动,眩晕跌仆,左肢偏痿,舌络不和,呼吸不爽。痰火上蒙,根本下衰。先宜清上痰火。"药用"羚羊角、茯苓、橘红、桂枝、半夏、郁金、竹沥、姜汁"。

上述新安医家从不同的认识角度,对中风进行了发挥和创新,出自心裁,卓有见识。对中风的病因病机、证治方药的认识和发展具有一定价值和临床指导意义。有关新安医家对中风病认识的文献整理、临床应用研究多散见于诸医家著作中,目前还不曾有全面汇集新安医家关于治疗中风的专著。分析研究新安医家对中风病的认识,探讨不同医家的病因病机和证治方药,有利于完善中风病理论体系和提高中风病临床诊治水平。

第二节 基于聚类分析的新安医家防治中风辨治规律探索

借助现代计算机智能化技术,以新安医家诊疗方药为研究对象,建立新安医学防治中风病数据库。在此基础上,借助数据挖掘中的聚类分析技术,冀以初步揭示新安医家对于中风病病因病机、辨证论治的独到见解,挖掘其临床治疗思路。

一、研究方法

医案记录了医家对疾病的诊断治疗过程,是医家学术思想的主要载体。本次研究首选医案为主要研究对象。

(一)数据库的设计与实现

其主要目的是形成对问题的明确描述,使之适合于用某种数据挖掘技术来处理。如何从纷繁复杂的医案中提取出有效的数据,提取相关的内容特征和属性,并组建成库是中医药信息化过程中的一个关键问题。病案中记载的信息包括大量模糊、不完整、带有噪声和冗余的信息。因此,必须对这些数据进行清理和过滤,以确保数据的一致性和确定性,将其变成适合数据挖掘的形式。具体新安医学防治中风数据库的设计与实现,已有文章作专门论述,在此不再赘述。

(二)聚类分析方法的应用

本次研究采用专业的数据挖掘软件,运用其中的 k 均值聚类分析方法,以数据库中的诊断案例为对象。该库以《新安医籍考》《新安医籍丛刊》为主要资料来源,选取124则新安医家防治中风医案,涉及医家包括汪机、程有功、孙一奎、叶天士、吴楚、郑重光、程茂先、王任之、王意庵、洪桂等。属性设置为:医家、规范后证候、规范后治法,将新安医案聚为三大类别。

二、研究结果

从以上研究中经过分析可以初步得出新安医家防治中风的辨治规律,大致可分为 3 类。具体见表 2.1。

表 2.1　新安医家防治中风聚类结果

类别	代表医家	规范后证候	规范后治法	案例数	比例
1	叶天士	水不涵木	滋水涵木	67	54%
2	孙一奎	气虚痰盛	益气化痰	28	23%
3	王任之	阴阳并损	阴阳并补	29	23%

(一) 水不涵木型,治法滋水涵木

本派代表医家叶天士,认为中风的根本原因是水不涵木,肾阴不能滋养肝阳,阳气失所御制便亢而生风。人届中年,肾水渐亏,肝失所养,肝肾阴亏,肝阳上亢,在七情、劳倦、气候等因素影响下,水亏更甚,不能涵木,肝阳上越,蒙蔽清窍,导致卒昏跌仆、口眼歪斜、半身不遂诸证。治疗重在固本,以滋补、育阴、涵濡的方法扶持阴分之不足。如叶天士力倡甘味养阴以制阳亢、熄内风,主张"肝为刚脏,非柔润不能调和也",因而提出"缓肝之急以息风,滋肾之液以驱热",急以息风、滋肾之液以驱热、以滋补肝肾之阴为第一要义、滋水涵木为本派医家之治疗大法。常用治疗药物有:当归、生地黄、麦冬、天冬、枸杞子、石斛、熟地黄、沙参、玄参、何首乌、白芍等。

(二) 气虚痰盛型,治法益气化痰

本派代表医家孙一奎,是新安名家汪机的再传弟子,而汪机又是朱丹溪的私淑弟子,所以孙一奎的学术思想在很大程度上受到了朱丹溪的影响。朱丹溪在其著作中称"半身不遂,大率多痰"。孙一奎在其著作中认为"若血浊气滞,则凝聚而为痰",治疗"当以养血除风,顺气化痰为主",提出了"治痰先治气,治风先治血"的治法,如此气顺则痰清,血行风自灭。常用治疗药物以化痰名方二陈汤加减,如:陈皮、半夏、茯苓、甘草、竹茹、石菖蒲、竹沥、胆南星等,同时"治痰先治气",方药中往往加入黄芪、人参等益气之药。

(三) 阴阳并损型,治法阴阳并补

本派代表医家王任之,认为中风之症,虽以阴虚阳亢为本,然阴虚日久,肝肾亏虚,精血衰耗,导致阴损及阳,出现阴阳并损、精血两亏,往往出现喑痱之症。故治疗当填补精血、阴

阳并补,主张用温润而不用温燥,参照河间地黄饮子,但不用桂枝、附子之类,常选用性柔不刚之品,如:熟地黄、牛膝、山茱萸、远志、枸杞子、菊花、五味子、淡苁蓉、何首乌、当归、沙苑子、巴戟天等。若用附子、桂枝等气味浓重、辛热刚燥之品,既耗液伤津,使阴血更亏,又助阳化风,有抱薪救火之嫌。

三、结语

本次研究借助于人工智能领域内数据挖掘中的聚类分析技术,初步揭示了新安医家对于中风病病因病机、辨证论治的独特见解,挖掘出其临床治疗思路,能够为临床防治中风病提供一定的借鉴作用。在今后的工作中,除了对本系统进一步充实完善以外,将进一步引入其他相关技术如:关联规则、决策树、对应分析等,对新安医学防治中风病的组方用药规律展开深入研究,以有效指导临床用药和新药开发。

第三节　张杲医论医案

张杲(约1130~1210年),字季明,其生卒年不详,南宋新安(今安徽歙县一带)人。家中三世业医,张杲父彦仁、祖父子发均业医,其叔祖父张扩为宋名医庞安时的高足。张杲早年习举子业,学贯百家,尤精医理,历时35年,于1189年而成《医说》,全书计十卷,分为49门,集古来医案,采掇诸书,又据其见闻所及编入,以弘扬医道。书中广泛收集了南宋以前有关医学的医案、典故、传说等资料,为我国医史文献研究提供了大量素材,是我国现存最早的记载大量医学史料的医史传记类著作。《医说》一书,在祖国医学史上有一定的地位,它不仅对旧经秘述的要点进行了深入探讨与发挥,而且对历代医家的典型病案及耳闻目睹的难疾治法做了细致地发掘与整理,其书文字浅显易懂,为医学入门之教本。书中虽有一些封建迷信内容,但其蕴含的精华也颇多。

《医说·诸风》

用药不同

夫伤寒、中风、湿温、热病、痉暍、时疫,虽同阴阳之法,须别作治疗,若与伤寒同治,必至危损。《经》言脉有阴阳之法,何也?凡脉浮大、洪数、动滑,此名阳脉也;沉细、涩弱、弦微,此名阴脉也。阴病见阳脉者,生;阳病见阴脉者,死。审而察之。

风者百病之始

风者,百病之始也。清静则肉腠闭拒,虽有苛毒,弗能害。故病久则传化,上下不并,良医弗为。

中风用药

《本事方》曰:凡中风用续命、排风、风引、竹沥诸汤,及神精丹、茵芋酒之类,更加以艾,无不愈者。然此疾积习之久,非一日所能致,皆大剂,久而取效。《唐书》载:王太后中风,暗默不语,医者蒸黄耆数斛以熏之,得差,盖此类也。今人服三五盏便求效,责医也亦速矣。孟子曰:七年之病,三年之艾,久而后知尔。

中 风

《医余》曰:凡人中风,脉无不大者,非热也,是风脉也。中风有冷热,阳病则热,阴病则冷,冷则用温风药,热则用凉风药,不可一概用也。凡中风,皆不可吐出涎。人骨节中皆有涎,所以转动滑利,中风则涎上潮,咽喉中滚响,以药压下,涎再归骨节可也。不可吐出,若吐出涎,时间快意积久,枯了人手足,不可不戒也。小儿惊风,亦不可吐出涎,其患与大人同,方其发搐搦时,不可捉住手足,则涎不归手足,而固病成,但觉宽松抱之可也。

辨诸风证

头风,多饶白屑;毒风,面上生疮;刺风,状如针刺,腰痛如锥;痫风,急倒作声发搐;急慢顽风,不认痛痒;疬风,颈生斑剥;暗风,头旋眼黑,不辨东西;瘙风,面生赤点;肝风,鼻闷眼䀮,两脸赤烂;偏风,口眼㖞斜;节风,肢节断续,指甲断落;脾风,心多呕逆;酒风,行步不前;肺风,鼻塞项疼;胆风,令人不睡;气风,肉内虫行;肾风,耳内蝉声,阴间湿痒,寒湿脚气;瘫风,半身不遂;痪风,手足拳挛;胃风,不伏水土;虚风,风寒湿痹;肠风,脱肛泻血;脑风,头旋偏痛;贼风,发声不响;产风,四肢疼痛;骨风,膝肿如槌;膝风,腿寒骨痛;心风,健忘多惊;盛风,语言謇涩;髓风,臂膊酸疼;脏风,夜多盗汗;血风,阴囊湿痒;乌风,头面肿块;皮风,紫白癜癣;肌风,遍身燥痒;体风,身生肿毒;闭风,大便燥涩;软风,四肢不举;绿风,瞳人开大;青风,吐极青盲;虎风,发吼羊叫;大风,成片烂疮。

诸 风

刘子仪曰:《经》有急风候,又有卒中风候,又有风瘄候。夫急风与卒中,理固无二,指风而言,则谓之急风,指病而言,则谓之卒中,其风瘄,盖出于急风之候也。何者?《经》云奄然忽不知人,咽中塞窒然,舌强不能言,如此则是中急风而生其候也。发汗身软者,生;汗不出身直者,死。若痰涎壅盛者,当吐之,视其鼻人中左右上白者,可治;一黑一赤,吐沫者,死。

风痱

《鸡峰普济方》曰:风痱者,身无痛也。病在脏,四肢不收,智不乱,一旦臂不随者,风痱也。能言微有知,则可治;不能言者,不可治。足如履霜,肘如入汤,股胫淫铄,眩闷头痛,时呕,短气汗出,久则悲喜不常,三年死。凡欲治此病,依先后次第,小得妄投汤药,以失机宜,非但杀人,因兹遂为痼疾,当先服竹沥饮子。

风痓

《经》有风痓候,又有风角弓反张候。痓者,身体强直,口噤如发痫状;角弓反张者,腰背反折,不能俯仰。二者皆曰风邪伤于阳之经而然也,治法一同。

腲腿

《经》称腲腿风者,为四肢不收,身体疼痛,肌肉虚满是也。以风邪侵于肌肉之间,流于血脉之内,既云肌肉虚满,即风邪入肾之经络而然也。《水气论》曰诸肿俱属于肾,是也。治法当兼理肾为得。一云不治,变为水气。

风眩

夫风眩之病,起于心气不足,胸中蓄热实,固有头风面热之所为也。痰热相感而动风,风心相乱则闷瞀,故谓之风眩闷瞀。大人曰癫,小儿则为痫。一说头风目眩者,由血气虚,风邪入脑而牵引目系故也。五脏六腑之精气皆上注于目,血气与脉并上为目系,属于脑,后出于项中。血脉若虚则为风邪所伤,入脑则转而目系急,故成眩也。诊其脉,洪大而长者,风眩也。凡人病发,宜急与续命汤,困急时,但度灸穴,便宜针之,无不差者。初得,针了便灸最良。

风痹

夫痹者,为风寒湿三气共合而成痹也。其状肌肉顽厚,或则疼痛,此由人体虚,腠理开,则受于风邪也。其邪先中经络,后入于五脏,其以春遇痹者,为筋痹。筋痹不已,又遇邪者,则移入于肝也。肝痹之状,夜卧则惊,饮食多,小便数。夏遇痹者,为脉痹,血脉不流,令人萎黄。脉痹不已,又遇邪者,则移入于心。心痹之状,心下鼓气,卒然逆喘不通,咽干喜噫。仲夏遇痹为肌痹,肌痹不已,后遇邪者,则入于脾。脾痹之状,四肢懈惰,发咳呕吐。秋遇痹者,为皮痹,则皮肤都无所觉。皮痹不已,则入于肺。肺痹之状,气奔喘痛。冬遇痹者,为骨痹,骨重不可举，不遂而痛。骨痹不已，又遇邪者，则移入于肾。肾痹之状，喜胀。诊其脉大涩者，为痹，脉来急者，为痹，脉涩而紧者，为痹。

偏　枯

《经》有偏风候，又有半身不遂候，又有风偏枯候，此三者大要同，而古人别为之篇目，盖指风则谓之偏风，指疾则谓之半身不遂，其肌肉偏小者，呼为偏枯，皆由脾胃虚弱所致也。夫脾胃为水谷之海，水谷之精化为血气，润养身体，今脾胃虚弱，则水谷之精养有所不周，血气偏虚，为邪所中，故半身不遂或至肌肉枯小尔。治法兼治脾胃。

小中不须深治

《泊宅编》曰：风淫末疾谓四肢，凡人中风，悉归手足故也。而疾势有轻重，故病轻者，俗名小中。一老医常论小中不须深治，但服温平汤剂。正气逐湿痹，使毒流一边，余苦不作，随性将养，虽未能为全人，然尚可苟延岁月。若力攻之，纵有平复者，往往恬不知戒，病一再来，则难以支吾矣。譬如捕寇拘于一室，则不使之逸越，自亡它虑，或逐之，再至则其祸当剧于前矣。此语甚有理，而予见世之病者，大体皆如是。但常人之情，以幻质为己有，岂有得疾为废人而不力治者？此未易以笔舌喻也。

邪　风

邪风之至，疾如风雨。善治者治皮毛，次治肌肤，次治筋脉，次治六腑，次治五脏。治五脏者，半死半生也。

风　厥

汗出而身热者，风也。汗出而烦满不解者，厥也。

睡防风吹

《琐碎录》曰：睡中风吹手足，或酸或疼或肿，用盐炒热，帕裹熨之，微有汗出，即愈。仍用术附汤加羌活煎服。

食穿山甲①动旧风疾

余尝行衡州，道中遇醴陵尉自卫阳方回，以病归，问其得疾之由，曰：某食猪肉，入山既深，无肉可以食，偶从者食穿山甲肉，因尝数胾，旧有风疾至是复作，今左手足废矣。因以箧

---

① 穿山甲是传统中医使用的一种中药材，目前穿山甲已被列入国家一级保护野生动物，不能食用。

中风药遗之，后半月，闻其人痼疾顿愈。及至永州，观《图经》曰：穿山甲，不可杀于堤岸，血一入土，则堤岸不可复塞，盖能透地脉也。如此尉因误食致病，而旬日痼疾尽愈，亦可怪也。今人用以通夫人脉，甚验。

桑枝愈臂痛

《本事方》曰：桑枝一小升，细切炒香，以水三大升，煎取二升，一日服尽，无时。《图经》云：桑枝，平，不冷不热，可以常服，疗体中风痒干燥，脚气风气，四肢拘挛，上气眼晕，肺气嗽，消食，利小便，久服轻身，聪明耳目，令人光泽，兼疗口干。仙经云：一切仙药，不得桑枝煎，不服。出《抱朴子》。政和间，予尝病两臂痛，服诸药不效，依此作数剂，臂痛寻愈。

透冰丹愈耳痒

《类编》曰：族人友夔，壮岁时苦两耳痒，日一作，遇其甚时，殆不可耐，擘刮挑剔，无所不至，而所患自若也。常以坚竹三寸许截之，折为五六片，细削如洗帚状，极力撞入耳中，皮破血出，或多至一蚬壳而后止。明日复然，失血既多，为之困悴。适有河北医士周敏道到乡里，因往谒之。周曰：此肾脏风虚，致浮毒上攻，未易以常法治也。宜买透冰丹服之，勿饮酒，啖湿面、蔬菜、鸡猪之属，能尽一月为佳。夔用其成，数日痒止，而食忌不能久，既而复作，乃著意痛断，迨于累旬，耳不复痒。

臂细无力不任重

《鸡峰方》曰：此乃肝肾气虚，风邪客滞于荣卫之间，使气血不能周养四肢，故有此证。肝主项背与臂膊，肾主腰胯与脚膝，其二脏若偏虚，则随其所主而生病焉。今此证乃肝气偏虚，宜专补肝补肾。

风　眩

贾黄中，为礼部侍郎兼起居监察，中风眩卒。太宗悼惜之，切责诸医大搜在城医工，凡通《神农本草》《难经》《素问》及善针灸药饵者，校其能否，以补翰林医学及医官院祗候。

风　瘅

《史记·淳于意传》曰：齐王太后病，召臣意入，诊脉，曰：风瘅客脬，难于大小溲，溺赤。臣意饮以火齐汤，一饮即前后溲，再饮病已，溺如故。病得之流汗淋淋者，去衣而汗晞也。所以知齐王太后病者，臣意诊其脉，切其太阴之口，湿然风气也。脉法曰：沈之而大坚，浮之而大紧者，病主在肾。肾切之而相反也，脉大而躁。大者，膀胱气也；躁者，中有热而溺赤。

风 蹶

瀺士咸切:济北王病,召臣意诊其脉,曰:风蹶胸满。即为药酒,尽三石,病已。得之汗出伏地。所以知济北王病者,臣意切其脉时,风气也,心脉浊。病法:过入其阳,阳气尽而阴气入。阴气入,则寒气上而热气下,故胸满。汗出伏地者,切其脉,气阴。阴气者,病必入中,出及瀺水也。

苦沓风

《史记》曰:臣意尝诊安阳武都里成开方,开方自言以为不病,臣意谓之病苦沓风,三岁四肢不能自用,使人瘖,瘖即死。今闻其四肢不能用,瘖而未死也。病得之数饮酒,以见大风气。所以知成开方病者,诊之,其脉法奇咳言曰:脏气相反者,死。切之,得肾反肺,法曰三岁死也。

瘫 痪

《鸡峰方》曰:世传左为瘫,右为痪,此说尤非。何者?《经》既有偏中、半身不遂之候,即瘫痪之候,当以左右居中者名之。又说以春夏得之难治,秋冬得之易疗。春夏者,阳气上腾,火力方盛,风火相得而王,故难治也。秋冬者,阳气降下,渐微,即易疗也。此说亦未可,必惟其中之浅深,为难易耳。治法兼理肝肾为得,盖肝主筋,肾主骨,风中肝肾,则筋骨瘫痪也。

迥 风

《史记》曰:阳虚侯相赵章病,召臣意。众医皆以为寒中,臣意诊其脉,曰:迥风(音洞,言彻入四肢)。迥风者,饮食下嗌(音益,谓喉下也)。而辄出不留。法曰五日死,而后十日乃死。病得之酒。所以知赵章之病者,臣意切其脉,脉来滑,是内风气也。饮食下嗌而辄出不留者,法五日死,皆为前分界法,后十日乃死,所以过期者,其人嗜粥,故中脏实,中脏实,故过期。师言曰:安谷者,过期;不安谷者,不及期。

又

齐淳于司马病,臣意切其脉,告曰:当病迥风。迥风之状,饮食下嗌辄后之(后如厕也)。病得之饱食而疾走。淳于司马曰:我之王家,食马肝,饱甚,见酒来,即走去,驱疾至舍,即泄数十出。臣意告曰:为火齐米汁饮之,七八日而当愈。时医秦信在旁,臣意去,信谓左右阁都尉曰:意以淳于司马病为何?曰:以为迥风,可治。信即笑曰:是不知也。淳于司马病,法当后九日死。即后九日不死,其家复召臣意。臣意往问之,尽如意诊:臣即为一火齐米汁,使服之,七八日病已。所以知之者,诊其脉时,切之,尽如法,其病顺,故不死。

手足沉重状若风者

《鸡峰方》曰：此证其源起于脾胃虚，荣卫不足。胃为水谷之海，脾气磨而消之，水谷之精化为荣卫以养四肢。若起居失节，饮食不时，则致脾胃之气不足，既荣卫之气润养不周，风邪乘虚而干之。盖脾胃主四肢，其脉连舌本而络于唇口，故四肢与唇口俱痹，语言謇涩也。治法宜多用脾胃药，少服去风药，则可安矣。若久久不治，则变为痿疾。《经》所谓治痿独取阳明是也。阳明者，胃之经也。

上气常须服药

《太平御览》曰：张文仲言：风有一百二十四种，气有八十一种，唯脚气，头风、上气常须服药不绝。自余即随其发动，临期消息之。但有风气之人，春末夏初及秋暮，要得通泄，即不困剧。所谓通泄者，如麻黄、牵牛、郁李仁之类是也，不必苦驶利药。

热 蹶

《史记》曰：故济北王阿母自言足热而懑，臣意告曰：热蹶也。则刺其足心各三所，按之无出血，病旋已。病得之饮酒大醉。

按语 张杲在《医说》中不仅对旧经秘述的要点进行了深入探讨与发挥，而且对历代医家的典型病案及耳闻目睹的难疾治法做了细致地发掘与整理，并提出一些有价值的观点。

1. 中风大剂久而取效

"然此疾积习之久，非一日所能致，皆大剂，久而取效。《唐书》载：王太后中风，暗默不语，医者蒸黄者数斛以熏之，得差，盖此类也。今人服三五盏便求效，责医也亦速矣。孟子曰：七年之病，三年之艾，久而后知尔。"

2. 偏枯乃脾胃虚弱

"偏枯皆由脾胃虚弱所致也。夫脾胃为水谷之海，水谷之精化为血气，润养身体，今脾胃虚弱，则水谷之精养有所不周，血气偏虚，为邪所中，故半身不遂或至肌肉枯小尔。治法兼治脾胃。"

3. 小中不须深治

"小中"，脑中风轻者之谓也。历代医家都非常重视"中风"的诊治，已病者大肆治疗，初始者防微杜渐，但是张杲却别具一格地提出"小中不须深治"的观点，"而疾势有轻重，故病轻者，俗名小中。一老医常论小中不须深治，但服温平汤剂。"认为"小中"者服温平之药剂即可，稍微辅助正气抗邪，则余苦不作，然后随性而养，即可逐邪尽出，无需峻剂猛剂，以防破坏人体阴阳的平衡，或恐反有激邪负隅顽抗、两败俱伤之弊。

4. 注重养生

张杲还认为中风乃积习久之而成，防中风在于日常生活习惯，要注重养生，"然此疾积习之久,非一日所能致",提出了食物、居处均可引动风疾,倡导素有旧风之疾者不食穿山甲,睡中防风吹。这一观点也提示很多疾病都和不良习惯有关,生活中处处注意才是预防与养生的最佳方法。

第四节　汪机医论医案

汪机(1463～1539年),字省之,因世居安徽祁门之石山,故号石山居士,其家世代行医,明代四大医家之一。汪机早年弃儒从医,其后一生潜心医学,宗《黄帝内经》法、师仲景说,私淑丹溪之学,推崇李东垣并旁及诸家,穷探医理,博采众长,医术精湛,广施仁义,开创"固本培元派"之先河。提出"营卫论",倡导"营卫一气"说,力倡甘温补气;首倡"新感温病说"学说;提出了"外科必本诸内,知乎内以达乎外"的独特见解,并以实例阐发;提出"针法浑是泻而无补说"及"病有浮沉,刺有浅深"之原则。学术上尊古而不泥古,著作颇丰,撰有《医学原理》《续素问钞》《运气易览》《痘治理辨》《针灸问对》《外科理例》《医读》《本草会编》《伤寒选录》《脉诀刊误补注》《推求师意》《石山医案》等医学著作,其中影响较大者首推《石山医案》。汪机在临床上重视辨证论治,主张四诊合参,以脉参病,反对专凭于脉;强调"治痘必本气血""视病之浮沉而为刺之浅深"及"外病内治";重视调养气血,善用参芪,屡起沉疴。在内科、外科、针灸、痘疹、脉学等方面均有独到见解,《祁门县志》载"治病多奇中","行医数十年,活人数万计"。

《推求师意·卷之下·中风》

中风论治,先生以《内经》正《局方》之非,以湿热内伤补仲景之未备,独河间、戴人、东垣能发明此三者。河间曰:中风瘫痪,非肝木实甚而发中之也,亦非外中于风,由乎平日衣服饮食安处动止,精魂神志情性好恶,五志过极,不循其宜,致失其常,久则气变兴衰,而心火暴甚,肾水衰弱不能制之,则阴虚阳实而热气怫郁,心神昏昧,筋骨不用,而卒倒无所知也。戴人曰:暴僵暴仆,皆属厥阴肝木之无制也。肝木自甚,独风为然,盖肺金为心火所制,不能胜木故耳!东垣曰:凡人年逾四旬,气衰之际,或因忧喜忿怒伤其气者,壮岁肥盛之人,形盛气衰者,皆致中风,治法当和藏府、通经络。或曰:刘、张二氏犹用风药,佐辅泻火之剂,以开郁结、散其风热,今丹溪全然不用,乃从痿治何也?曰:先生但不用其发表伤卫之剂,至若鼠粘子之散支节筋骨、咽喉风热毒,起阴气,通十二经脉者也,则于是症尝用之,虽作痿治,然于散肝木之风,解郁结之热,皆在其中矣!其大法:泄心火则肺金清,而肝木不实,故脾不受伤;补肾水则心火降,而肺不受热。脾肺安则阳明实,阳明实则宗筋润,能束骨而利机关矣。复以东垣所治,黄柏与黄芪等补药为佐辅,有兼痰积,有热多,有湿热相半,临病制方,无一定之法,善于治痿者乎!窃论阳明者,胃脉也,胃乃水谷之海。经曰:人以胃气为本,无胃气则死。盖元精、元气、元神不可一日无水谷以养之,其水谷药石入胃,而气属阳,味属阴。属阳者,则上输气海;属阴者,则下输血海;二海者,气血之所归,五藏六府、十二经脉皆取资于此。故二海盈溢,则一身内外气血皆充足矣。气充则荣卫流行,而手足百骸之力涌出矣;血充则冲脉引以渗灌于溪谷,而四属、九窍各为之用,而带脉得以约束十二经脉,不至于缓纵痿弱矣。先生用是以治中风瘫痪缓弱之病,可为法于后矣!严氏必先理气为说,是不识气因火而冲,反用辛温火散气,误人多哉!

《医学原理·卷之三·中风门》

风者,四时之正令,天地之大气,人在气中,因虚即感伤之,中之有深有浅。经云:风者,百病之长,善行数变。其为病也,或为寒热,或为偏枯,或为口目㖞斜,或挛缩、眩晕,或卒倒无知,或舌强不语等症。后东垣、河间、丹溪三先生之分真中、类中之殊,南北地土之异。其真中者,多在西北寒凉之方;而类中者,多出东南湿热之地。夫类中之因,三先生又分挟火、挟气、挟痰而动。其挟气者,因元气不足,不能管摄一身,而懵然卒倒。法当补气为先。丹溪云:气虚卒倒,参芪补之是也。其挟火者,乃阴血不足,无以配阳,阳火亢极,熏灼心神,故卒然昏冒。法当滋阴降火为主。王冰云:壮水之主以制阳光是也。其挟痰者,乃因中气虚乏,无力运动,以致津液凝聚成痰,妨碍升降,迷塞心窍,故昏冒而不识人。法当大补中气为主。东垣云:补肾不若补脾是也。三者之中又分在藏、在府、在经之异。虽然名状多端,未有不由正气亏败,风邪乘虚所袭而致。苟若不由正气亏败而致,则西北之方中风之病此地皆是,又何暇生他病哉?其类中者,虽然因气、因火、因痰而动,亦未必全无外邪所袭而致,则中气、痰各自为症,又何必显其风邪外症哉?由此观之,中风之症不必拘于地土南北分,与夫真、类之异,诚因将息失宜,中气亏败所致。正如经云:邪之所凑,其气必虚是也。治疗之法,在府宜汗,在经宜和,在藏宜下。看其所挟之症,参之以治火、治气、治痰之剂,兼详内外孰轻孰重而疗。若重于外感者,宜先驱外邪,而后补中气;若重于内伤者,宜先补中气,而后驱外邪。其邪在府多著四肢,脉浮而拘急不仁,宜小续命汤为主加减;其症在藏多著九窍,脉沉而便溺不通,宜三化汤为主加减;若外无四肢不仁,内无九窍不利,或惟语言謇涩,或止手足不随,乃邪在经,宜大秦艽汤、愈风汤之类为主加减。参之天时,全在活法。

中风脉法

经云:脉微而数,中风使然。又曰:阳浮而滑,阴濡而弱,或浮而滑,或沉而滑,或微而虚,寸口或浮而缓，或缓而迟，皆为中风之脉。大法急实者凶，浮缓者吉。中风之候，沉伏相逢，微、数、迟、缓者为气；浮而大者为风；微、虚、沉、滑，虚候；独然沉滑，痰中。浮迟而虚则吉，急大实热者为凶。

治中风大法

半身不遂，大率多痰，在左为死血，宜四物加桃仁、红花、竹沥、姜汁；能食者，去竹沥，加荆沥尤妙。气虚卒倒，宜浓煎参芪汤补之。如挟痰，加竹沥、姜汁，或四君子汤加姜汁、竹沥亦可。遗尿者属气虚，多以参芪补之。若动则筋痛，是无血滋筋故也，宜多用补血药。凡中风口开眼合，手撒遗尿，吐沫直视，喉如鼾睡，肉脱筋疼，发直摇，头上窜，面赤如狂，汗缀如珠，唇青身冷，皆为不治之症也。

丹溪治中风活套

凡中风悉以二陈汤加姜汁、竹沥为主。如风痰盛，喉如曳锯者，加南星、皂角、枳壳、防风、瓜蒌仁。如血虚者，加当归、川芎、白芍、地黄。瘀血，加桃仁、红花。如气虚者，加人参、黄芪、白术。如自汗者，以黄芪为君，少用茯苓、半夏，佐以附子。如风邪盛，自汗身疼者，加防风、羌活、薄、桂。如头目不利，或头疼如破，宜加川芎、白芷、荆芥穗、细辛、蔓荆子之类。如头项痛者，加藁本；痛盛，加酒炒片芩。如无汗身疼，脉浮缓有力，或浮紧，或浮弦，皆风寒在表之证。本方加羌活、防风、川芎、白芷、秦艽之类；或只用小续命，倍麻黄以表之。如心血亏欠，以致心神恍惚，本方加黄连、远志、石菖蒲。或心动摇惊悸者，加酸枣仁、茯神、侧柏叶、竹茹。凡中风小便不利者，不可利。盖中风不无汗出，已脱津液，若复利小便，津液重亡，只宜俟其热退，津液自通。凡年老虚弱之人不可吐，气虚者不可吐。若肥人中风，口㖞、手足麻木，不分左右，自属于痰。用贝母、瓜蒌、南星、半夏、芩、连、黄柏、羌活、防风、荆芥、威灵仙、薄、桂、甘草、天花粉之类，加附子、竹沥、姜汁，入酒一匙同服，以速药性可也。如瘦人中风，属阴虚火动，宜四物加牛膝、黄芩、黄柏。有痰加痰药，入竹沥、姜汁服。如肥人忧思气郁，右手瘫痪，口渴，宜补中益气汤。若有痰，加半夏、竹沥、姜汁。如口眼㖞斜，语言不正，口角流涎，半身不遂，或全身不能举动，乃因元气虚乏，兼酒色之过，而更挟外邪，宜以人参、防风、麻黄、羌活、升麻、桔梗、石膏、黄芩、荆芥、天麻、南星、薄荷、葛根、白芍、杏仁、当归、川芎、白术、细辛、皂角各等分，加姜煎，更入竹沥姜汁半杯；外灸治风穴，取微汗而愈。如因寒而中者，宜姜附汤为主；挟气痰攻刺，加白芍、半夏；手足不仁加防风；挟湿者加白术；筋脉牵急者加木瓜；肢节痛不可忍者加桂、姜、枣。如因七情气郁而致者，多气中。宜八味顺气散等药。其状与中风相似，但风中口中有痰涎，气中口中无痰涎为异耳。大抵中风之症，初得之即当顺气，日久即当活血。若先不顺气化痰，遽用乌、附，又不活血，徒用防风、羌活等辈，必不愈也。经云：治风先理气，气顺即痰消是也。

治中风方

愈风汤　治中风内无便溺之阻,外无六经之形,惟因气血不充,风胜血燥,不能荣养经络,以致手足不能运动,舌强不能言语。此乃风淫所胜,法当治以辛凉。故用羌活、独活、防风、菊花、白芷、秦艽、防己、麻黄、细辛、薄荷诸辛药以祛风,枳壳、厚朴以行气,柴胡、前胡、黄芩、生地、石膏以解热,人参、黄芪、茯苓、甘草以补气,川归、白芍、川芎、地以养血,枸杞、杜仲益精元,知母、熟地补真阴,苍术、半夏治痰涎。

羌活_{苦甘温}　独活_{苦辛温}　防风_{辛甘温}　白芷_{辛温}　秦艽_{辛甘温}　防己_{苦辛寒}　甘菊花_{甘温}　细辛_{辛温}　麻黄_{苦辛温}　薄荷_{辛凉,各二两}　枳壳_{苦辛温,一两}　厚朴_{辛温,一两}　前胡_{苦寒兼治痰,二两}　柴胡_{苦寒,二两}　黄芩_{苦寒,二两}　人参_{甘温,四两}　石膏_{辛寒,兼治痰,二两}　黄芪_{甘温,五两}　甘草_{甘温,两半}　茯苓_{甘平,二两}　川归_{辛甘温,二两}　白芍_{苦酸寒,二两}　生地_{辛寒,二两}　川芎_{辛温,二两}　枸杞_{甘温,三两}　杜仲_{辛甘温二两}　知母_{苦辛寒,三两}　熟地_{甘寒,四两}　苍术_{辛温,二两}　半夏_{辛温,三两}　蔓荆子_{苦辛温,凉血散风,一两}　地骨皮_{苦寒,解热,二两}　桂枝_{辛甘温,和荣卫,二两}

共为粗末,每用一两,水二盅、姜三片,煎一盅。如欲微汗,加麻黄八分;如欲一旬之通利,再加大黄一钱。

如望春大寒之后,再加柴胡、半夏各七分,人参一钱,乃迎而夺泄少阳之气。

如望夏谷雨之后,加黄芩、石膏、知母一钱,乃迎而夺泄阳明之气。

如长夏之月,加防己、白术、茯苓各一钱,以胜脾土之湿。

如望秋大暑之后,加厚朴一钱,藿香、桂枝各六分,谓迎而泄夺太阴之气。

如望冬霜降之后,加当归二钱,附子、官桂各一钱,谓迎而以胜少阴之气。此乃经云"无伐天和"是也。

大秦艽汤　治症同前。用秦艽、羌活、独活、防风、白芷、细辛以散风;风胜不无燥也,故以当归、川芎、白芍、熟地以救血;茯苓、甘草、白术以补脾气;石膏、黄芩以去热。

秦艽_{苦甘温,二两}　羌活_{苦辛温,二两}　独活_{苦辛温,两半}　防风_{辛温,二两}　白芷_{苦辛温,二两}　细辛_{辛温,两半}　当归_{辛甘温,三两}　川芎_{辛温,一两}　白芍_{苦酸寒,二两}　熟地_{甘寒,三两}　茯苓_{甘平,二两}　甘草_{甘温,一两}　白术_{苦甘温,三两}　石膏_{辛寒,三两}　黄芩_{苦寒,二两}　生地_{甘寒,二两}

共为细末,每一两用水二盅,煎一盅,温服。如天阴雨,加生姜三片同煎。

三化汤　治中风邪气入藏,便溺不通。用枳壳、厚朴以行气,大黄攻热以通大便,羌活驱风。

厚朴_{苦辛温,三钱}　枳壳_{苦辛,五钱}　大黄_{苦寒,三钱}　羌活_{辛温,五钱}

水煎,温服。

小续命汤　治卒暴中风,不省人事,或半身不遂,或口眼歪斜,手足战掉,语言謇涩,神昏气乱。故用桂枝、麻黄通血脉、开腠理,助防己、防风以散风,人参、杏仁以救肺,川芎、白芍以养血,黄芩胜热,甘草和药,佐附子引诸药以行经络,兼善散风。

麻黄辛热,七分　桂枝辛甘温,八分　防己苦辛寒,一钱　防风辛温,八分　人参甘温,一钱　杏仁苦辛温,七分　川芎辛温,七分　白芍酸寒,六分　黄芩苦寒,一钱　甘草甘寒,五分　附子辛热一钱

水煎服。

如筋急拘挛,语涩,脉弦,加薏苡仁。气虚倍人参,去黄芩、芍药以避中寒。血虚筋急倍当归。烦躁,不大便,去附子,倍芍药,入竹沥。

如大便三五日不去,胸中不快,加枳壳、大黄。如语言謇涩,手足战掉,加菖蒲、竹沥。发渴加麦冬、干葛、天花粉。身体痛或搐,俱加羌活。烦躁多惊,加犀角、羚羊角。汗多者,本方去麻黄。

防风通圣散　治热极生风,大便秘结。用黄芩、栀子、连翘、石膏以胜热,防风、荆芥、麻黄、薄荷以散风,当归、川芎、白芍以养血,大黄、芒硝通大便以下热,滑石利小便以渗热。大重寒之剂性易坠,故令桔梗载诸药不令速沉,少佐甘草以和药性。

黄芩苦寒　栀子苦寒　连翘苦寒　石膏辛寒,坠痰火　防风辛温　荆芥辛温　薄荷辛凉　麻黄辛温,开腠理　当归辛甘温　川芎辛温　白芍苦酸寒　大黄苦寒,下实热　芒硝咸寒　桔梗苦辛温　滑石甘寒　甘草甘寒

水二盅,煎一盅,温服。

如因劳,或汗出当风,或瘀郁痹痓。本方去芒硝,倍当归。小便涩淋,去麻黄,倍滑石、连翘,调木香末一钱。如生瘾疹,或赤或白。本方倍麻黄,加盐豉、葱白。腰胁走痛,本方倍芒硝、当归、甘草,煎汤调车前子末、海金砂各一钱。伤风,倍荆芥穗,调全蝎末一钱、羌活末钱半。凡诸风抽搐及小儿急惊,大便秘结,邪热暴甚,肠胃干燥,大黄、栀子,煎调茯苓末一钱。如风热伤肺咳嗽喘急,倍桔梗,加半夏、紫菀。如鼻渊、脑痛,颈、耳前后肿痛,加酒一碗煎服。

此方加木香一钱,能治痢后鹤膝风,极效。

天麻丸　治热盛生风燥血,不能荣养筋骨。故用玄参以解热,天麻、萆薢、羌活以治风,当归、地黄、牛膝活血养血以荣筋骨,杜仲健筋骨,附子引诸药行经络以成功。

玄参苦寒,二两　天麻苦辛温,二两　羌活辛温　当归辛甘温,各三两　生地甘寒,三两　牛膝辛甘咸,二两　杜仲辛甘,三两　萆薢苦甘辛,二两　附子辛热,一两

共研细末,炼蜜为丸如梧梧桐子大。每日空心用酒或白汤送下五七十丸或百丸。服药半月后,或壅塞,以七宣丸疏之。

小省风汤　治风热痰涎壅盛,口噤或口眼㖞斜,筋挛急,抽掣疼痛。用防风以治风,黄芩以理热,南星、半夏以豁痰,生草泄火和药,生姜制星、夏之毒。

防风辛甘温,二钱　黄芩苦寒,三钱　南星苦辛温,二钱　半夏辛温,一钱　生草甘寒,三钱　生姜辛温,三片

白水煎,温服。

稀涎散 治中风口眼㖞斜,乃风痰壅塞于经隧所致。以猪牙皂通经隧,佐明矾以豁风痰。

牙皂_{辛咸温,一两} 明矾_{酸涩,生、枯各一半,用一两}

二味为细末,每以温水调下。

麻黄续命汤 治中风无汗恶风寒。盖因风郁皮肤之中,不得外泄所致。经云:"风宜辛散。"是以用麻黄开腠理,佐防风以散风。皮毛者,肺之合,风郁皮表,肺亦受伤,故用杏仁救肺,以散在中之风热。

麻黄_{辛温,钱半} 防风_{辛温,一钱} 杏仁_{苦甘平,一钱}

水钟半,煎七分。稍热服,覆取汗。

桂枝续命汤 治中风有汗恶风。经云:"风伤卫。"卫伤则不能固皮毛以通腠理,是以汗泄恶风。故用桂枝和荣卫、通血脉以充腠理;用芍药收失散之阳,生津液以退热;杏仁救肺以解肺间之风热。

桂枝_{辛甘热} 白芍_{苦酸寒} 杏仁_{苦辛甘,各用三钱}

水煎,不拘时,温服。

此乃阳明经症。外有针法,宜刺陷谷,去阳明贼邪;刺厉兑,泻阳明寒热。陷谷穴在足大指次指间,本节后陷中。厉兑在足大指次指,去爪甲如韭叶许。

附子续命汤 治中风身冷无汗。此乃风寒直中阴经。故用附子、干姜以散寒;甘草缓急,兼解姜、附之热毒。

附子_{辛热,二钱} 干姜_{苦辛热,三钱} 炙甘草_{甘温,二钱}

水二盏,煎一盏,温服。

八味顺气散 治中风因中气不足,运动失常,以致津液凝聚成痰,阻塞经隧而致者。理宜补中气、行气为主。是以用人参、白术、茯苓、甘草等以补中气为本,白芷、台乌、青皮、陈皮治风行气为标。

人参_{甘温,二两} 白术_{苦辛温,两半} 白茯_{甘平,一两} 炙草_{甘温,五钱} 白芷_{辛温,一两} 台乌_{苦辛温,两半} 青皮_{苦辛寒,七钱} 陈皮_{辛温,八钱}

共为末,每用姜汤调服。

治气中

星香散 治中风气壅痰塞,或用木香以疏滞气,佐南星以豁风痰。

木香_{苦辛温,二钱} 南星_{苦辛温,八钱}

水二盏,姜五片,煎一盏。温服。

家宝丹 治一切风邪入骨髓,以致气血壅滞、瘫痪、痹、痿、不仁、口眼㖞斜等症。用片脑、麝香通关窍,引诸药直入骨髓,川乌、草乌、白附子、地龙、全蝎、僵蚕以逐经络之邪,辰砂、轻粉、雄黄、南星以豁风痰，乳香理气，没药行血，佐五灵脂以凉气血之刺痛，羌活疏肌表之风。

片脑辛凉,五钱,另研　麝香辛温,五钱,另研　川乌辛热,一两　草乌苦辛热,一两　白附子辛温,二两　地龙即蚯蚓也,酸寒,一两　全蝎辛甘温,一两　僵蚕咸辛温,两半　辰砂甘凉,五钱,另研　轻粉辛寒,三钱,另研　雄黄苦甘平,五钱,另研　南星苦辛温,二两　乳香苦辛温,一两,另研　没药苦辛温,一两,另研　五灵脂甘温,姜制,一两　羌活辛温,三两

为细末，和匀，炼蜜为丸如弹子大。每以清茶化下半丸，或一丸。

泻青丸　治中风自汗昏冒，发热不能安卧。此风热烦躁故也。故用防风、羌活以治风，栀子、大黄、龙胆草以胜热，助当归、川芎以养血。

防风辛甘温　羌活苦辛温　大黄苦寒　当归辛甘温　栀子苦寒　川芎辛温　龙胆草苦寒

共为末，炼蜜为丸如弹子大。每以竹叶煎汤化下一二丸。

附　方

补中益气汤　内伤门。

苏合香丸　气门。

二陈汤　痰门。

四物汤　血门。

《石山医案·身麻》

一妇或时遍身麻痹，则懵不省人事，良久乃苏。医作风治，用乌药顺气散，又用小续命汤，病益甚。邀余诊之，脉皆浮濡缓弱。曰：此气虚也。麻者，气妥行迟，不能接续也。如人久坐膝屈，气道不利，故伸足起立而麻者是也。心之所以养者血，所藏者神。气运不利，血亦罕来，由心失所养而昏懵也。遂用参、芪各二钱，归身、茯苓、门冬各一钱，黄芩、陈皮各七分，甘草五分，煎服而愈。

按语　《医学原理》是汪机晚年最后完成的临床综合性著作，自谓"朝究暮绎，废寝忘食，经历八春，而始克就"，是汪机临床体验的总结，也是他留给后人"乐守是道，以承吾志"的临床规范。汪机辨治中风的观点主要体现在《医学原理·卷之三·中风门》。

1. 论风独到，不拘古训

汪机论风不拘于古训。虽前有东垣、河间、丹溪三位先生将中风根据南北地土之异分为真中和类中，类中病因又分挟火、挟气、挟痰而动风。但汪机却认为中风虽名状多端，究其根本皆由将息失宜、中气亏败、风邪乘虚所袭而致，即经之所云："邪之所凑，其气必虚。"主张中风之症不必拘于地土南北之分，真中类中之异。论及中风辨治之法，在府多著四肢，脉浮而

拘急不仁,宜汗,方用小续命汤为主加减;在经语言謇涩,手足不遂,宜和,方用大秦艽汤、愈风汤之属加减;在脏多著九窍,脉沉而便溺不通,宜下,三化汤为主加减。再根据所挟之症,辅以治火、治气、治痰之剂。同时要兼顾内外轻重而疗。偏于外感者,先驱外邪,后补中气;重于内伤者,先补中气,后驱外邪。

2. 脉法合参,丹溪治风活套

中风之脉变化多端,浮滑、濡弱、微虚、缓迟,然总以急大实热者为凶,浮迟而虚则吉。治中风大法重点阐述了四个方面的中风表现及治法。半身不遂,大率多痰,方用祛痰之剂;气虚卒倒,宜补气方主之;动则筋痛,为血虚不能养筋,多用补血药;但中风口开眼合,手撒遗尿,吐沫直视,汗缀如珠,唇青身冷等皆为不治之症。丹溪治中风活套中,中风悉以二陈汤加姜汁、竹沥为主,并根据痰盛、血虚、气虚、心血虚等不同辨治加减。还特别指出凡中风小便不利者不可利,年老虚弱之人与气虚者不可吐。体质不同也要用药各异,肥人中风多属于痰,用贝母、瓜蒌、南星、半夏、竹沥、姜汁之属,酒服以速药性;如因忧思气郁宜补中益气汤。瘦人中风则属阴虚火动,宜四物汤加牛膝、黄芩、黄柏。因寒而中姜附汤为主,气郁而中八味顺气散治之。治风之法,初得之即当顺气,日久宜活血,该顺气化痰时用乌、附,应活血时用防风、羌活,必不愈。正如经云:"治风先理气,气顺即痰消是也。"

3. 精选诸方,风中与气中分治

治中风方共载方12首。治疗风淫所致的手足不能运动,舌强不能言语的基础方为愈风汤和大秦艽汤。两方皆以秦艽、羌活、独活、防风、白芷、细辛等辛药以祛风;生地、石膏、黄芩类解热;当归、川芎、白芍、熟地养血;茯苓、甘草补脾气,体现了祛风之剂的主要组方特点。若中风邪气入脏,便溺不通,三化汤主之。中腑者主要表现为不省人事,或半身不遂、口眼歪斜、语言謇涩,则予小续命汤通血脉、开腠理、散风养血。热极生风、血燥痰盛者,分别服用防风通圣散、天麻丸、小省风汤、稀涎散等散风渗热,养血豁痰。至中风无汗恶风用麻黄续命汤,有汗恶风以桂枝续命汤,身冷无汗用附子续命汤。如因中气不足,运动失常致津液凝聚成痰,阻塞经隧,补中行气的八味顺气散标本兼治。治气中共载方3首。中风气壅痰塞,星香散主之,木香疏滞气,南星豁风痰。风邪入骨髓致气血壅滞,瘫痪不仁,口眼㖞斜,用家宝丹。方中片脑、麝香通窍引药入髓;川草乌、白附子、地龙、全蝎、僵蚕等搜风通络;辰砂、轻粉、雄黄、南星豁风痰;乳香理气,没药行血;五灵脂凉气血,羌活疏肌表。中风气虚,自汗昏冒,热不能卧,投以治风胜热养血的泻青丸。除上述方剂,附方中又列归于内伤门的补中益气汤,气门的苏合香丸,痰门的二陈丸以及血门的四物汤。《医学原理·卷之三·中风门》,可以看出汪机论风独到,不拘于古训,在中风的根源和辨证论治方面都颇有心得与己见。其认为中风总由中气亏败所致,其邪可在腑、在脏、在经,方之运用,参之天时,全在活法。此外,汪机还对中风的脉象变化做了描述,大法急实者凶,浮缓者吉;并专列丹溪治中风活套探讨治风之道。选方时风中与气中分治,通过药物的组方与配伍解析,体现了祛风豁痰、补气养血的根本大法,对临床辨风用药均有着有着现实指导意义。《石山医案·身麻》案即是补气养血的体现。

第五节 江瓘医论医案

江瓘(1503~1565年),明代医家,字民莹,一作廷莹,号篁南子,安徽歙县篁南(今黄山市屯溪区屯光镇南溪南)人。江瓘出生于读书人家,14岁时,母亲郭氏因暴病而去世,入殓时双目未瞑,江抚棺哭着说:"母亲因我们未成才而不瞑目吗?"因又得呕血症,时医医治无效,遂弃儒而学医,经悉心钻研,认真实践,终成一代名医。江瓘不仅医术高明,平易近人,而且生性正直,能直言不讳。江瓘认为:经与史是相表里的,《黄帝内经》《难经》是医学之经,扁鹊、仓公及历代名家医案则是医家之史。两者若能互相印证,便可相得益彰。与其空说医理,不如将古今名家医案汇集起来,供后人阅览。于是便于行医之暇,"上自诸子、列传,下及稗官、私谱",搜罗备至,遇到典型医案,便随笔录出,历时20余年,编成《名医类案》一书。《名医类案》全书共十二卷,分205门,上采扁鹊、仓公、华佗诸家,下讫元、明诸名医验案,内容涉及内、外、妇、儿、五官诸科,是对明代以前中医医案的全面整理、系统选编。所录病案,大都有姓名、年龄、体质、病证、诊断、治疗等内容,有的医案后还附有编者按语加以提示,是一部很有价值的书。但《名医类案》一书,江瓘只写成草稿便去世了。其子江应宿,继承医业,博采名医验方,历时19年,五易其稿,并增入江瓘和他自己的验案,附于有关病证之后,于万历辛卯(1591年)刻版印行,是我国第一部总结历代医案的医学名著。此后魏之琇将此书予以校阅,认真考订了江氏父子著述中存在的疏漏和脱文;鲍廷博在重刊时,还改正了原书中的一些讹字,使本书较明刊本大为生色,成为后世的通行本。

《名医类案·卷一·中风》

琇按:南方中风绝少,多属非风类风,皆风木内病,临症之工宜详审焉。凡风由内发,皆属气与火,若后之虚风迴风是也。

许胤宗治王太后,病风不能言,口噤而脉沉。事急矣,非大补不可也,若用有形之汤药,缓不及事。乃以防风、黄芪煎汤数斛,置于床下,汤气熏燕,满室如雾,使口鼻俱受之,其夕便得语。此非智者通神之法不能回也。盖人之口通乎地,鼻通乎天。口以养阴,鼻以养阳。天主清,故鼻不受有形而受无形;地主浊,故口受有形而兼乎无形也。

元代罗谦甫治太尉忠武史公,年近七十,于至元戊辰十月初,侍国师于圣安寺丈室中,煤炭火一炉在左侧边,遂觉面热,左颊微有汗,师及左右诸人皆出,因左颊疏缓,伤热故也。被风寒客之,右颊急,口㖞于右。脉得浮紧,按之洪缓。罗举医学提举忽君吉甫,专科针灸,先于左颊上灸地仓穴胃穴一七壮,次灸颊车穴胃穴二七壮,后于右颊上热手熨之,议以升麻汤加防风、秦艽、白芷、桂枝,发散风寒,数服而愈。琇按:非真中风,故但升散火邪自愈。或曰:世医多治以续命等汤,今用升麻汤加四味,其理安在?曰:足阳明经胃起于鼻交颊中,循鼻外入上齿中,手阳明经大肠亦贯于下齿中,况两颊皆属阳明。升麻汤乃阳明经药,香白芷又行手阳明之经,秦艽治口噤,防风散风邪,桂枝实表而固荣卫,使邪不能伤,此其理也。夫病有标本经络之别,药有气味厚薄之殊,察病之源,用药之宜,其效如桴鼓之应。不明经络所过,不知药性所主,徒执一方,不惟无益,而反害之者多矣。学者宜深思之。

张安抚年六十余,己未仲冬患风证,半身不遂,语言謇涩,心神昏愦,烦躁自汗,表虚恶风,如洒冰雪,如洒冰雪,阴中也。口不知味,鼻不闻香臭,闻木音则惊怖,小便频多,大便结燥。若用大黄之类下之,平日饮食减少,不敢用,不然则满闷,昼夜不得寐。此症难治。三月余,凡三易医,病全不减。至庚申三月,下后。又因风邪,加之痰嗽,嗌干燥,疼痛小利,唾多,中脘气痞似噎。予思《内经》有云:风寒伤形,忧恐忿怒伤气,气伤脏乃病,脏病形乃应。又云:人之气,以天地之疾风名之,此风气下陷入阴中,不能生发上行气不能升则为病矣。又云:形乐志苦,病生于脉,神先病也,邪风加之。邪入于经,动无常处,动有常则知邪不入经。前证互相出见,治病必求其本,邪气乃服。论时月则宜升阳,补脾胃,泻风木,仲冬至季春。论病则宜实表里,养卫气,泻肝木,润燥,益元气,慎喜怒,是治其本也。以柴胡、黄芪各五分,升麻、当归、甘草炙各三分,半夏、黄柏酒洗、黄芩、人参、陈皮、芍药各二分,名曰加减冲和汤,煎服。自汗,加黄芪五分;嗽,加五味子二十粒;昼不得寐,乃心事烦扰,心火内动,上乘阳分,卫气不得交人阴分使然也,以朱砂安神丸服之,由是昼亦得睡。此风中腑兼中脏也。

真定府临济寺赵僧判,于至元庚辰八月间患中风,半身不遂,精神昏愦,面红颊赤,面红颊赤,阳中也。耳聋鼻塞,语言不出。诊其两手,六脉弦数。中风此脉甚多。洁古有云:中脏者多滞九窍,中腑者多着四肢。今语言不出,耳聋鼻塞,精神昏愦,是中脏也;半身不遂,是中腑也;此脏腑俱受病邪。先以三化汤一两内疏三两行,散其壅滞,先下。使清气上升,充实四肢,次与至宝丹加龙骨、南星,安心定志养神治之,后补。使各脏之气上升,通利九窍,五日声音出,言语稍利。后随四时脉证加减用药,不旬即稍能行步,日以绳络其病脚,如履阈或高处,得人扶之,方可逾也。又刺十二经之井穴,脏井:肺,少商穴;心,少冲穴;肝,大敦穴;脾,隐白穴;肾,涌泉穴;包络,中冲穴。腑井:胆,窍阴穴;胃,厉兑穴;三焦,关冲穴;小肠,少泽穴;大肠,商阳穴;膀胱,至阴穴。以接经络,翌日舍绳络能步几百步,大势皆去。戒之慎言语,节饮食,一年方愈。

丹溪治一人,患滞下,下多亡阴。一夕昏仆,手舒撒,目上视,溲注,汗大泄,喉如曳锯,脉大无伦次。此阴虚阳暴绝也,此症死者居多。盖得之病后酒色。急灸气海穴,气海,脐下一寸半。以续阳气,渐苏,服人参膏数斤而愈。作大虚治。

一肥人中风口喝,手足麻木,左右俱废。作痰治,以贝母、瓜蒌、南星、半夏、陈皮、白术、黄芩、黄连、黄柏、羌活、防风、荆芥、威灵仙、薄桂、甘草、天花粉,好吃面,加白附子,入竹沥、姜汁,更加少酒行经。

一肥人中风,用苍术、南星、酒芩、酒柏、茯苓、木通、升麻、厚朴、甘草、牛膝、红花水煎,先吐后药。

一妇年六十余,手足左瘫,不言而健,有痰。以防风、荆芥、羌活、南星、没药、乳香、木通、茯苓、厚朴、桔梗、甘草、麻黄、全蝎、红花,为末酒下,未效。时春,脉伏而微,又以淡盐汤、韭汁,每早一碗吐之。至五日,仍以白术、甘草、陈皮、茯苓、厚朴、菖蒲,日进二服,吐后必用清补二剂,亦是一法。又以川芎、山栀、豆豉、瓜蒂、绿豆粉、韭汁、盐汤,吐甚快。后以四君子汤服之,又以川归、酒芩、红花、木通、厚朴、鼠粘子、苍术、南星、牛膝、茯苓为末,酒糊丸,服十日后微汗仍以汗解,手足微动而言。作实痰治。

一人中风,口眼歪斜,语言不正,口角涎流,或半身不遂,或全体如是。此因元气虚弱而受外邪,又兼酒色之过也。以人参、防风、麻黄、羌活、升麻、桔梗、石膏、黄芩、荆芥、天麻、南星、薄荷、葛根、赤芍药、杏仁、川归、川芎、白术、细辛、皂角等分,加葱、姜水煎,入竹沥半盏,随灸风市奇俞穴、百会督脉、曲池大肠穴、合绝骨胆穴,绝骨即悬钟穴、环跳胆穴、肩髃大肠穴、三里胃穴等穴,以凿窍疏风,得微汗而愈。亦以汗解。

李真三患中风,半身不遂。羌活愈风汤加天麻、荆芥、僵蚕各一钱而愈。

吴能三患中风卒中,昏不知人,口眼喝斜,半身不遂,痰厥气厥。二陈汤加姜汁炒黄连、天麻、羌活、麦冬、僵蚕、南星、荆芥、独活、姜汁、竹沥。方甚佳。作痰治。

姜晟年五十三岁,好饮酒,湿热。患中风,口喝斜。搜风汤内加姜汁炒黄连、地龙、全蝎各八分,羌活、荆芥各一钱。作湿热治。

邱信年四十三岁,患中风,肚甚疼,口眼喝斜。苏合香丸服之就愈,后加姜汁、竹沥,痉愈。作气治。

徐浦三好色,姜四人有色,患中风,四肢麻木无力,半身不遂。四物汤治风先治血,血生风自灭。加天麻、苦参、黄柏、知母、麦冬、人参、白术、黄芪、僵蚕、全蝎、地龙而愈。

顾京一年三十二岁,患中风,半身不遂,臂如角弓反张。二陈加麦冬、川芎、当归各一钱,天麻、羌活、黄连姜汁炒、黄芩各七分,荆芥、乌药各五分,疏肝气,养肝血,清肝火。数十贴而愈。

邱敏六年三十六岁,患中风,四肢如瘫。此人好色,从幼做买卖,有外事。此风非自外来,由内燥火而卒中也。二陈与四物汤加人参、黄芪、白术、麦冬、姜汁、竹沥,百十贴而愈。

周忠信患中风,头疼如破,清气不上升,言语謇涩。小续命汤加防己、肉桂、黄芩、杏仁去皮尖、芍药、甘草、川芎、麻黄去根节、人参、防风一两半、羌活、大附子炮,去皮脐半两,水三钟,枣二枚,食前煎服。

方延一年三十九岁,患中风,一身俱麻。麻由虚而气不行。乌药顺气散加人参、白术、麦冬、川芎、当归而愈。一则头疼如破，一则一身俱麻，看他用药，俱有分寸。

陶文三年五十六岁，患中风，身如刺疼。四物汤加防风、荆芥、蝉蜕、麦冬、蔓荆子。血虚挟湿。

王从一年四十二岁，十指尽麻木，并面麻。乃气虚症，补中益气汤加木香、附子各五分，愈。又加麦冬、羌活、防风、乌药服之，痊愈。一则一身如刺疼，一则十指尽麻面麻，又如此用药。

汪文富年四十六岁，患中风偏枯，四肢不随，手足挛拳。二陈汤加防风、虎胫骨、当归、杜仲、牛膝、续断、金毛狗脊、巴戟、石斛各一钱。养血暖筋，治法一小变。

言清一年三十七岁，乃匠者，勤于动作，能饮酒，患中风，头目眩晕。二陈汤加防风、羌活、当归、芍药、人参、白术、黄连、熟地姜汁制、川芎、甘蔗汁。

胡清年三十六岁，平日好饮酒，大醉，一时晕倒，手足俱麻痹。用黄芪一两，天麻五钱，甘蔗汁半盏。

时付三患中风，双眼合闭，晕倒不知人，子也不识。四君子汤加竹沥、姜汁二合，愈。

邓士付患中风卒暴，涎流气闭，牙关紧急，眼目俱被损伤。二陈汤加白芷、天南星、甜葶苈、姜汁、竹沥二合，愈。又治痰泻肺法。

金付七患中风，攻注四肢，骨节痛，湿痰流注关节，故痛。遍身麻木，语言謇涩。二陈汤加川芎、羌活、僵蚕、枳壳、麻黄去节、桔梗、乌药服之，愈。又治气法。

徐太一年二十三岁，患中风，一时晕倒，不知人，母也不识。二陈汤加南星、当归、芍药、黄芪、熟地姜汁制。虚而挟痰。

孙文正年六十一岁，患中风，手足瘫痪，痰壅盛，头眩。二陈加南星、姜汁、竹沥服之，愈。痰火。

宗京舍年二十九岁，患中风，四肢麻木，双足难行。二陈汤加当归、人参、麦冬、黄柏、杜仲、牛膝、白术。虚。

何澄患中风，四肢不知痛痒，麻木，乃气虚。大剂四君子汤加天麻、麦冬八分，黄芪、当归身。虚。

穆林年五十四岁，患中风并小肠疝气。二陈汤加吴萸、胡芦巴、小茴香、熟地各一钱。加药妙。

祝橘泉治英国公，病左瘫不语，气上壅。医以为中风，用顺气祛风之剂，弗效。祝曰：此痰火湿热所致。与之清燥化痰，前后饮竹沥数升，愈。

王节斋治一壮年人，年壮可吐。忽得暴疾如中风，口不能言，目不识人，四肢不举。急投苏合香丸，不效。王偶过，闻之，因询其由。曰：适方陪客饮，食后，忽得此症。食闭。遂教以煎生姜淡盐汤，多饮，探吐之，吐出饮食数碗而愈。

虞恒德治一妇，年五十七，身肥白，春初得中风，暴仆不知人事，身僵直，实。口噤不语，喉如曳锯，水饮不能入。六脉浮大弦滑，右甚于左。弦滑为实。以藜芦末一钱，加麝香少许，灌入鼻窍，吐痰一升许，先吐，因水饮不能入，如无此症，小续命为稳。始知人事，身体略能举动。急煎小续命汤,倍麻黄,连进二服,覆以衣被,得汗,渐苏醒,能转侧。但右手足不遂,语言謇涩,后以二陈汤加芎、归、芍药、防风、羌活等药,合竹沥、姜汁,日进二三服。若三四日大便不去则不能言语,脾之脉散舌下。即以东垣导滞丸或润肠丸微利之,则言语复正。如此调理至六十余,得他病而卒。

江陵府节度使进豨莶丸方:臣有弟讲,年三十中风,床枕五年,百药不瘥。有道人钟针者,因睹此患,可饵豨莶丸,必愈。其药多生沃壤,五月间收,洗去土,摘其叶及枝头。九蒸九曝,不必太燥,但取蒸黑为度。杵为末,炼蜜丸梧桐子大,空心温酒米饮下二三十丸。所患忽加,不得忧,至四十服必复如故,五十服当丁壮。奉宣付医院详录。又知益州张咏进表云:臣协换龙兴观,掘得一碑,内说修养气术并药二件,依方差人采觅。其草颇有异,金棱银线,素根紫荄,对节而生,蜀号火枕,茎叶颇同苍耳。谁知至贱之中,乃有殊常之效。臣自吃至百服,眼目精明,即至千服,须发乌黑,筋力轻健,效验多端。臣本州有都押衙罗守一,曾因中风坠马,失音不语,臣与十服,其病立瘥。又僧智严年七十,患偏风,口眼㖞斜,时时吐涎,臣与十服,亦便瘥。今合一百剂,差职员史元奏进。《本草》。

薛己治王进士,因劳役失于调养,忽然昏愦。此元气虚,火妄动,挟痰而作。急令灌童便,童便妙。神思渐爽。更用参、芪各五钱,芎、归各三钱,元参、柴胡、山栀、炙甘草各一钱服之,稍定。察其形倦甚,又以十全大补加五味、麦门冬治之而安。先生得手处在认症确,未到处在不言脉。凡人元气素弱,或因起居失宜,或因饮食劳倦,或因用心太过,致遗精白浊,自汗盗汗,或内热晡热,潮热发热,或口干作渴,喉痛舌裂,或胸乳膨胀,胁肋作痛,或头颈时痛,眩晕目花,或心神不宁,寤而不寐,或小便赤涩,茎中作痛,或便溺余滴,脐腹阴冷,或形容不充,肢体畏寒,或鼻气急促,或更有一切热症,皆是无根虚火,但服前汤,固其根本,琇按:无外感者可遵其法。诸证自息,若攻其风热则误矣。

艾郭武牙关紧,左体瘫,不能言,口眼牵动,神昏欲绝。六脉沉细而涩,乃中寒湿所致,非中风也。即以姜汁调白末子白末子即胆星、白附子、乌头三味,灌入半盏,吐痰四五口。又磨至宝丹灌之,又吐痰数口,气得通,张眼四顾,惊号大哭,片时复昏不语。继以五积散加木香、南星、附子、白术、茯苓,自当日午至来早服药四盏,患人方苏,三日后大便洞利三行,皆是痰积。又与虎骨酒服之,瘥愈。

一男子卒中,口眼㖞斜,不能言语,遇风寒四肢拘急。脉浮而紧,此手足阳明经虚,风寒所乘。用秦艽升麻汤治之,随脉用药,稍愈,乃以补中益气加山栀而瘥。若口暗不能言,足痿不能行,属肾气虚弱,名曰痱症,宜用地黄饮子治之。然此症皆由将息失宜,肾水不足,而心火暴盛,痰滞于胸也。轻者自苏,重者必死。

一男子体肥善饮,舌本强硬,语言不清,口眼㖞斜,痰气涌盛,肢体不遂。薛以为脾虚湿热,用六君加煨葛根、山栀、神曲而瘥。

一人年六十余,素善饮,两臂作痛,恪服祛风治痿之药,更加麻木发热,体软痰涌,腿膝拘痛,口噤语涩,头目晕重,口角流涎,身如虫行,搔起白屑。薛曰:臂麻体软,脾无用也;痰涎自出,脾不能摄也;口斜语涩,脾气伤也;头目晕重,脾气不能升也;痒起白屑,脾气不能营也。遂用补中益气加神曲、半夏、茯苓三十余剂,诸症悉退。又用参、术煎膏,治之而愈。

顾宪幕饮食起居失宜,左半身并手不遂,汗出神昏,痰涎上涌。用参、芪大补之剂,汗止而神思渐清,颇能步履。后不守禁,左腿自膝至足肿胀甚大,重坠如石,痛不能忍,其痰甚多。肝脾肾脉洪大而数,重按则软涩。朝用补中益气加黄柏、知母、麦门、五味,煎送地黄丸,晚用地黄丸料加黄柏、知母,数剂诸症悉退,但自弛禁,不能痊愈耳。

一男子时疮愈后,遍身作痛。服愈风丹,半身不遂,痰涎上涌,夜间痛甚。薛作风客淫气,治以地黄丸而愈。风客淫气,精乃亡,邪伤肝也。补肾即补肝。

一老妇两臂不遂,语言謇涩,服祛风之药,筋挛骨痛。此风药亏损肝血,益增其病也。薛用八珍汤补其气血,用地黄丸补其肾水,佐以愈风丹而愈。

一妇人因怒吐痰,胸满作痛。服四物、二陈、芩、连、枳壳之类,不应。更加祛风之剂,半身不遂,筋渐挛缩,四肢痿软,日晡益甚,内热口干,形体倦怠。薛以为郁怒伤肝脾,气血复损而然,遂用逍遥散、补中益气汤、六味地黄丸调治,喜其谨疾,年余愈。

一妇人脾胃虚弱,饮食素少,忽痰涌气喘,头摇目劄,手扬足掷,难以候脉。观其面色,黄中见青,此肝木乘脾土。用六君加升麻、柴胡治之而苏,更以补中益气加半夏调理而痊。

一妇人怀抱郁结,筋挛骨痛,喉间似有一核。此症甚多。服乌药顺气散等药,口眼㖞斜,臂难伸举,痰涎愈甚,内热晡热,食少体倦。薛以为郁火伤脾,血燥生风所致,用加味归脾汤二十余剂,形体渐健,饮食渐加。又服加味逍遥散十余剂,痰热少退,喉核少利。更用升阳益胃汤数剂,诸症渐愈,但臂小能伸,此肝经血少,用地黄丸而愈。药剂多寡,其法妙妙。

车驾王用之卒中昏愦,口眼㖞斜,痰气上涌,咽喉有声。六脉沉伏中阴,此真气虚而风邪所乘。以三生饮一两加人参一两,煎服,即苏。若遗尿手撒,口开鼾睡,为不治,用前药亦有得生者。夫前饮乃行经络治寒痰之药,有斩关夺旗之功,每服必用人参两许,驾驱其邪而补助真气,否则不惟无益,适足以取败矣。

观先哲用芪附、参附等汤,其义可见。

《曾公谈录》曰:荆芥穗为末,以酒调下二三钱,凡中风者,服之立愈,前后甚验。是时顺儿疾已革,以酒滴水中调服之,立定,真再生也。

江篁南治休宁临塘范本济邑尹之内,年五十余,夜间卒然晕倒在灶前,口眼㖞斜,口角涎流,初不知人,少间略省,面前要火燠灼。乃以南星、半夏、陈皮、川芎、枳壳、僵蚕、天麻、参、芪、甘草等药,至夜半汗出不止,复昏晕甚,手足抽掣,乃以人参八钱,黄芪五钱,防风一钱,附子七分与之,作二三次服,逾时吐出药少许,并渣饮之,不吐,汗收敛,次早颇能言,右手能动举,苦头痛及遍身痛。以人参四钱,白术、陈皮、归、芎、南星各一钱,半夏一钱半,白芷七分,荆穗、秦艽、蔓荆子各五分,甘草三分,加竹沥、姜汁。夜半因恼怒复晕移时,至次早头痛未解,要人以手按痛处,稍安,时时欲人执持两手,以人参二钱,半夏一钱五分,白术、归、芎、南星、陈皮、白芷、荆穗、甘草各一钱,细辛二分,是日头痛稍减,晚间复服一剂。续加天麻、蔓荆子之类出入调治,一月而愈。

江应宿治淮商朱枫野,年五十二岁,患中风月余。逆予诊视,六脉滑数弦长,重按无力,口角涎流,言语謇涩,饮食作呕,此七情内伤,热胜风动之症。调以六君、秦艽、天麻、芩、连、瓜蒌、姜汁、竹沥,补以六味丸,风热渐退,手能作字。家眷远来,以为饮食少,欲求速效,请京口一医,投十六味流气饮,继进滚痰三钱。予曰:必死是药矣。预煎人参一两,候至夜分,果大泻神脱,厥去不知人。予自持参汤灌之,复苏。予遂辞归白下,越旬日而讣音至。惜哉!此商而儒行者,本虚病,误投下药,是犯虚虚之戒。

休宁程少溪,贾秣陵城,年四十八岁,三月初旬往茅山进香,衣着单薄,中途遇雨,衣被尽濡,止宿旅舍,带湿睡卧,回入城,患中风,左手足不遂,口眼㖞斜,言语謇涩,面肿流涎,口开眼合手撒,喉如曳锯,汗出如油,呃逆不定,昏愦,头痛如破,烦躁不宁。诸医环视,议作风痰,投以二陈加枳实、瓜蒌、芩、连、胆星,三四日殊无退症。逆予诊视,六脉浮大弦滑,重按豁然,右大于左一倍,此平时酒色过度,兼之外感风邪,脏腑俱受病,而阳明经居多。投白虎加小续命汤,《明医杂著》白虎配附子理中,此以白虎合小续命,二法俱妙。一匕而呃逆止,口闭涎收,再二剂眼开,呼吸和而诸症递减,脉始敛,两手停匀,已逾险处。予有事暂回,一二辈流言病症虽减,人参、附子乃劫药,若多服恐留热毒在中,遂易医,仍服二陈加寒凉二十余剂,顿然如旧,反加鼻疮,目眦赤烂,胸乳胀痛,烦躁益盛。复召予诊视,皆虚热无根之火,乃用六味丸料加参、附、麦门冬、五味、元参、知母,二服安然,头痛除而虚热减。谤又至,云参、芪必不可服,病家疑,固不肯用。予固辞:既不用参,吾无奇术矣。然二陈、芩、连,虽不去病,亦无伤也,但不可轻用下痰峻利丸散,不补正气,必成瘫痪,可延岁月耳。遂归不复往。

宿按:中风有真中、类中之不同,世人因名而迷其实。昔人主乎风,河间主火,东垣主气,丹溪主湿,未尝外风而言,但云致病之因,岂可偏废?昔人主风者,乃外感之风邪,为真中风以立名;三子曰火曰气曰湿,乃挟内伤,为类中,本气所自病也。名同而实异。经曰:苍天之气,清静则志意治,顺则阳气固,虽有大风苛毒,弗能害也。是故邪之所凑,其气必虚。夫人年逾四旬,阳明脉衰于上,面焦发白,阴气衰于下,将息失宜,肾水虚衰,心火暴盛无制,而成天地不交之否。加之七情悒郁,忧思忿怒,伤其气者,多有此症。气虚卒倒曰气厥、卒厥、尸厥、寒厥、风痱、风懿、中湿,即中气之阴症,虚病脉必沉伏缓弱,身凉,少痰涎,手足不偏废,治宜豁痰开郁,先以苏合丸,次以二陈、四君,调以补中益气,加桂、附扶虚,行气则风从气运而散。有风热痰火,曰痰厥、食厥、热厥、暑风、漏风,即中气之阳症,内实脉必弦数,或洪大弦滑有力,可从子和三法,所谓热胜风动之症,调以通圣辛凉,补血滋阴,润肝缓气,风热自退。若年高虚热者,脉虽弦数而虚弱无力,又忌汗吐,调从丹溪,二陈加芩、连、羌、防、瓜蒌、姜汁、竹沥。若真中风邪,东垣中经、中血脉、中腑、中脏,外有六经形症,偏枯痿易,瘫痪不随,脉必浮弦紧盛。中腑者多着四肢,中脏者多滞九窍。中腑者,以小续命汤随六经加减,通经发散;入脏则内有便溺之阻,轻则导滞丸、麻仁丸,重则三化汤,通其壅塞。或外无六经之证,内无便溺之阻,肢不能举,口不能言,此中经也,宜大秦艽汤补血以养筋。以上三中,诸般种种,轻重不同,岂可不审寒热虚实,内外有无伤感所挟,真中类中,混同施治,概以二陈、芩、连损真之剂,专治痰火,鲜不败事。表而出之,以俟知者。

孙斗华赴试南都,六月初旬梦遗畏寒惊惧,重裘厚被,取汗过多,身热,六脉滑数无力。与清暑益气汤,误。次日舌强,语言不清,如癫,目瞪不识人,琇按:汗过多,身热阳盛也,又以风药气药鼓火上行,故见症如是。与人参白虎汤加胆星、僵蚕、秦艽、天麻、姜汁、竹沥,渐愈。数日后舌心黑如墨,与黄连解毒汤、凉膈散、泻心汤,不退,与犀角地黄汤而愈。此暑风类中。若舌心黑而投参、附或大黄,俱不救,当思解毒。

按语　江瓘《名医类案》既是明代及以前著名医家临床经验的总结,也是中医基础理论和临床实践密切结合的成果,《名医类案·中风》的主要临床特色如下:

1. 重视中风先兆期的辨识和治疗

重视中风先兆期的辨识,如十指尽麻木、并面麻案,头目眩晕案,两臂作痛案,四肢麻木、双足难行案,一时晕倒、手足俱麻痹案,四肢不知痛痒、麻木案,均可作为中风先兆表现,其病机或为虚而气不行,或气虚,或风痰,或兼而有之等,当及时对症治疗,或益气血,或祛风化痰通络,或顺气活血,或兼而用之等。

2. 细心体验中风的临床全过程

中风治疗应把握临床全过程,中风或由临床误治而致,或为中风误治出现变证,也需根据中风病情不同阶段及其病机症候变化遣方用药。

3. 强调辨证施治

辨真中风与非真中风,辨阴中阳中,辨中脏中腑,辨肝脾心肾;辨标本经络,药之气味厚薄,察病之源,用药之宜;病机注重风热痰火,寒热虚实,湿热及虚火实火燥火;治疗当据病机变化,或治风先治血、血生风自灭,或疏肝气、养肝血、清肝火,或顺风化痰,或祛风通络,或泻肺,或清热化湿、搜风通络,或兼而用之。但仍不忽略外风引动内风的发病机制,温散祛风仍可适时运用,并注重调理气血。

4. 注重多种治法优化组合

汤、散、丸、丹、灸、针、刺,薰蒸、熨之吐等多种治法的优化组合,有助于临床疗效的提高。

第六节　余午亭医论医案

余午亭(约 1516~1601 年),名淙,新安歙县富山人,明代嘉靖、万历年间著名新安医家。

余午亭自幼攻读儒学,熟读经史,为邑之秀才,后弃儒习医,学医于其堂兄余傅山,精研《黄帝内经》《难经》,融合东垣、丹溪之道,斟酌历代前贤之说。正如其曾孙余士冕所谓:"自轩岐以下,及百家之编皆潜心研究……参同考异,万派汇宗,投人匕剂,无不桴鼓相应。"余午亭行医数十载,所存活者,奚啻万计,凡沉疴经手,治无不立愈者,医名远噪,被后世尊为"新安余氏医学"之鼻祖。以为"百家之言,殊多则繁,寡约则漏",爰取古人不易之论,纯正之方,核于经旨,而确乎无疑者,汇成一编,名曰《诸症析疑》。全书四卷,共载66症,875方,并附医案医论若干则。该书论理详而有要,选方博而不杂,宗古而不泥,可代表其临证主要观点。曾孙余士冕为之校订,沿移至八世孙余昭龄于清朝乾隆年间付梓刊行。余午亭尚有《余午亭医案》《医宗脉要》等著作,但均已散佚。

中风论

经曰:风者,百病之始也。清净则肉腠闭拒,虽有大风苛毒,弗之能害,譬之十人遇风,而一人独病,岂其风之有异耶? 唯夫人之正气自伤而后,邪害空窍。然风一症也,而经言风症种种各别,此则所感之浅深,抑所感之因有不同耳。至若中风,则又症之重剧者,多见于年老气衰之人,少壮者未之有也。肥人中者,亦多有之,以其外有余而内不足也。李士材曰:肥人气居于表,中气必虚,土不生金,金气转薄,肝无所畏,风木乃淫,复来乘土,中气益败,乘其中虚,外邪袭之。凡中风之症,卒然倒仆,昏不知人,或口眼歪斜,手足瘫痪,或半身不遂、舌强不语。风邪既盛,气必上壅,痰随气上,停留闭塞,昏乱卒倒,皆痰因风邪鼓动而作也。脏腑虽皆有风,而犯肝经为多,盖肝主筋,属木,风易入之。肝受风则筋缓不荣,所以有歪斜不遂、瘫痪舌强等症。治之之法,初得之即当开痰理气,所谓善治风者,以气理风,气顺则痰消,徐理其风。及其久也,又当养血活血,所谓治风先治血,血行风自灭。若不先顺气,遽用乌、附,又不活血,徒用防风、天麻、羌活等味,吾未见其能治也。中风有中腑、中脏、中经之不同。中腑者,多着四肢,故面加五色,有表证,脉浮而恶风寒,四肢拘急不仁,现六经形症,或中身之前,或身之后,或身之侧,皆中腑也。中脏者,多滞九窍,故唇缓、失音、鼻塞、耳聋、目瞀、二便闭,皆中脏也。中腑者,用加减小续命汤发其表,调以通圣辛凉之剂。中脏者,用三化汤通其滞,调以十全夫补之剂。脏腑兼见者,药必兼用,先表而后通之也。其或外无六经之形病,内无便溺之阻隔,但肢不能举、口不能言,此邪中于经也,宜大秦艽汤补血养筋,或二陈汤加清热养血药。中腑者易治,宜汗之,亦不可过汗损其卫气。中脏者难治,宜下,亦不可过下损其营气。中经者,有汗下之戒,只宜养血通气。中脏而见痰涎昏冒、牙关紧闭、两手握固,此为闭塞之候,即用苏合香丸、三生饮、活命丹之类开之,如见口开、手撒、眼合、遗尿、鼻如鼾睡、汗出如珠、吐沫、直视等症,即为脱绝之候。黑色出于庭,大如拇指,必不病而猝死。若苏合、牛黄之类,是速之危也。宜大剂理中,或灸脐下,此治寒症也,若虚而无寒者,慎之。十可救一。大抵真中者少,类中者多,所治亦有不同,河间主火,东垣主气,丹溪主热与痰。僵仆卒倒,此气虚也,治宜六君子加竹沥、姜汁。痰涩壅盛，偏枯、口噤、筋急拘挛、筋反纵、脉数，此火也。在表，通以防风通圣散；在上，凉膈散。喻氏云：内蕴之热自薄，脾湿为痰，久久阻塞窍隧，而卫气不固，外风易入，加以房劳不节，精气内虚，与风相召，则又杂合而成其症。口眼歪，半身不遂，涎多不语，此痰症也，宜二陈、导痰等汤。外感内伤，当辨轻重。重于外感者，先驱外邪，而后补中气，以散风药为君，以补损药为臣使。重于内伤者，先补中气，而后驱外邪，以滋补正药为君，以散邪药为臣使。其心火暴盛，痰涎壅塞，并无风邪，而歪斜不遂等症悉具者，治宜清热、化痰、养血、顺气，一用风药，祸不旋踵。半身不遂，大率多痰中于左，属死血少血，宜四物汤，加桃仁、红花、竹沥、姜汁。初中卒倒，不省人事，急掐人中，提头顶发。口噤不能进药，急以生半夏为末，吹入鼻中，或以皂角、细辛为末，吹入鼻中，有嚏者生；无嚏者肺绝，死。痰涎壅盛，口眼㖞斜，舌强不语，皆用吐法，一吐不愈，再吐。轻用瓜蒂末一钱；重用稀涎散，加藜芦五分，入麝香少许，以鹅毛探吐。惟年老虚弱者，不可轻吐，气虚卒倒不可吐。凡中风症，虽有痰涎，犹能进汤水者，先进苏合香丸通窍，随进顺气散。凡小便不利者，不可利小便，热退自利。诸中，或已苏，或未苏，忽然吐出红紫血者，死。凡中症见口开心绝，手撒脾绝，眼合肝绝，遗尿肾绝，吐沫、直视、喉如鼾睡肺绝，肉脱、筋痛、发直、摇头、上窜面赤如妆、汗缀如珠，五脏之气已绝，不治之症也。但止见一症，犹或可治。

脉 法

脉微而数，中风使然，或脉见沉伏者，或脉随气奔，指下洪盛者。浮大为风，浮迟为寒，浮数为热，亦为风，洪大为火。微而数、浮细而紧、沉而迟，为中气。或浮而滑、沉而滑、微而滑者，皆虚而挟痰。大略浮迟者吉，坚大急疾者危。寸脉有、尺脉无者，当吐不吐者，死。尺脉盛、寸脉无者，当下不下者，死。更当察时月气候及其人之内外虚实相参而治，不可执一也。

《千金方》云：中风有四。一曰偏枯，半身不遂；二曰风痱，于身无痛，四肢不收；三曰风懿，奄忽不知人；四曰风痹，诸痹类风状。

《元戎》云：酒湿之为病，亦能作痹症，口眼歪斜，半身不遂，浑是中风。舌强不正，当泻湿毒，不可作风病治，而汗之也。

四肢不举有虚实，俗名瘫痪，谓土太过，则令人四肢不举，此膏粱之疾，非肝肾经虚即经言肥贵人则多膏粱之疾也，宜泻以三化汤化痰、化滞、化风也，调胃承气汤之类。若脾虚，亦令人四肢不举，宜补以十全散、加减四物汤，去邪留正，不可一概施治。《发明》云：有本气病，非外来风邪，气衰时为七情所伤，多有此病。若肥人形盛气衰，亦有是疾。治法当和脏腑，通经络，即是治风。然亦贼风袭虚伤之者，治当分轻重，在经、在腑，在脏之异。

附中气症

许学士云：暴怒伤阴，暴喜伤阳，忧愁不已，气多厥逆。往往得此疾，便觉涎潮昏塞，牙关紧急，脉伏身寒，此名中气，若中风则身温为异耳，不可作中风治。宜用苏合香丸，续用乌药顺气散,或八味顺气散。

附中寒症

中寒之症,亦卒然眩晕,口噤不语,身体强直,四肢战掉,洒洒恶寒,身冷无汗,此寒毒所中也。治以苏合香丸,姜汤调服;或五积散;重则姜附汤。若人渐苏稍能言,再审其别有何症,即从症参酌治之。

附胃风症

丹溪云:胃风为病,初饮食饫,乘风凉而致其症,饮食不下,形瘦腹大,恶风,头多汗,隔塞不通,右关脉弦而缓、稍浮,胃风汤主之。

附真中类中论

花溪老人云:中风者,气体先虚,必有风邪真中,然后见有暴仆暴暗,口眼㖞斜,手足不举,言语謇涩,甚者人事不省等症。若无风邪,岂有此等症耶! 又云:无真中、类中之分。是论也,尤见理,未真之过也。按中风者,气体先虚,而后风邪中之者,理也。所谓"邪之所凑,其气必虚"是也。但予尝见有人心火暴盛,痰涎壅塞,无外风邪杂于其中,而前症悉见,随用清热化痰、养血顺气之剂而愈。此即东垣所谓"本气自病",河间谓其"将息失宜,心火暴盛",丹溪谓其"湿热相生",此三者类乎中风而实非风也,一用风药,祸不旋踵。安得不指出此症细言之,使后学者知之乎! 斯类中之说所繇起也,故此症另列一条,而不杂于中风之内,如昔人谓四症似伤寒,而不列入伤寒条内,则明白而易知。若谓老人无类中,皆真中,恐使后人临症不明,反增人病,辨之奚容已乎! 其言标本缓急之论,较量攻补之宜,则至善两不可没,大有功于后学也。

附中恶症

丹溪云:俗云中恶者,谓冲升邪恶鬼祟而为病也,盖气血先亏所致。夫气血者,心之神也,神既衰之,邪因而入,理或有之。又:气血两虚,痰塞心胸,妨碍升降,不得运行,以致十二官各失其职,是听言动皆为虚,妄以邪治之则死。

秪星海云:一中恶症,因至寺忽卒倒,不省人事,四肢厥冷,喜其两脉微沉未绝,寺僧觅沉、檀、牙香煎汤灌入,须臾吐痰汗出而愈。盖体弱之人感异气所致,诸香通气之品,气通则痰行,又能辟邪,故用之效也。一名尸厥。

《经疏》云:中恶,腹中疞痛,属胃气虚,恶气客之所致。疞音绞。忌骤补　酸敛

宜辟恶气　通畅肠胃气　辛散

苏合香　檀香　龙脑香　麝香　牛黄　丹砂　雄黄　藿香　陈皮　石菖蒲木香　沉香

白蔻

南岳夫人治中恶,用齐州半夏,研末,如豆大,吹入鼻中,出嚏即活,卒然眩仆、九窍流血者多不治。

宜服童便　盐汤　竹沥　兰汁　梨汁　犀角汁

中风诸方

小续命汤

麻黄　人参　白芍　附子　黄芩　防己　桂枝　川芎　杏仁　甘草各七分　防风一钱

六经加减:

太阳中风,无汗恶寒,加麻黄,防风,杏仁一倍。名麻黄续命汤。

太阳中风,有汗恶风,加桂枝、白芍一倍。名桂枝续命汤。

阳明中风,无汗身热不恶寒,加石膏、知母,倍甘草。名白虎续命汤。

阳明中风,有汗身热不恶寒,加葛根,倍桂、芩。名葛根续命汤。

太阴中风,无汗身凉,加干姜,倍附子、甘草。名附子续命汤。

少阴中风,有汗无热,加桂枝、附子一倍。名桂附续命汤。

中风六经,混淆系之于少阳、厥阴,或肢节挛痛,或麻木不仁,宜羌活、连翘续命主之。

三化汤　治中脏,内有便溺之阻隔。

厚朴　大黄　枳实　羌活各等份

以利为度。

防风通圣散　治中风,风壅表里,三焦皆实,及诸风等症。

防风　川芎　当归　白芍　大黄　芒硝　连翘　薄荷　麻黄各四分　石膏　桔梗　黄芩各八分　滑石一钱四分　白术　栀子　荆芥各二分

加姜三片,水煎温服。

吴氏云:防风、麻黄,解表药也,风热之在皮肤者,得之由汗而泄。荆芥、薄荷,清上药也,风热之在巅顶,得之由鼻而泄。大黄、芒硝,通利药也,风热之在肠胃者,得之由后而泄。滑石、栀子,水导药也,风热之在决渎者,得之由溺而泄。风淫于鬲,肺胃受邪,石膏、桔梗,清肺胃也。而连翘、黄芩所以祛诸经之游火。风之为患,肝木主之,川芎、当归、白芍和肝血也。而甘草、白术所以和胃气而健脾。刘守真善治火,此方之旨,详且悉哉!

十全大补汤

人参　黄芪　甘草　茯苓　熟地　当归　白术　白芍　肉桂　川芎　姜　枣

大秦艽汤　治中经,外无六经形症,内无便溺之阻隔,血弱不能养筋,故手足不能运动,舌强不能言语,宜养血而筋自荣。

秦艽　甘草　川芎　白芍　当归　细辛　羌活　防风　白芷　生地　白术熟地　黄芩

各八分　石膏　茯苓　独活各一钱

春夏加知母;天阴加姜;心下痞满加枳实一钱。

盖中风,虚邪也,留而不去,其病则实,故用驱风养血之剂兼而治之。用秦艽为君者,以其主宰一身之风。石膏以祛胃中总司之火,羌活去太阳百节之风痛,防风为诸风之军卒。三阳数变之风邪责之细辛,三阴内淫之风湿责之苓、术。祛厥阴之风则有川芎,祛阳明之风则有白芷。风热干乎气,凉以生地。独活疗风湿在足少阴,甘草缓风邪上逆于肺。而当归、芍药、熟地者,所以养血于疏风之后,一以济风药之燥,一使手得血能握,足得血而能步也。

二陈汤　理一身之气,疗一身之痰。欲其下行,加引下药防己、黄柏、木通;欲其上行,加引上药柴胡、升麻、防风。

陈皮　茯苓　半夏　甘草　姜

六君子汤　益气补脾和中。

人参　白术　陈皮　半夏　茯苓各一钱　甘草三分　姜

凉膈散　治胸膈中与六经热(心火上盛,膈热有余,二便淋闭,胃热发斑)。

连翘　栀子　薄荷　黄芩　芒硝各五分　生甘草一钱五分　大黄五分

喻氏云:中风症,大势风水合君相二火主病,最多膈热之症,古方用凉膈散俱多。如转舌膏,用凉膈散加菖蒲、远志。如活命金丹,用凉膈散加青黛、兰根。盖风火之势上炎,胸膈正燎原之地,所以清心宁神、转舌活命之功居多,不可以宣通肠胃之法轻訾之也。

东垣加减凉膈散

前方去芒硝、黄芩,加桔梗、淡竹叶各八分。同为舟楫之剂,浮而上之,治胸膈中与六经热。以其手足少阳之气俱下胸膈中,三焦之气同相火游行于身之表。膈于六经,乃至高之分,此药浮载,亦至高之剂,故能于无形之中,随高而走,去胸中及六经之热也。

重症用前方,轻症用后方。

导痰汤　开导痰气。

半夏二钱　茯苓　陈皮　甘草　南星　枳壳各一钱　姜

如久嗽燥热者,加五味子九粒,杏仁泥五分。

四物汤　补血要药。

当归　川芎　白芍　地黄各一钱五分

朱丹溪曰:半身不遂,在左者属瘀血。宜此方加桃仁、红花、竹沥、姜汁治之。芎、归、芍、地,生血药也,新血生则瘀血滑而易去。桃仁、红花,消瘀血也,瘀血去则新血清而易生。加竹沥、姜汁者,以痰之为物,靡所不之,故以姜、竹而驱之。

四君子汤

白术　茯苓各二钱　人参五分　炙甘草八分

朱丹溪曰:半身不遂,在右者属气虚。以本方加竹沥、姜汁主之。气虚者补之,故用参、苓、甘、术,谓其甘平,有冲和之德,而无克伐之性也。竹沥行痰,姜汁又行竹沥之滞,并成伐痰之功,所以为君子冲和之意也。

八物汤 气血两虚。

当归 川芎 白芍 地黄 白术 茯苓 人参 甘草

稀涎散 治中风痰涎壅盛,口眼㖞斜,隔塞不通等症。

白明矾一两,半生半枯 猪牙皂角四荚,去皮炙黄

上为细末,每进一二钱,温水调下,以吐为度。

凡吐中风之痰,使咽喉疏通,能进汤液便止。若尽攻其痰,则无液以养筋,能令人挛急偏枯,此大戒也。

汪石山云:中风口眼㖞斜,乃风痰壅塞于经隧所致。故以猪牙皂角通经隧,佐明矾以豁风痰。

清阳在上,浊阴在下,是天冠地履,先暴仆也。若浊邪风涌而上,则清阳失位而倒置矣,故令暴仆。所以痰涎壅塞者,风盛气涌而然也。经曰:病发不足,标而本之,先治其标,后理其本。故不与疏风补虚,而先为之吐其涎沫。白矾味寒而苦,寒能软顽痰而吐涎沫。皂角之味辛咸,辛能利气窍,咸能去污垢。名曰稀涎,固夺门之兵也。

瓜蒂散 一名独圣散。治中风隔实痰盛,及诸痫痰饮壅溢等症。

甜瓜蒂一两,炒黄色,为细末,每服五分,或服一钱,量人虚实,用酸虀汁调下,以吐为度。吐后宜服降火之药、利气安神定志之药。

通顶散 治中风、中气,昏愦不知人事,即用吹鼻,即苏。

藜芦 生甘草 川芎 人参 细辛各一钱 石膏五钱

上为末,吹入鼻中,就提头顶发,立苏。有嚏者生。

中风不省人事,病则急矣;平药与之不能开其壅塞,故用藜芦。人参、细辛相反者,使其相反而相用也。肺苦气上逆,用石膏以坠之,甘草味甘平以缓之,川芎之用,取其清气利窍而已也。

改容膏 治中风口眼㖞斜。

蓖麻子一两 冰片二分

共捣为膏,寒月加干姜一钱。

如歪在左,以此膏敷于右;如歪在右,即敷于左。

苏合香丸 治初中,喉中痰塞,水饮难通。

沉香 青木香 乌犀角 香附 白檀香 丁香 朱砂 麝香 诃黎勒 安息香 苏合香 薰陆香 荜拨 白术 龙脑各一两

非香窜不能开窍,故集诸香以利窍;非辛热不能通塞,故用诸辛为佐使。犀角虽凉而不滞,诃黎虽涩而生津。世人施用此方,于初中之时每每取效。丹溪谓,辛香走散真气。又谓:

脑麝能引风邪入骨,如油入面,医者暂用之以救急,慎毋令人多服也。

藿香正气散 治四时不正之气,憎寒壮热。

大腹皮 茯苓 白芷 紫苏各一两 陈皮 桔梗 白术 半夏曲 厚朴 甘草各二两 藿香三两 姜 枣

上药每服六钱。

乌药顺气散 治中风、中气,遍身麻痹,语言謇涩,口眼㖞斜,喉中气急有痰。

麻黄 陈皮 乌药 白芷 桔梗 炙甘草各一两 枳壳二两 川芎 干姜 白僵蚕各五钱

上咀片,每服三钱。姜三片、枣二枚煎服。

遍身麻痹,表气不顺也,故治以芎、麻。语言謇涩,里气不顺也,治以乌药、陈、枳。口眼㖞斜,面部之气不顺也,故治以白芷、僵蚕。喉中气急,甘草可缓;肺气上逆,桔梗可下;痰之为物,寒则凝滞,热则流行,佐以干姜行其滞也。此治标之剂,惟邪实初病者用也。或人谓不当用白芷,讵知白芷香而燥,正和营卫之善药也。

八味顺气散 治正气虚、痰涎盛。

白术 茯苓 青皮各一钱 白芷 陈皮 乌药各八分 人参二钱 甘草五分

中风因中气不足,运动失常,以致津液凝聚成痰,阻塞经隧,宜补中气为主,行气为标。经曰:邪之所凑,其气必虚,故以四君子补气。加治痰之味,利气为先,故用青皮、白芷、乌药、陈皮以顺气,气顺则痰行而无壅滞之患,此标本兼施之治也。

胃风汤 胃风为病,初饮食怆乘风凉而散。其症食饮不下,形瘦腹大,恶风、头多汗,膈塞不通,右关脉弦缓而浮。

人参 茯苓 川芎 当归 桂心 白术 白芍各等份

入粟米一小撮,煎服。

如腹痛加木香五分。

清热顺气汤 治类中。

当归 黄连 知母 黄芩 陈皮 香附 乌药各七分 赤苓七分 枳壳五分 胆星八分 甘草四分 半夏 贝母各一钱 姜

痰涎盛者加白僵蚕七分、白附子八分、全蝎六分。

愈风汤 凡中风服之立愈。疗产后中风,口噤,手足瘛疭如角弓状。亦治血晕,四肢强直。

荆芥炒为末,每服三钱,豆淋酒调下,童便调服亦可。

又方 治妇人产后中风,口吐涎,手足瘛疭。

当归 荆芥炒为末,每服五钱,水七分,酒三分同煎,灌下咽即醒。

三生饮 治卒中风,昏不知人,口眼㖞斜,半身不遂,并痰厥、气厥,痰气上壅,咽喉有声,六脉沉伏。

南星一两,生用　川乌去皮生用　附子去皮生用,各五钱　木香二钱七分

上药,每服五钱,水二盏,姜十片,煎八分。

薛立斋云:前饮乃行经络、治寒痰之药,有斩关夺旗之功。每服一两,加人参两许,驾驭其邪而补助其气。否则不惟无益,适足以取败。先哲参附、芪附等汤其意可见。若遗尿、手撒、口开、鼾睡为不治,用前亦有得生者。

姜附汤　治中寒昏倒,大便自利。

干姜　制附子各等份

附子麻黄汤　治中寒昏倒,口眼㖞僻。

麻黄　白术　人参　炙草　附子　干姜各等份

五积散　治中寒。

白芷　茯苓　半夏　当归　川芎　甘草　肉桂　白芍　枳壳　麻黄　陈皮　桔梗　厚朴　干姜　苍术　葱白　姜

附子理中汤

干姜炒　白术　人参　附子　甘草炙

清阳汤　治口眼㖞斜,颊腮紧急,胃中火盛,汗不出,小便数。

黄芪　归身　升麻各二钱　甘草炙　红花　黄柏各一钱　苏木　桂枝　甘草各五分葛根一钱五分

秦艽升麻汤　治口眼㖞斜,四肢拘急,恶风寒。

升麻　葛根　白芍　防风　秦艽　炙甘草各三钱　白芷二钱　桂枝一钱　人参五钱

每服一两,葱白三茎,用水二盏,煎作一盏服。

涤痰汤　治中风痰迷心窍,舌强不语。

南星姜汁制　半夏各二钱,汤洗七次　枳实微炒　橘红各一钱二分　菖蒲八分　人参八分　竹茹六分甘草二分　茯苓一钱　生姜

地黄饮子　治舌瘖不能言语,足废不能行,肾虚气厥不至舌下。

熟地　巴戟　萸肉　石斛　附子　茯苓　麦冬　肉桂　肉苁蓉　五味子　石菖蒲　远志　薄荷七叶　姜　枣

喻氏云:肾气厥,不至舌下,乃脏真之气不上荣于舌本耳。至其浊阴之气,必横逆于喉舌之间,吞咯维艰,昏迷特甚,又非如不言之症可以缓治。方内用肉桂、附、巴、苁蓉为驱逐浊阴而设。用方者,不可执己见而轻去之也。

星番汤　治中风痰盛,服热药不得者。

南星四钱　木香五分　姜十片

南星燥痰之品也,惟体肥痰盛者,可以此燥之。入于牛胆者,制其燥也。佐以木香,利痰气也。

豨莶丸 治中风口眼㖞斜,时吐涎沫,语言謇涩,手足缓弱。

豨莶草一味

五月五日、六月六日采叶洗净,不拘多寡,九蒸九晒,每蒸用酒、蜜洒之,蒸一饭顷,晒干为末,炼蜜丸如梧子大。每服百丸,空心温酒送下。

又方 每豨莶草一斤 加四物料各半两 川乌一钱五分 羌活 防风各二钱

骨节疼痛,壅痰也。壅者喜通,此品味辛苦而寒,以九蒸九晒者,则苦寒之浊味皆去而气自轻清矣。轻可去实,盖轻清则无窍不入,故能透骨祛风,劲健骨节。

喻氏云:豨者猪也,其畜属亥,乃风木所生之始,故取用者叶以治风耳。

取龟尿法 置龟于新荷叶上,以猪鬃放鼻内戳之立出。以尿少许点于中风不语人之舌上,神效。

虎胫骨酒 治中风偏枯不遂,一切诸风挛拳。

石斛去根 石楠叶 虎胫骨酥 当归 杜仲炒 茵芋叶 牛膝 川芎 续断 金毛狗脊燎去毛 巴戟去心,各一两

酒十壶,渍十日,每热服一碗。

活命金丹 治中风不语,半身不遂,肢节顽痹,痰涎上潮,咽喉不利,饮食不下,牙关紧急,口噤,及解一切酒毒、药毒,二便不通,气闭面赤,汗后余热不退。

贯仲 甘草 板蓝根 干葛 甜硝各一两 川大黄一两五钱 牛黄 薄荷 珠子粉 犀角各五钱 辰砂 龙脑各二钱,研 麝香 肉桂 青黛各三钱

上为末,蜜水浸,蒸饼,每两作十丸,朱砂为衣,用金箔包裹,腊月修合,瓷器收贮。如疗风毒,清茶化下,解毒药用新汲水化下。

至宝丹 治卒中不语,中恶气绝,疫毒瘴毒,及诸物毒蛊毒,恶血攻心,烦躁、气喘、吐逆,难产闷乱,死胎不下,并用童便、姜汁磨服。又疗心肺积热,呕吐,邪气攻心,大肠风闭,神鬼恍惚,头目昏眩,睡卧不安,唇口干燥,伤寒谵语。

天竺黄 人参 犀角 朱砂 玳瑁 琥珀各一两 麝香二钱五分 雄黄水飞,一两 龙脑二钱五分 金箔半入药半为衣 银箔各十五片 牛黄 南星切片水煎,各五钱 安息香一两五钱为末,以无灰酒搅澄,飞过,去砂土,约得净一两,火熬成膏

上将犀角、玳瑁为极细末,再入余药共碾匀,将安息香膏重汤煮烊,入诸药中,和搜成剂,如梧子大,用人参化下三丸至五丸。

按语 余午亭对中风的认识体现在以下几个方面:

1. 病因病机

余午亭提出中风病因病机特点,认为内虚邪中、痰气上壅为其基本病机特征,中风与肝经关系最为密切,病重者多见年老气衰之人和肥人。余午亭指出:"唯夫人之正气自伤而后,邪害空窍……风邪既盛,气必上壅,痰随气上,停留闭塞,昏乱卒倒,皆痰因风邪鼓动而作也。

脏腑虽皆有风,而犯肝经为多,盖肝主筋,属木,风易入之。"又指出:"唯夫人之正气自伤而后,邪害空窍。然风一症也,而经言风症种种各别,此则所感之浅深,抑所感之因有不同耳。至若中风,则又症之重剧者,多见于年老气衰之人,少壮者未之有也。肥人中者,亦多有之,以其外有余而内不足也。"

2. 重视脉诊,以脉辨病机预后

余午亭详解中风脉象及其根据脉象预后判断。指出:"脉微而数,中风使然,或脉见沉伏者,或脉随气奔,指下洪盛者。浮大为风,浮迟为寒,浮数为热,亦为风,洪大为火。微而数、浮细而紧、沉而迟,为中气。或浮而滑、沉而滑、微而滑者,皆虚而挟痰。大略浮迟者吉,坚大急疾者危。寸脉有、尺脉无者,当吐不吐者,死。尺脉盛、寸脉无者,当下不下者,死……不可执一也。"

3. 真中类中之分

余午亭驳斥无真中、类中之分的观点。认为:"是论也,尤见理,未真之过也。按中风者,气体先虚,而后风邪中之者,理也。"所谓"邪之所凑,其气必虚"是也。但予尝见有人心火暴盛,痰涎壅塞,无外风邪杂于其中,而前症悉见,随用清热化痰、养血顺气之剂而愈。此即东垣所谓"本气自病",河间谓其"将息失宜,心火暴盛",丹溪谓其"湿热相生",此三者类乎中风而实非风也。同时余午亭推荐诸多中风临床治疗有效良方。

4. 中风论治

余午亭对于中风论治论述尤其周详。① 基本治法。余午亭认为由于痰气上壅为其基本病机,当以开痰理气、养血活血为其主要治法,"初得之即当开痰理气,所谓善治风者,以气理风,气顺则痰消,徐理其风。及其久也,又当养血活血,所谓治风先治血,血行风自灭"。② 中腑、中脏、中经有别。余午亭认为中风有中腑、中脏、中经之别,治法当和脏腑,通经络,分轻重,在经、在腑、在脏之异。指出:"中腑者,用加减小续命汤发其表,调以通圣辛凉之剂。中脏者,用三化汤通其滞,调以十全大补之剂。脏腑兼见者,药必兼用,先表而后通之也……此邪中于经也,宜大秦艽汤补血养筋,或二陈汤加清热养血药。"③ 外感内伤,当辨轻重。"重于外感者,先驱外邪,而后补中气……重于内伤者,先补中气,而后驱外邪"。④ 真中类中治法不同。大抵真中者少,类中者多,所治亦有不同,河间主火,东垣主气,丹溪主热与痰。⑤ 在表在上治法各异。在表通以防风通圣散,在上凉膈散。⑥ 禁吐禁下禁汗之忌。年老虚弱者,不可轻吐,气虚者不可吐。凡小便不利者,不可利小便,热退自利。中腑者易治,宜汗之,亦不可过汗损其卫气。中脏者难治,宜下,亦不可过下损其营气。中经者,有汗下之戒,只宜养血通气。

第七节　徐春甫医论医案

　　徐春甫(1520～1596年),字汝元(或作汝源),号东皋,明代徽州祁门(今安徽祁门县)人,新安医学代表性医家之一。父亲徐鹤山为"襄府典膳",暴病早逝,时母已孕,后生春甫,为了追念父亲,因又号思鹤。徐春甫聪明颖悟,学习刻苦,幼年时从学于太学士叶光山,对儒家经典比较精通,后因身体多病弃儒学医,师从邑里名医、太医院医官汪宦,遂专攻岐黄之学,嗜读医书,志友天下,医术精进,壮年寓居京师,设"保元堂"居药应诊,活人无数,求治者盈门。在学术思想上,春甫极力推崇东垣学说,勤于临床,他对内、外、妇、儿各科无不精通。临床治疗以培补脾胃元气为主,用药偏于温补;或用参芪,而以苦寒、行气药反佐。在治疗手段上,他主张医生应兼通针灸和药物,尽量多掌握医疗技术,并认为处方不可拘泥古方,要根据病情的轻重灵活加减药物。发起并创办我国第一个民间医学团体"一体堂宅仁医会"。编撰综合性医学巨著《古今医统大全》一百卷,现代已被列为中国"十大医学全书(类书)"之首,临床医家每每作为经典依据加以引用;由博返约编著最能反映其临床经验的《医学捷径六书》;另编著完成《内经要旨》二卷,《妇科心镜》三卷,《幼科汇集》三卷,《痘疹泄秘》一卷,《螽斯广育》一卷。

《古今医统大全·卷之八·中风门》

病机

中风《内经》始论

　　黄帝问曰:风之伤人也,或为寒热,或为热中,或为寒中,或为厉风,或为偏枯,或为风也。其病各异,其名不同,或内至五脏六腑,不知其解,愿闻其说。岐伯对曰:风气藏于皮肤之间,内不得通,外不得泄。风者善行而数变,腠理开则洒然寒,闭则热而闷。其寒也则衰食饮,其热也则消肌肉,故使人怢慄而不能食,名曰寒热。风气与阳明入胃,循脉而上,至目内眦,其人肥则风气不得外泄,则为热中而目黄;人瘦则外泄而寒,则为寒中而泣出。风气与太阳俱入,行诸肺俞,散于分肉之间,与卫气相干,其道不利,故使肌肉愤膹而有疡,卫气有所凝而不行,故其肉有不仁也。

　　厉者,有荣卫热胕,其气不清,故使鼻柱坏而色败,皮肤疡溃。风寒客于脉而不去,名曰厉风,或名曰寒热。以春甲乙伤于风者,为肝风。以夏丙丁伤于风者,为心风。以季夏戊己伤于邪者,为脾风。以秋庚辛中于邪者,为肺风。以冬壬癸中于邪者为肾风。风中五脏六腑之俞,亦名藏腑之风。各入其门户,所中则为偏风。风气循风府而上,则为脑风。风入目系,则为目风,眼寒。饮酒中风,则为漏风。入房汗出中风,则为内风。新沐中风,则为首风。久风入中,则为肠风飧泄。外在腠理,则为泄风。故风者百病之长也,至其变化乃为他病也。无常方,然致有风病也。

帝曰:五脏风之形状不同者何?愿闻其诊,及其病能。岐伯曰:肺风之状,多汗恶风,色皏然白,时咳短气,昼日则瘥,暮则甚,诊在眉上,其色白。心风之状,多汗恶风,焦绝善怒吓,赤色,病甚则言不可快,诊在口,其色赤。肝风之状,多汗恶风,善悲,色微苍,嗌干善怒,时憎女子,诊在目下,其色青。脾风之状,多汗恶风,身体怠惰,四肢不欲动,色薄微黄,不嗜食,诊在鼻上,其色黄。肾风之状,多汗恶风,面庞然浮肿,脊痛不能正立,其色炲,隐曲不利,诊在肌上,其色黑。胃风之状,颈多汗恶风,饮食不下,膈塞不通,腹善满,失衣则膜胀,食寒则泄,诊形瘦而腹大。首风之状,头面多汗,恶风,当先风一日则病甚,头痛不可以出内,至其风日则病少愈。漏风之状,或多汗常不可单衣,食则汗出,甚则身汗,喘息恶风,衣常濡,口干善渴,不能劳事。泄风之状,多汗,汗出泄衣上,口干善渴,不能劳事,身体尽痛则寒。

《内经》云:风邪系外感之病,有内外、脏腑、虚实、寒热之不同。别为瘫痪、痿弱、卒中不省、僵仆、㖞斜、挛缩、眩晕、语塞、不语之文。后世始与痿证混淆矣。

《要略》云:风之为病,当半身不遂,经络空虚,邪贼不泻,或左或右,邪气缓正气即急,正气引邪,㖞僻不遂。邪在于络,肌肤不仁,在经则重不胜。邪入腑,不识人。入脏则难言,口吐涎。

《千金》云:岐伯中风大法有四。一曰偏枯,半身不遂;二曰风痱,于身无痛,四肢不收;三曰风懿,奄忽不知人;四曰风痹,诸痹类风状。后世中风,方治皆祖《要略》《巢氏》《千金》之论。但不当以外中风邪立名,而与内脏痿症混同出治,此千古之弊也。

风分中腑中脏中经之异

《病机机要》云:风本为热,热盛则风动,宜以静胜其燥,是养血也。治须少汗,亦须少下。多汗则虚其卫,多下则损其荣。宜治在经。虽有汗下之戒,而有中脏、中腑之分。中腑者,多著四肢,有表证而脉浮,恶风寒,拘急不仁。中脏者,多滞九窍,唇缓失音,耳聋鼻塞,目瞀,大便秘结。中腑者,宜汗之。中脏者,宜下之。表里已和,宜治之在经,当以大药养之。

《发明》云:中血脉则口眼㖞斜,中腑则肢节废,中脏则性命危。三治俱不同:中血脉,外有六经之形证,则从小续命汤加减;中脏内有便溺之阻隔,宜三化汤等通之;外无六经之形证,内无便溺之阻隔,宜养血通气,大秦艽汤、羌活愈风汤主之。

气中论

许学士云：世言气中者，虽不见方书，然暴怒伤阴，暴喜伤阳，忧愁不已，气多厥逆。往往得此疾便觉涎潮昏塞，牙关紧急。若便作中风用药，多致杀人，惟宜苏合香丸灌之便醒。然后随寒热、虚实而调之，无不愈者。经曰：无故而瘖，脉不至，不治自已，谓气暴逆也，气复则已。审如是，虽不服药亦可。

《玉机微义》云：中气即七情内火之动，气厥逆，由其本虚故也。用苏合香丸，通行经络，其决烈之性如摧枯拉朽。恐气血虚者，非所宜也。后云不治自复之意，盖警用药之失，实胜误于庸医之所为也。

风非外来本气自病

《发明》云：经曰阳之气，以天地之疾风名之。此中风者，非外来风邪，乃本气病也。凡人年逾四旬气衰之际，或因忧喜忿怒伤其气者，多有此疾，壮岁之时无有也，若肥盛则间有之，亦是形盛气衰而如此。治法当和脏腑，通经络便是治风。然亦有贼风袭虚伤之者也。治法轻重有三，见前在经、在腑、在脏之异。

湿病似中风

《元戎》云：酒湿之为病，亦能作痹证，口眼㖞斜，半身不遂，浑似中风，舌强不正。当泻湿毒，不可作风病治之而汗也。《衍义》论甚当，《易简》与此相同。

风本于热

河间曰：风病多因热甚。俗云风者，言未而忘其本也。所以中风有瘫痪者，非为肝木之风实甚，而卒中风也，亦非外中于风，良由将息失宜，而心火暴甚，肾水虚衰，不能治之，则阴虚阳实，而热气怫郁，心神昏冒，筋骨不用，而卒倒无知也。多因喜、怒、悲、愁、恐五志过极而卒中者，皆为热甚故也。若微，则但僵扑，气血流通，筋脉不挛。缓者，发过如故，或热气太甚，郁滞不通，阴气暴绝，阳气后竭而死。痰涎由热甚则水化挟火而生。偏枯者，由经络一侧不得通，左右痹而成瘫痪也。口禁筋急者，由风热太甚，以胜水湿，又津液滞于胃膈以为痰涎，则筋太燥，然燥金主收敛，劲切故也。或筋反缓者，乃燥之甚，血液衰少也。诸筋挛易愈，诸筋痿难复，此皆燥之微甚也。

内因似中风

卢砥镜曰：经云：神伤于思虑则肉脱，意伤于忧愁则肢废，魂伤于悲哀则筋挛，魄伤于喜乐则皮槁，志伤于盛怒则腰膝难以俯仰也。何侍郎有女，适夫，夫早逝，女患十指拳挛，臂垂莫举,肤体疮痒粟粟然,搔之麻木,饮食顿减,几于半载。迎余诊之,则非风也,正乃忧愁悲哀所致尔,病属内因。于是疗内因,药仍以鹿角胶辈,多用麝香熬膏,贴痿垂处,渐得臂举,指能伸,病渐近安。

经云:风之伤人也,为病善行而数变,变至他证之类。故为治不得其病情者,往往或以风为他证,或以他证为风,皆不免乎得失之诮。为近代河间、东垣、丹溪诸先生者出,始论他证之非中风,治法当异。此又卢氏治例,可谓深达病情之机者,则河间所论五志过极为病之例,非真中风也。而王安道又曰:人有卒暴僵仆或偏枯,或四肢不举,或不知人,或死,或不死者,世以中风呼之,而方书亦以中风治之。因尝考诸经论风以为诸证,其卒暴僵仆不知人,四肢不举者,并无所论,止有偏枯一语而已。及观《千金方》则皆引岐伯之旨《金匮要略》具脉证,邪在络在经,入腑入脏之异。由是观之,则卒暴僵仆,不知人,偏枯四肢不举等证,因为因风而致者矣,乃用大小续命汤、排风、八物等诸汤散之类。及近代河间、东垣、丹溪三子者出,所论始与昔人有异。河间主于火,东垣主于气,丹溪主于湿,反以风为虚象,而大异于昔人矣。吁!昔人之与三子者,果孰非欤?果孰非欤?若以三子为是,则三子未出之前,故有从昔人而治愈者矣。故不善读其书者,往往不得其奥。以予观之,昔人与三子之论,皆不可偏废,但三子以类乎中风之病,视为中风而立论,故俟后人狐疑而不能决。殊不知因于风者,真中风也。因火、因气、因湿者,类中风而非中风。三子所论者,自是因火、因气、因湿而为暴病暴死之证,与病何相干哉?如《内经》所谓三阴三阳发病,为偏枯痿易,四肢不举,亦未尝必因于风而后能也。夫风、火、气、湿之殊,望闻问切之间,岂无所辨乎?辨之为风,则从昔人所治,辨之为火、气、湿,则从三子以治。如此则庶乎析理明而用法当矣。惟其以因火、因气、因湿之证,强引风而合论之,所谓真伪不分明,名实相紊。若以因火、因气、因湿证分而出之,则真中风病彰矣。所谓西北有中风,东南无中风者,其然欤?否欤?斯所辨诸子所论,名实相紊而不明真中风之异,可谓精切,又何疑丹溪"东南无中风"之语哉?夫风者,天地之大气也,五运之造化,四时之正令耳,上下八方,无所不至者。且人在气中,形虚者即感之伤之,中之。有轻重不同,实八方虚实之异耳。矧有痿、湿、火、热、痰、气虚诸证,而似中风,故今古治例不同。是以符先生折中诸经之旨,辨以上诸证,不得与中风同治。中风同治又岂惟三子之论哉?然王氏之扩充其例,因有是辨,亦不害其为叮咛也。余尝居京州,即汉之武威郡也。其地高阜,四时多风少雨,土艺、粟、麦,引泉灌溉,天气常寒。人之气实,腠密。每见中风,或暴死者有之,盖折风燥烈之甚也。时洪武乙亥秋八月,大风起自西北,时甘州城外,路死者数人。余亦始悟经谓西北之折风,伤人至暴死者之旨不诬。丹溪之言,所谓本也。人盖不经其所,虽审经意,故莫不有疑者也。吁!医之不明运气造化,地理病机之微,而欲行通变之法者,难矣哉!

四肢不举有虚实

《病机》云:四肢不举,俗曰瘫痪。经谓:土太过则令人四肢不举。此真膏粱之疾,非肝肾经虚。其治则泻、令气弱阳虚,吐平而愈。三化汤、调胃承气汤选而用之。若脾虚亦令四肢不举,其治可补。十全散、加减四物,去邪留正。世俗但见四肢不举,皆以为中风,此脾土太过、不及皆能致之,其可一概用药乎?

中风不当与痿症同治

丹溪曰:今世所谓风病,大率与诸痿证混同论治。良由《局方》多以治风之药通治痿也。古圣论风痿各有条目,源流不同,治法亦异。夫风外感,善行数变,其病多实。发表行滞,有何不可?《局方》治风之外,又历述魂魄恍忽,起便须人,手足不随,神气昏愦,瘫痪𤺄曳,手足筋衰,眩晕倒仆,半身不遂,脚膝软弱,四肢无力,颤掉拘挛,不语、语滞。诸痿等证,悉皆治之。不思诸痿皆起于肺热,传入五脏,散为诸证。其昏惑瘛疭,瞀闷、瞀昧、暴病、郁冒、蒙昧、暴喑、瘛昧皆属于火。曰四肢不举、舌本强、足痿不收、痰涎有声,皆属于土。悉是湿热之病,当作诸痿论治。若以外感风邪治之,宁免实实虚虚之祸乎?若夫岐伯、仲景、孙思邈之言,大意以指外之感。刘河间之言风,明指内伤热证,实与痿证所言"诸痿生于热"相合。外感之邪,有寒、热、虚、实,而挟寒者多。内热之伤,皆是虚证,无寒可散,无热当作实可泻。中风之病,古方冠诸方首,以其为人之大病也。

夫风乃六淫中之一,天之邪气自外而入者也。古人用药皆是发散表邪,通行经络之剂,以其自表而入,亦当自表而出也。至于东垣分在经、在腑、在脏,而有汗、下、调养之法,可谓详备精密,则又通表里中三法而治矣。若刘河间以为热甚制金,不能平木,或湿土过甚,反兼木化,皆非外中于风,乃因内热而生,迥出前古之论。丹溪谓:数千年得经意者,河间一人耳。由是观之,若病从外邪而得,元气壮实者,当从古方发散之例。但用药不宜小续命汤,须分所挟有寒、热、温、凉之异,受邪有脏腑经络之殊。若病因内热而生者,当从刘河间之论。但有用药不宜,如子和专以汗吐下为法。盖病邪有虚有实,难一概论,又况痿证实与内热所生相同,医者须宜识此。或问外邪之感与内热之伤,何者为多也?丹溪曰:西北气寒,为风所中,诚有之矣。东南气温而地多湿,有风病者,非风也。皆湿土生痰,痰生热,热生风也。经曰:"亢则害,承乃制"是也。

痉厥类风

痉厥类风。尸厥、痰厥、气厥、血厥、酒厥等证,亦与中风相似。丹溪曰:诸痹类风状。

治　法

戴人汗吐下三法治风

子和云:诸风掉眩,皆属肝木。掉摇眩晕,目𥅴筋急,手搐瘛疭,皆厥阴肝木之用也。经云:风淫所胜,平以辛凉。世何以热药治风邪?予治惊风、痫病、痿,用汗吐下三法,随治而愈。木郁达之者,吐之令其条达也。汗者,风随汗出也。下者,推陈致新也。失音闷乱,口眼㖞斜,可用三圣散吐之。如牙关紧急,鼻内灌之,吐出痰,口自开也。次用通圣散、凉膈散、大人参半夏丸、甘露饮,除热养液之寒药推而用之。

中风先调其气

严用和云:人之元气强壮,荣卫和平,腠理致密,外邪焉能为害?或因七情饮食劳役,致真气先虚,荣卫失度,邪气乘虚而入,致此疾。若内因七情而得者,法当调气,不当治风;外因六淫而得之者,亦先当调气,然后根据所感六气治之,此良法也,宜八味顺气散。

治中风宜先逐痰

痰壅盛者,口眼㖞斜,不能言者,皆当用吐法。一吐不已,再吐。轻者,用瓜蒂散一服。或稀涎散,或虾汁,以虾半斤,入酱葱姜等物,水煮,先吃虾,次饮汁,后以鹅翎探引吐痰。用虾者,盖引其风出耳。重者,用藜芦半钱或三分,加麝香少许,齑汁调服,吐。若口噤昏迷者,灌入鼻内,吐之。虚者,不可吐。及不能吐痰者,不可治。

治中风不可下

《发明》云:治风当通因通用,惟宜宣发以散之,不可便以苦寒之药妄下,龙、麝、朱砂、牛黄诸镇坠之药泻之。若风本外邪,惟宜宣散,此风在表之时也。如伤寒中风,传入于胃,亦未尝不可下。论中"便"字、"妄"字,可见其意。便者,有"早与急"之义;妄者,谓有"不当下"之义。

治风不可利小便

如小便少,不可以药利之。既以自汗,则津液外亡,小便自少。若利之,使荣卫枯竭,无以制火,烦热愈甚。当俟热退汗止,小便自行也。兼此证乃阳明经。大忌利小便。

丹溪治法

中风大率主血虚有痰,治痰为先,次养血行血。或属虚,挟火(一作痰)与湿,又须分气虚、血虚。半身不遂,大率多痰。在左属死血瘀(一作少)血,在右属痰与热,并气虚。左以四物汤加桃仁、红花、竹沥、姜汁,右以二陈汤、四君子汤等加竹沥、姜汁。气虚卒倒者,用参芪补之。有痰,浓煎参汤,加竹沥、姜汁。血虚用四物汤,俱用姜汁炒,恐泥痰故也。有痰,再加竹沥、姜汁入内服。能食者,去竹沥加荆沥。肥白人多湿,少用乌头、附子行经。凡用乌、附,必用童便煮过,以杀其毒。初昏倒,急捏人中至醒,然后用痰药,以二陈汤、四君子汤、四物汤加减用。瘦人阴虚火热,用四物汤加竹沥、黄芩、黄柏。有痰者,加痰药。治痰气实而能食,用荆沥。气虚少食,用竹沥。此二味开经络,行血气故也。入四物汤,必用姜汁助之。遗尿属气虚,以参芪补之。筋枯者,举动则痛,是无血不能滋养其筋,不治也。《脉诀》内言诸不治证:口开手撒,眼合遗尿,吐沫直视,喉如鼾睡,肉脱筋痛,发直摇头,上窜,面亦如妆,或头面青黑,汗缀如珠,皆不治。

诸家治证

夫案《内经》以下,皆谓外中风邪。然地有南北之殊,不可一途而论。惟刘守真作将息失宜,水不能制火,极是。由今言之,西北二方,亦有真为风所中者,但极少耳。东南之人,多是湿土生痰,痰生热,热生风也。邪之所凑,其气必虚。风之伤人,在肺脏为多。

许学士谓:气中者,亦由此七情所伤,脉微而数,或浮而紧,缓而迟。必也脉迟浮可治,大数而极者死。若果外中者,则东垣所谓中血脉、中腑、中脏之理,其于四肢不举,亦有与痿相类者,当细分之。《局方》风、痿同治大谬,发挥甚详。子和用三法,如的系邪风卒中,痰盛实热者可用,否则不可。

风者,百病之长,始善行而数变。行者,动也。风本为热,热胜则风动,宜以静胜其燥,养血是也。治须少汗,亦宜少下。多汗则虚其卫,多下则损其荣。治其在经,虽有汗下之戒,而有中脏、中腑之分。中腑者,宜汗之。中脏者,宜下之。此虽合汗下,亦不可太过。汗多则亡阳,下多则亡阴。亡阳则损其气,亡阴则损其形。初谓表里不和,须汗下之。表里已和,是宜治之在经。其中腑者,而显五色,有表证而脉浮,恶风恶寒,拘急不仁,或中之后,身之前身之侧,皆曰中腑也,其治多易。中脏者,唇吻不收,舌不转而失音,鼻不闻香臭,耳聋而眼瞀,大小便闭结,或眼合直视、摇头,口开手撒遗尿,痰如曳锯鼻鼾,皆曰中脏也。中脏者,多不治也。六腑不和,留结为痈。五脏不和,九窍不通。无此,仍在经也。初证既定,宜以大药养之,当顺时令而调阴阳,安脏腑而和荣卫,少有不愈者也。风中腑者,先以加减续命汤随证发其表,如兼中脏,则大便多秘涩,宜以三化汤通其滞。初证已定,别无他变,以大药和治之。大抵中腑者多着四肢,中脏者多滞九窍。中腑者多兼中脏之证。至于舌强失音,久服大药自能愈也。

又因气中,其证与中风相似,但风中多痰涎,气中口中无涎。治之之法,调气为先。经言治风者,以理气,气顺则痰消。徐理其气,庶可收效。又有中风言不变、志不乱,病在分腠之间者,只宜温卧取小汗,为可复也。

凡中风脉多沉伏。大法浮迟者吉,急实者凶。先用麻油调苏合香丸,或用姜汁,或用白汤调。如口噤,抉开灌之。少苏,则服八味顺气散。若痰盛者,只以省风导痰汤服之。若卧则昏沉不省人事,口噤,急以生半夏末,吹入鼻中,或用细辛、皂角为末吹之,喷嚏则苏,无嚏者不治。肥人中者,以其气盛于外而歉于内也。肺为气出入之道,肥者气必急,气急必肺邪盛。肺金克木,胆为肝之腑,故痰涎壅盛,所以治之必先理气为急。中后,气未顺,痰未除,调理之剂,惟当以藿香正气散和星香散煎服。此药非特可治中风之证,治中风、中恶尤宜。寻常止呕多痰者,亦可服之。若前证多怒,宜小续命汤加羚羊角。热而渴者,汤中去附子,加秦艽半钱。恍惚错语,加茯神、远志各半钱。不得睡,加酸枣仁半钱。不能言,加竹沥一蚬壳许。人虚无力者,去麻黄、加人参如其数。若人自苏,能言能食,惟身体不遂,急则拳挛,缓则𫐓曳,经年不愈,以加减地仙丹常服。若饮食坐卧如常,但失音不语,只以小续命汤去附子,加石菖蒲一钱。治风之法,初得之即当顺气,及日久则当活血,此万古不易之理。惟可以四物汤吞活络丹愈者,正是此义。若先不顺气化痰,遂用乌、附,又不活血,徒用防风、天麻、羌活辈,吾未见能治也。又见风中于肤腠,辄用脑、麝治之者,是引风入骨髓也,尤为难治,深可戒哉。如口眼㖞斜未正者,以蓖麻去壳捣烂,右㖞涂左,左㖞涂右。或鲜鱼血入麝香少许,涂之即正。喷嚏初卒倒,僵仆不知人事,急以皂角末,或不卧散,以鼻内吹之,就提头顶发立苏。若有喷嚏者可治。无嚏者不治。经曰:风从汗泄,以可微汗。正如解表,表实无汗者,散之、劫之。表虚自汗者,温之、解之。若气滞者难治,宜吐之。可下者,此因内有便溺之阻隔,故里实。若三五日不大便者,可与机要三化汤或子和搜风丸。老人只以润肠丸。理气者,气滞、气郁,肩膊麻痛之类,此七情也。宜乌药顺气、八味顺气之类。理血者,无表里之急,血弱举发不时者,与大秦艽汤、羌活愈风汤,兼用化痰丸子。

中风不治之证

发直吐沫,摇头上窜,直视,口开手撒,眼合遗尿,不知人,或面赤如妆,或头面青黑,汗缀如珠,声如鼾睡,皆不可治。

脉 候

《要略》云:脉微而数,中风使然。头痛脉滑者中风,风脉虚弱也。寸口脉浮而紧,脉缓而迟,皆中风之证。

《脉经》云:浮而大者,风。又浮而缓,皮肤不仁,风寒入肌肉。又滑而浮散者,瘫痪。

阳浮而滑,阴濡而弱,或浮而滑,或沉而滑,或微而虚,或微而数,皆为中风。脉浮而迟者易治。急大数疾者死。

药方

通治风证诸剂

愈风汤 初觉风动,服此不致倒仆,此乃治未病之圣药也。又治中风证内邪已除,外邪已尽,当服此药,以行导诸经。久服,大风悉去,纵有微邪,只从此药加减治之。然治病之法,不可失于通塞,或一气之微汗,或一旬之通利,如此,乃常服之药也。久则清浊自分,荣卫自和矣。

羌活　甘草　防风　当归　蔓荆子　川芎　细辛　黄枳壳　人参　麻黄　白芷　甘菊　薄荷　枸杞子　知母　地骨皮　独活　秦艽　黄芩　芍药各三两　苍术　生地黄各四两　肉桂一两

上咀,每服一两,水二盏,生姜三片煎,空心服。临卧滓煎服,空心一服,吞下二丹丸,谓之重剂。临卧一服,吞下四白丹丸,谓之轻剂。假令一气之微汗,用愈风汤三两、加麻黄一两,作四服,加姜空心服,以粥投之,得微汗则佳。如一旬之通利,用愈风汤三两,加大黄一两,亦作四服,如前煎,临卧服。得利为度。此药常服之,不可失四时之辅。

春将至,大寒后,本方加半夏、人参、柴胡。谓迎夺少阳之气也。

夏将至,谷雨后,本方加石膏、黄芩、知母。谓迎夺阳明之气也。

季夏之月,本方加防己、白术、茯苓。谓胜脾之湿也。

秋将至,大暑后,本方加浓朴、藿香、桂。谓迎夺太阴之气也。

冬将至,霜降后,本方加附子、官桂、当归。谓胜少阴之气也。

此药四时加减,临病酌宜,诚治风证之圣药也。

羌活愈风汤　治肾肝筋骨弱。语言艰涩,精神昏愦。风湿内弱,风热体重,或瘦而一肢偏枯,或肥而半身不遂。心不宁,劳役则百病生,心静则万病息。此药能安心养神,调阴阳无偏胜。

羌活　人参　黄芪　甘草　防风　蔓荆子　川芎　细辛　枳壳　地骨皮　麻黄去节　知母　杜仲　秦艽　柴胡　枸杞子　当归　独活　白芷　半夏生姜制　厚朴　防己　芍药　黄芩　白茯苓　甘菊花　薄荷　前胡各七分　石膏　生地黄　熟地黄　苍术各一钱　官桂去皮,三分

上作二付,每服水二钟,生姜三片,煎一钟,空心服,临卧煎渣服。

独活汤　治虚风愦,不自知觉,手足螈,坐卧不能,或发寒热。血虚不能服发汗药,及中风自汗,尤宜服之。

独活　羌活　人参　防风　当归酒洗　细辛　茯神去木　半夏汤泡　桂心　白薇　远志去心　菖蒲去尾　川芎各五分　甘草三分

上水二盏,生姜三片,煎八分,食远温服。

续命煮散　治体虚中风自汗,心中昏愦,四肢无力,口眼瞤动,手足搐搦,烦渴饮水,此药扶荣卫,养血气。

防风　独活　当归酒洗　人参　细辛　葛根　芍药　川芎　甘草　远志去心　荆芥　熟地黄各五分　官桂三分　半夏四分

如汗多不止加牡蛎粉。上水二盏,生姜三片,煎至一盏,温服。

秘传祛风散

羌活 独活 山栀子 半夏 苍术 苍耳子 甘草 茯苓 陈皮 当归 生地黄 防风 荆芥 防己 白芍药 皂角 威灵仙各等分

上水二盏,生姜三片,煎至八分,不拘时服。

消风散 治诸风上攻,头目昏眩,项背拘急,鼻嚏声重,耳作蝉鸣,及皮肤顽麻,瘙痒瘾疹。妇人血风,头皮肿痒,并宜治之。

荆芥穗 炙甘草各一钱半 陈皮 人参 茯苓 白僵蚕炒,去丝 防风 川芎 藿香叶 蝉蜕 浓朴 羌活各一钱

上水二钟,煎一钟,不拘时服。或为末,每服二钱,茶清调下亦可。

追风如圣散 治男子、妇人大小诸般风证。左瘫右痪,半身不遂,口眼歪斜,腰腿疼痛,手足顽麻,语言謇涩,行步艰难,遍身疮癣,上攻头目,耳内蝉鸣,痰涎不利,皮肤瘙痒。偏正头风,无问新旧,及破伤风,角弓反张,蛇犬咬伤,金刀所伤,出血不止,并皆治之。

川乌 草乌 苍术各四两 川芎五钱 石斛一两 白芷 细辛 当归 防风 麻黄 荆芥 何首乌 全蝎 天麻 藁本各三钱 甘草三两 人参三钱 两头尖二钱,即牡鼠粪,主风痫

上为细末,每服半钱,临睡,茶清送下,温酒亦可,不许多饮酒。服药后,忌一切热物饮食,一时恐动药力。服药觉有麻是效也。亦可敷贴。

搜风顺气丸 治三十六种风,七十二般气。去上热下冷,腰腿疼痛,四肢无力,多睡少食,渐渐羸瘦,颜色不定,黄赤恶疮,下疰,口苦无味,憎寒毛耸,积年症癖,气块长大,阳事断绝。女子久无子息,久患寒疟泻痢,吐逆,变成劳疾,百节酸疼。初生小儿及百岁老人皆可服。补精驻颜,疏风顺气。

车前子二两半 白槟榔 火麻子微炒去壳 牛膝酒浸 郁李仁汤泡去皮,另研 菟丝子制 干山药各二两 枳壳麸炒 防风 独活各一两 大黄半生半熟,五钱

上为末,炼蜜为丸,如梧桐子大。每服二十丸,渐加至四、五十丸。酒茶米饮任下,百无所忌,空心临卧各一服。久服,去肠中宿滞。精神强健,耳目聪明,腰脚轻健,百病皆除。老者还少。孕妇勿服。如服药觉脏腑微痛,以羊肚肺羹补之。又治肠风下血,中风瘫痪。百病不生,无病不治。

人参补气汤 治手指麻木。

人参 黄芪各二钱 升麻 柴胡 芍药 生甘草 炙甘草 五味子各五分

上水一盏,煎至五分,食远临睡服,渣再煎。

天麻丸 治中风,四肢筋脉拘挛,骨节痛,少力。

天麻半两 蝎梢微炒 没药研 丹砂研,各一钱半 麝香研,一钱半 麻黄去节 地龙去土,炒 防风去皮 乳香研,各半两 川乌生用去皮脐 自然铜醋淬,各半两 安息香一两,酒化入蜜熬成膏

上除安息香外,捣研为末,却入别研药,以安息香膏和剂为丸,如梧桐子大。每服二十

丸,不拘时,以薄荷酒下,忌羊血。有人患手臂不随,又有患腿膝无力,行步辄倒,服之并效。素有热人,减川乌一半。

独活酒 治中风通身冷,口噤不知人。

独活_{去芦,四两}

好酒四大盏,煎至二盏,分二三次服。

天仙膏 治卒中风,口眼喎斜。

天南星_{一个} 白芨_{一钱} 大草乌_{一个} 僵蚕_{十个}

右为细末,用生鳝鱼头血,调涂喎处,觉正即洗去。

正舌散 治中风舌本强,难转,语不正,神效。

蝎梢_{去毒,二七个} 茯苓_{一两}

上为细末,每服一钱,食前,温酒调服。又擦牙更效。

愈风丹 治诸风证,偏正头痛。

防风 通圣散 四物汤 黄连 解毒汤_{各加一料} 羌活 细辛 甘菊花 天麻 独活 薄荷 何首乌_{各一两}

上为细末,炼蜜丸,如弹子大。每服一丸,细嚼,茶清下,不拘时服。

御风丹 治一切中风,半身不遂,神昏语謇,口眼喎斜。妇人头风,血风、暗风倒仆,呕哕涎痰,手足麻痹。

川芎 白芍药 桔梗 细辛_{去叶} 白僵蚕_炒 川羌活 天南星_{姜制,各半两} 麻黄_{去根,节} 防风_{去芦} 白芷_{各一两半} 干生姜 甘草_{炒,各三分} 朱砂_{二钱半,为衣}

上为细末,炼蜜丸,如弹子大。每服一丸,热酒化下,食前,日三服。神昏有涎者,加朱砂二钱半。

枸杞防风酒 治中风,身如角弓反张。妇人一切风血上攻、下注。久服,悦泽颜色,滋润皮肤,退风,益气强力。

枸杞子 晚蚕砂_{炒,各半升} 恶实_炒 防风_{去芦} 大麻仁_{炒,一升} 茄根_{二斤,洗,细切,蒸一时,九月九日采净} 牛膝_{酒浸炒} 恶实根_{切炒,一斤} 桔梗 羌活 秦艽 石菖蒲_{九节,各二两}

上为粗末,以夹绢袋盛,好酒三斗浸,密封闭,勿令通气,七日方开,开时不得面对瓶口,每服一钱。空心食前临卧各一服,常令有酒容。久病风疾不过一幅瘥。

脑麝祛风丸 治左瘫右痪最效。

白花蛇头_{一个,带项三寸,酒浸炙} 乌梢蛇尾_{二个,长七寸,酒浸炙} 川乌尖_{七个,去黑皮} 附子底_{四个,去黑皮} 南星_炮 半夏 姜制 白附子 细辛 防风 天麻 全蝎_{去毒,炒} 僵蚕_{炒去丝嘴} 草乌头_{泡,各五钱} 片脑_{一分} 麝香_{一分,另研}

上为细末,生姜汁打面糊为丸,如梧桐子大。每服五十丸,细嚼,煎小须命汤送下。

四白丹 清肺气养魄,中风多昏冒,气不清利也。

白术　白茯苓　人参　缩砂　香附　甘草　防风　川芎各五钱　白芷一两　白檀香一钱半　知母二钱　羌活　薄荷　独活各二钱半　细辛二钱　麝香一钱，另研　牛黄半钱，另研　龙脑半钱，另研　藿香钱半　甜竹叶五钱

上为细末，炼蜜为丸，每两作十丸，临睡嚼一丸，煎愈风汤送下。上清肺气，下强骨髓。

二丹丸　治风邪，健忘，养神定志，和血。内安心神，外华腠理，得睡。

丹参　熟地黄　天门冬去心，各两半　朱砂　人参　菖蒲各五钱　茯神　麦门冬　甘草各一两　远志五钱

上为细末，炼蜜为丸，如梧桐子大。每服五十丸至一百丸，空心食前，煎愈风汤送下。

大神效活络丹　治风湿诸痹，筋骨疼痛，口眼㖞斜，半身不遂，行步艰辛，筋脉拘挛。能清心明目，宣通气血。年逾四十，预服此药，不致风疾。

白花蛇酒浸，焙干，一两　乌梢蛇酒浸、焙干，二两　麻黄二两，去节　细辛去土二两　全蝎去毒，两半　两头尖二两，酒浸　赤芍药一两　贯芎二两　防风二两半　葛根两半　没药一两，另研　血竭七两半，另研　朱砂一两，另研　乌犀屑半两　地龙半两，去土　甘草二两，上皮，炙　丁香一两，上核　白僵蚕一两，炒　乳香一两，另研　麝香半两，另研　片脑钱半，另研　官桂二两，去粗皮　草豆蔻二两　川羌活二两　虎胫骨酥炙，一两　藿香二两，去土　牛黄二钱半，另研　天麻二两　葳灵仙一两半，酒浸　何首乌二两　天竺黄一两　败龟板二两，炙　人参二两　青皮一两　白芷二两　乌药一两　安息香　骨碎补　黑附子一两，去皮炮　香附子　白豆蔻　玄参各一两　黄连二两　茯苓一两　黄芩二两　白术一两　熟地黄二两　松香脂半两　大黄二两　当归一两半　木香二两　沉香二两

上为细末，炼蜜为丸，如弹子大，金箔为衣。每服一丸，细嚼温酒茶清漱下。随证上下，食前后服，头风擂茶下。

换骨丹　治瘫痪中风，口眼㖞斜，半身不遂，并一切风痫暗风，并宜服之。

桑白皮　人参　川芎　香白芷　威灵仙　苦参　防风　何首乌　蔓荆子　仙术　木香　五味子　麻黄熬膏　槐角取子　朱砂研　龙脑　麝香另

上为末，桑白皮单捣细秤，以麻黄煎膏和就，杵一万五千下。每两作十丸，每服一丸。以硬物击碎，温酒半盏浸，以物盖不可透气。食后临卧一呷咽之，衣盖覆，当自出汗即瘥。以和胃汤调补及避风寒，茶下半丸，盖出汗入膏时，如稠，再入水少许，煎动入药，唯少为妙，其麻黄膏不可多也。

讼曰：

我有换骨丹，传之极幽秘。

疏开病者心，扶起衰翁背。

气壮即延年，神清自不睡。

南山张仙翁，三百八十岁。

槐皮芎术芷，仙人防首蔓。

十件各停匀,苦味香减半。

龙麝即少许,朱砂作衣缠。

麻黄煎膏丸,大小如指弹。

修合在深房,勿令阴人见。

夜卧服一粒,遍身汗津满。

万病自消除,神仙为侣伴。

千金保命丹 治诸风瘫痪,不能言语,心忪健忘,恍惚来去,头目眩晕。胸中烦郁,痰涎壅塞,抑气攻心,精神昏愦。又治心气不足,神志不定,惊恐怕怖,悲忧蹙惨,虚烦少睡,喜怒不时,或发癫狂,神情昏乱。及小儿惊痫、惊风抽搐不定;及大人暗风,并恶痫发叫。

朱砂一两 珍珠二钱 南星一两 麻黄去节 白附子炮 雄黄 龙脑各半两 琥珀三钱 僵蚕炒 犀角镑 麦门冬去心 枳壳 地骨皮 神曲 茯神 远志去心 人参 柴胡各一两 金箔一百片 牛黄三钱 天麻半两 脑子少许 麝香少许 胆矾半两 牙硝四钱 毫车 天竺黄 防风 甘草 桔梗 白术 升麻各一两 蝉蜕半两 黄芩二两 荆芥二两

上为细末,炼蜜为丸,弹子大。每服一丸,薄荷汤化下,不拘时候。忌猪、羊、虾、核桃动气之物,及猪羊血。更加大川乌(炮去皮脐),姜制半夏、白芷、川芎(各一两),猪牙皂角(一两)和前药丸服,尤妙。

酒浸仙药方 凡患风病,四肢不举,服之三日举手梳头,七日渐舒,十日行步,半月遍身依旧。觉得轻健,眼目更明,大有神效。

甘菊花 防风 羌活 杜仲 牡蛎 栝蒌根 牡丹皮 紫菀 菖蒲 人参 白蒺藜 牛蒡子 枸杞子各半两 白花蛇肉 桔梗 白术 山茱萸去核 白茯苓 晚蚕砂 官桂远志去心 牛膝各二钱半 虎胫骨 牛蒡子根 干姜 熟地黄 柏子仁 狗脊去心,焙 天雄炮,去皮 萆薢 蛇床子 附子 肉苁蓉 菟丝子 续断 芍药 石斛各二钱

上并择拣真正道地,为粗末,用新绢袋盛药,用新小瓮一个,放药在内。以无灰酒二斗,将药浸之,密封其口。春夏浸二七,秋冬浸三七。开瓮早、中、晚、三时,令病患自取冷酒三杯服之。久病不过一月,近者十日见效。不问男妇小儿,骨节疼痛,四肢浮肿,眼目生花,半身不遂,语言謇滞,口眼歪斜,中风失音,并皆治之。

史国公浸酒仙方 治同前方,见痹证门。

舒筋保安散 治左瘫右痪,筋脉拘挛,身体不遂,脚腿少力,干湿香港脚,及湿滞经络,久不能去,宣导诸气。

木瓜五两 萆薢 五灵脂 牛膝酒浸 续断 白僵蚕炒 松节 白芍药 乌药 天麻 威灵仙 黄芪 当归 防风 虎骨酒炙,各一两

上用无灰酒一斗,浸上药二七日,紧封扎,日足取药。焙干捣为细末。每服二钱,用浸药酒调下,酒尽用米汤调下。

铁弹丸　治中风瘫痪，偏枯筋挛，骨痛麻木不仁，皮肤瘙痒及打扑损伤，肢节疼痛，并皆治之。此药通经络，活血脉。

地龙去土　防风　白胶香　没药　草乌水湿泡　木鳖子去壳　白芷　五灵脂　当归各一两
京墨三钱,烧烟尽　麝香二钱,另研　乳香五钱

上为末，糯米糊丸，弹子大。每服一丸，擂碎用生姜酒化下，不拘时服。

通关散　治中风伤寒发热，恶风头痛，目眩，鼻塞声重，肩背拘紧，身体酸疼，肌肉瞤动，牙关紧急。新久头风攻注，眼暗，并宜服之。

抚芎二两　川芎一两　川乌二两　龙脑薄荷一两半　白芷　草乌各二两　细辛半两

上为细末，每服一钱，葱白茶清调下，薄荷汤下亦可，不拘时服。

发表诸剂

《金匮》续命汤　治中风痱，身不收，口不能言，冒昧不知痛处，拘急不能转侧。

麻黄去节,三钱　桂枝　人参　当归各一钱　川芎五分　石膏一钱　杏仁七个,去皮尖　干姜
甘草各三分

上水二盏，枣一枚，煎一盏作二服。

《千金》大续命汤　无人参，有黄芩、荆沥。《元戎》方有竹沥。

《局方》小续命汤　治中风不省人事，渐觉半身不遂，口眼㖞斜，手足战掉，语言謇涩，肢体麻痹，神情昏乱，头目眩晕，痰火并多，筋脉拘急，不能屈伸。骨节烦疼，不能转侧。诸风服之皆验。香港脚缓弱，久服得瘳。久病风人，每过天色阴晦，节候变易，预宜服之，以防喑哑。

防风　桂心　黄芩　杏仁去皮尖,炒　芍药　甘草　川芎　麻黄去节　人参各一钱四分　防己二钱　附子炮,七分

上咀作二帖，每帖水盏半，姜五片，枣一枚，煎八分服。精神恍惚加茯神、远志（《古今验录》无桂心，名续命汤）。骨节烦疼有热者，去附子倍芍药。心烦多惊加犀角。骨节疼痛倍加官桂，附子。呕逆腹胀加半夏倍人参。躁烦，大便涩，去附子，倍芍药，入竹沥。脏寒下痢去防己、黄芩，倍附子加白术。自汗去麻黄、杏仁加白术。脚膝弱加牛膝、石斛。身痛加秦艽。腰痛加桃仁、杜仲（姜汁炒），失音加杏仁。

按：续命汤，治太阳外感风邪之药。外感挟寒者多，故桂枝等辈，《千金》等方所收此类之药甚多。无分经络，不辨虚实寒热，所收虽多，亦奚以为？易老分六经，庶乎活法也。

易老六经加减法

麻黄续命汤　治中风无汗恶寒。本方中麻黄、杏仁、防风各加一倍。

桂枝续命汤　治中风有汗恶寒。本方中桂枝、芍药、杏仁各加一倍。

白虎续命汤　治中风身热无汗不恶寒。本方中加知母、石膏各一钱四分，去附子。

葛根续命汤　治中风身热有汗恶寒。本方中加葛根、官桂、黄芩各一倍。

附子续命汤 治中风无汗身凉。本方中加附子一倍,干姜、甘草各一钱。

桂附续命汤 治中风有汗无热。本方中加桂附甘草各一倍。

羌活连翘续命汤 以上无形证或肢节挛痛不仁,本方中加羌活、连翘各一钱半。

防风天麻散 治风麻痹,走注,肢节疼痛。中风偏枯,或暴喑不语。内外风热壅滞,解昏眩。

防风 天麻 川芎 白芷 草乌 羌活 白附子 荆芥穗 当归 甘草各半两 滑石一两

上为末,酒化蜜少许,调半钱加至一钱,觉药力营运微麻为度。或炼蜜为丸,如弹子大,热酒化下一丸或半丸。

疏风汤 治半身不遂,或肢体麻痹。

麻黄三两,去节 益智仁 杏仁炒,去皮尖,各一两 甘草炙 升麻各五钱

上咀,每服一两,水二盏煎至一盏,热服,脚蹬热水一壶,棉被重覆,大汗出为度。

解风散 治风成寒热,头目昏眩,肢体疼痛,手足麻痹,上膈壅滞。

人参一两 麻黄去节,二两 川芎 独活 细辛 甘草各一两

上为粗末,每服五钱,水盏半,生姜五片,薄荷叶少许,煎八分,不拘时服。

羌活散 治风气不顺,头目昏眩,痰涎壅塞,遍身拘急,及风邪壅滞,头痛项强,鼻塞声重,肢节烦痛。天阴风雨,预觉不安。

前胡 羌活 麻黄去节 白茯苓去皮 蔓荆子 细辛 枳壳麸炒 菊花 防风各一钱 川芎 黄芩 石膏 甘草各五分

上水二盏,生姜四片,薄荷叶三枝,煎一盏,去渣温服。

胃风汤 治虚风证,能食,手足麻木,牙关急搐,目内蠕,胃风面肿。

升麻 白芷各一钱二分 麻黄 葛根各一钱 当归 苍术 甘草炙 柴胡 羌活 蒿本各五分 黄柏 草豆蔻 荆子各五分

上水二盏,姜三片,枣一枚,煎一盏,去渣服。

薏苡仁汤 治中风,手足流注疼痛,麻痹不仁,难以屈伸。

薏苡仁 当归 芍药 麻黄 官桂 苍术米泔浸,锉炒 甘草

上水二盏,生姜七片,煎八分,去滓温服,食前下。自汗减麻黄,有热减官桂。

《局方》排风汤 治风虚冷湿,邪气入脏,狂言妄语,精神错乱,及五脏风发等证。

防风 白术 当归酒浸 芍药 肉桂 杏仁 川芎 白藓皮 甘草炙,各一钱 麻黄去节 茯苓去皮 独活各三钱

上作二服,每服水二盏,姜三片,煎七分,去渣服。

《宝鉴》秦艽升麻汤 治风寒客于足阳明经。口眼㖞斜,恶风寒,四肢拘急,肺浮紧。

升麻 干葛 甘草 芍药 人参各一钱 秦艽 白芷 防风 桂枝各三钱

上水二盏,连须葱二根,煎八分,不拘时服。

《宝鉴》不换金丹 退风散热,治中风口眼㖞斜。

荆芥穗 僵蚕 天麻 甘草炙,各一两 羌活 川芎 白附子 乌头 蝎梢 藿香叶各半两
薄荷叶三两 防风一两

上为末,炼蜜丸,弹子大。每服一丸,细嚼茶酒任下,涂㖞处亦可。

攻里诸剂

三化汤 治中风,外有六经之形证,先以加减续命汤主之。内有便溺之阻隔,此方主之。

浓朴 大黄 枳实 羌活各等分

每服一两,水煎。

(子和)搜风丸 治风热上攻,眼昏耳鸣,鼻塞,头眩晕,痰逆涎嗽,心腹痞痛,二便结滞。

人参 茯苓 天南星 薄荷各半两 干姜 寒水石 生白矾 蛤粉 黄芩 大黄各一两
滑石 牵牛各四两 藿香五钱 半夏一两

上为末,水丸小豆大。生姜汤下,日三服。

凉膈散 治心火上盛,膈热有余,目赤头眩,口疮唇裂,吐衄,涎嗽稠黏。二便淋闭,胃热
发斑,小儿惊急,潮搐疮疹黑陷。大人诸风瘛,手足搐搦,筋挛疼痛。加入黄连名清心汤。

连翘 栀子仁 薄荷 大黄 芒硝 甘草 黄芩

上水二盏,枣一枚、葱一根,煎八分,食远服。

清心汤 即凉膈散加黄连是也。

上水盏半加竹叶十片,煎八分,去渣入蜜少许,温服。头痛加川芎、防风、石膏。

转舌膏 治中风瘛,舌謇不语。

凉膈散 加菖蒲、远志

上炼蜜丸,弹子大,朱砂为衣。薄荷汤化下,临卧或食后服。

活命金丹 治中风神志不清。

凉膈散 加青黛、蓝根

上为细末,炼蜜丸,如弹子大,朱砂为衣,金箔盖。清茶化开,食后临卧服。

仙术芎散 治风热壅塞,头目昏眩,明耳目,消痰饮,清神。

川芎 连翘 黄芩 山栀子 菊花 防风 大黄 当归 芍药 桔梗 藿香 苍术
石膏 滑石 甘草 荆芥穗 薄荷叶 缩砂仁等分

上水二盏,煎八分,去渣,通口温服。

泻青丸 治中风,自汗昏冒,发热不恶寒,不能安卧。此是风热躁烦之故也。

当归 川芎 栀子 羌活 大黄 防风 龙胆草等分

上为末,炼蜜丸,弹子大。每服一丸,竹叶汤化下。

发表攻里诸剂

《宣明》防风通圣散　治诸风潮搐,手足瘛疭,小儿急惊风,大便结,邪热暴甚,肌肉蠕动,一切风证。

防风　川芎　当归　芍药　大黄　芒硝　连翘　薄荷　麻黄　山栀子　石膏　桔梗　黄芩　白术　荆芥　甘草　滑石各五分

上水二盏,姜三片,煎至八分服。涎嗽加半夏、生姜制。闭结加大黄二钱。破伤风加羌活、全蝎各五分。腰胁痛倍加芒硝、当归各一钱。

祛风至宝膏　治诸风热。

防风二两半　白术一两半　芍药二两半　芒硝五钱　石膏一两　滑石三两　当归二两半　黄芩一两　甘草二两　大黄五钱　连翘五钱　川芎二两半　麻黄五钱,不去节　天麻两　荆芥五钱　山栀子五钱　熟地黄一两　黄柏五钱　桔梗一两　薄荷五钱　羌活一两　人参一两　全蝎五钱　细辛五钱　黄连五钱　独活一两

上为细末,炼蜜丸,弹子大。每服一丸,细嚼,茶酒任下,临卧服。

吐　剂

瓜蒂散

瓜蒂一两

锉如麻豆大,炒令黄色,为细末,每服,量实虚、新久,一钱、二钱、三钱。茶末加半,酸齑汁一盏调下。风癫痫证,犹宜用此吐痰。如吐不止者,用真麝香少许,温水服之。一方名独圣散,治诸风痰壅,膈食,诸痫胀满,满溢杂病。若吐,看天气晴明,如病急者不拘,亦必在辰、巳、午之先。《内经》曰:平旦至日中,天之阳也。论四时之气,大法宜吐。是天气在上,人气亦在上。一日之气亦然,要病患隔夜不食。服药不吐,再投热齑汤。如吐,风痫加全蝎末半钱,微炒。如有虫者加雄黄末一钱,甚者加芫花末半钱,立吐出虫。如湿肿满者,加赤小豆末一钱。此故不可轻用。虚者,则用栀子豆豉汤,满加浓朴。不可一概施治。吐罢宜用降火利气清神之剂,吐法调治见痰饮门。

稀涎散　治风涎不下,喉中作声,状如牵锯,或湿肿满。

半夏大者,十四枚　猪牙皂角炙,一个

上咀,作一服,水二盏,入生姜自然汁少许服,不能咽者,徐徐灌之。

救急稀涎散　治中风涎潮,膈塞,气闭不通。

明矾　猪牙皂角肥实不蛀者,炙,去皮弦,各一两

上为细末,每服一、二钱,不拘时,白汤调服,即吐。

皂角散

萝卜子 猪牙皂角等分

上为细末，每服二、三钱，水煎热服，半盏即吐。

虾汁汤

虾半斤，入医葱姜等料物，水煮，先吃虾，次吃汁，后以鹅翎探引吐痰。用虾者，盖引其风出耳。

搐鼻通天散 治卒暗中风倒地，牙关紧急，人事昏沉。

川芎 细辛 藜芦 白芷 防风 薄荷各一钱 猪牙皂角刮去皮弦,三个

上为细末，用芦筒纳药，每用少许，吹入鼻中。

《圣惠》搐鼻法 治中风卒暴，昏塞不省，牙关紧急，药不得下咽者。

细辛去土 猪牙皂角等分

上为细末，每以纸捻蘸药入鼻，或用竹管轻轻吹入，得嚏，然后进药，或以苏合香丸擦开牙关，连进以生姜自然汁，方得通达。

治卒中法

天南星圆白者湿纸里煨 南木香 苍术 细辛 甘草生用 石菖蒲细切,各一钱 白羊眼 半夏用百沸汤泡少顷,各一钱

上件锉散，分作二服，水一盏半，生姜七厚片，煎取其半，乘热调苏合香丸半丸灌下。痰盛者，加全蝎二枚炙。

治一切卒中，不论中风、中寒、中暑、中湿、中气及痰厥、饮厥之类，初作皆可用此，先以皂角去皮弦，细辛、生南星、半夏为末，以管子吹入鼻中，俟其喷嚏即进前药。牙噤者，中指点南星、半夏、细辛末并乌梅肉，频擦自开。

起死歌

治一切中风、中气、痰，卒暴死证。

暴死南星半夏菖，木香苍术细辛甘。

姜煎一剂调苏合，全蝎加时可散痰。

先用半星辛角末，鼻中吹入嚏声还。

即将前药频频灌，口噤乌梅肉最良。

将来共捣辛星末，中指揩牙口自张。

记取此歌能济世，何妨死去不回阳。

苏合香丸 方见气门。

理气诸剂

《局方》乌药顺气散 治风气攻注，四肢骨节疼痛，遍身顽麻，及疗瘫痪，语言謇涩，香港

脚,步履多艰,手足不遂,先宜多服此药,以疏气道,然后随证投以风药。

麻黄去节　陈皮去白　乌药去木,各二两　白僵蚕炒,去嘴　川芎　白芷　甘草炙　枳壳麸炒
桔梗各一两　干姜泡,五钱

上为末,每服三钱,水一盏,姜三片、枣一枚煎。憎寒壮热、头痛、腰体倦怠,加葱白三寸
煎,并服出汗。或身体不能屈伸,温酒调服。

《严氏》八味顺气散

白术　茯苓　人参　乌药　青皮　陈皮　白芷　甘草

上水二盏,煎一盏服。

《和剂》人参顺气散　治感风头痛,鼻塞声重,及一应中风,宜服此疏气道,然后进以
风药。

干姜炮　人参各五分　川芎　陈皮去白　桔梗　浓朴姜汁炒　白芷　甘草炙　白术　麻黄
去节,各一钱　葛根八分

上水盏半,姜三片、枣一枚,薄荷五叶,煎七分,不拘时温服。

匀气散　治中风、中气。半身不遂,口眼㖞斜,先宜服此。

白术二钱　天麻五分　沉香　白芷　青皮　甘草炙,三分　人参五分　乌药一钱半　紫苏
木瓜各三分

上水二盏,姜三片,煎八分服。风气腰疼亦宜服之。

理血诸剂

《机要》大秦艽汤　治中风外无六经之形证,内无便溺之阻隔。知血弱不能养筋,故手足
不能运动,舌强不能言语,宜养血而筋自荣。

秦艽　石膏各一钱　甘草　川芎　当归　芍药　羌活　独活　防风　黄芩　白芷　生
地黄　熟地黄　白术　茯苓各七分　细辛五分　春夏加知母一钱

上水二盏煎。如遇天阴加姜七片。心下痞加枳实五分。

四物汤　方见血门。

《简易》三圣散　治中风,手足拘挛,口眼㖞斜,香港脚,行步不正。

当归洗炒　玄胡索微炒为末　肉桂去粗皮,等分

上为末,每服二钱,空心温酒调下。

《拔萃》养血当归地黄汤

当归　川芎　地黄　芍药　蒿本　防风　白芷各一钱　细辛五分

上水二盏,煎一盏,通口食前温服。

天麻丸　治风因热而生,热盛则动,宜以静胜其燥,是养血也。此药行荣卫,壮筋骨。

天麻　牛膝二味用酒同浸三日,焙干用　草薢　玄参各六分　杜仲炒去丝,七两　附子炮,一两　羌

活十四两　川当归十两　生地黄一斤,一方有独活五两,去肾间风

上为细末,炼蜜丸,梧桐子大。每服五七十丸,空心温酒或白汤下。良久则食。服药半月后觉塞壅,以七宣丸疏之。

《良方》六合汤　治风虚眩晕。

四物汤四两　秦艽　羌活各半两

每用五钱,水煎服。

豁痰诸剂

二陈汤　方见痰门。

《和剂》**省风汤**　治中风口噤,口眼㖞斜,筋脉挛急,抽掣疼痛,风盛痰实。

防风　南星生用,各二钱　半夏水浸洗净,生用　黄芩　甘草生用,各一钱

上水二盏,生姜五片,煎至一盏。不拘时服。此治风挟热之药,有合导痰汤同服尤妙。

《济生》**导痰汤**　方见痰门。治痰涎壅盛,或胸膈留饮痞塞,此治痰泄痞之药也。

《和剂》**大醒风汤**　治中风痰厥,涎潮昏晕、半身不遂、历节痛风拘挛。

南星生用,六钱　防风三钱　独活　附子生　全蝎微炒　甘草生,各一钱半　生姜十片

上分二帖,每帖水二盏,煎八分,去渣,食远温服。

《简易》**星香汤**　治中风痰盛,服热药不得者,痰厥、气厥、身热面赤宜服。

南星八钱　木香一钱

上作二剂,每剂水二盏,生姜十片、煎七分去渣温服。

摄生饮　治一切卒中,不论中风、中寒、中暑、中湿及痰饮、痰厥、气厥初作即用此。

圆白南星湿纸包煨　半夏百沸汤泡　南木香各一钱,磨汁　辽细辛　苍术生　甘草生　细节石菖蒲各一钱

上咀作二服,每服水盏半,姜七片,煎取其半,乘热调苏合香丸灌下。痰盛加全蝎二枚,先以皂角末吹鼻,得嚏进药。牙噤者,乌梅肉和南星、细辛、半夏末,中指揩牙自开。

贝母栝蒌散　治肥人中风,口眼㖞斜,手足麻木,左右俱作痰治。

贝母　栝蒌　南星炮　荆芥　防风　羌活　黄柏　黄芩　黄连　白术　陈皮　半夏汤泡七次　薄荷　甘草炙　威灵仙　天花粉各等分

上每服水二盏,姜三片,煎八分至夜服。

青州白丸子　治男子、妇人手足瘫痪,风痰壅盛,呕吐涎沫,及小儿惊风并治。

白附子二两,生用　半夏七两,水浸,去衣,生　南星二两,生　川乌去皮脐,五钱,生

上罗为末,生绢袋盛,于井花水内摆出粉,未出者,以手揉,令出渣,再搓再摆,以尽为度。用瓷盆中,日晒夜露,每日一换新水,搅而复澄。春五、夏三、秋七、冬十日,去水晒干如玉片,以糯米粉作稀糊丸。如绿豆大,每服二十丸,生姜汤下无时。如瘫痪,酒下。

小儿惊风,薄荷汤下三五丸。

歌曰:

积年痰饮渐成风,口眼㖞斜语不通。

苏合香丸姜汁灌,青州丸子有神功。

千金地黄煎　治热风心烦及脾胃热壅,食不下。

生地黄汁　枸杞子汁各五升　真酥　生姜汁各三升　荆沥　竹沥各五升　人参八两　白茯苓六两　天门冬八两　大黄　栀子各四两

上十一味,以五味为细末,先煎地黄等汁,内末药调服方寸匕,再渐加之服,以利为度。

竹沥汤　治四肢不收,心神恍惚,不知人事,口不能言。

竹沥二升　生葛汁二升　生姜汁三合

上三汁和匀,分三服,温用。

荆沥汤　治中风,多热痰盛,常宜服此。

荆沥　竹沥　生姜汁减半

上三汁和匀,每用五合,温服。

涤痰汤　治中风,痰迷心窍,舌强口不能言。

南星姜煮　半夏泡七次,各二钱　枳实一钱　白茯苓一钱半　橘红一钱　石菖蒲八分　人参竹茹各七分　甘草五分

上水二盏,生姜五片,煎八分,食前服。

治虚寒剂

三生饮　治卒中风,昏不知人,口眼㖞斜,半身不遂,痰厥,风厥。

南星一两,生　川乌去皮,生　附子去皮,生,各半两　南木香二钱半

上每服四钱,水二盏,姜十片煎七分服。

《济生》星附汤　治因虚中风,痰涎壅塞。

南木香二钱　南星生　附子生,各半两

上作二服,每服水二盏,姜五片,煎八分食远服。寒甚者,用熟、星、附、沉。困甚,手足厥冷者,加川乌,名三生饮。服未效,加天雄,名三建汤。痰涎壅塞,声如曳锯,服药不下,宜于丹田穴多灸之。

二香三建汤　治男妇中风,六脉俱虚,舌强不语,痰涎壅盛,精神如痴,手足偏废,不能举用。此等不可攻风,只可补虚。

天雄　附子　乌头各二钱,去皮脐皆生　沉香　木香各一钱,水磨汁

上作二服,每服水盏半,姜十片煎七分,食前服。

侧子汤　治中风扶虚,手足厥冷,肌肉不仁,口眼㖞斜,牙关紧急。

附子炮 干姜炮，各三钱 桂心 细辛 防风 人参各一钱

上作二服，每服水盏半，煎七分，不拘时服。

防风汤 治中风挟暑，卒然晕倒，口眼㖞斜，四肢不收。

防风 桂心 干姜 泽泻 杏仁 甘草炙，各一钱

上水盏半煎七分，不拘时服。

资寿解语汤 治中风脾缓，舌强不语，半身不遂。

防风 附子炮 天麻 酸枣仁各一钱 羚羊角镑 官桂各八分 羌活 甘草各五分

上水二盏煎八分，入竹沥二匙、姜汁二滴，食远服。

星附散 治中风能言，口不歪，而手足亸曳者。

南星 半夏各制 茯苓 僵蚕炒 川乌去皮脐 人参 黑附子 白附各八分

上水二盏煎八分，食远热服，得汗愈。

八风散 治风气上攻，头目昏晕，肢体拘急，皮肤瘙痒，瘾疹成疮，及寒热不调，鼻塞声重。

藿香 白芷 前胡各五分 黄芪 人参各一钱 甘草 羌活 防风各钱半

上水二盏煎。或末，薄荷汤调下二钱，茶调亦可。

易简诸方

《衍义》方 治风涎潮，塞气不通。

皂角炙，一两 白矾生，半两 轻粉半钱

上为末，水调一、二钱灌之，须臾吐涎。

豨莶丸 治中风失音不语，偏风，口眼㖞斜。时吐涎水，四肢麻痹，骨间酸疼，腰膝无力。

豨莶草五月五日，六月六日，九月九日采之者佳

上取洗净，晒干入甑中，层层洒蜜酒蒸之，晒干。如此九遍为末，炼蜜为丸，如梧桐子大。每服七十丸，空心温酒下。

草灵丹 治一切风疾取汗。

紫背浮萍

摊于竹筛内，下着水盆。晒干罗细末，炼蜜丸，弹子大。每服一丸。黑豆煎酒下，取汗。

苍耳丸 治诸风证。

五月五日采苍耳草，洗净晒干为末，炼蜜丸，梧桐子大，每服十丸，日三服。若有风处或如麻豆粒起，此为风毒出也。可以针刺，黄汁出尽乃愈。

灵应丹 治瘫痪四肢不举，风痹等证。

麻黄二斤去根节，河水五升熬去渣，再熬成膏 白芷 桑白皮 苍术 甘松 浮萍各一两，为末 川芎 苦参各二两，为末

为末,以膏调为丸,弹子大。每服一丸,温酒化下,临卧服。隔二三日再服,手足即时轻快。治卒中风,涎潮不利。

蓖麻膏 治中风口眼㖞斜。

蓖麻子十四粒 巴豆七粒

各去皮,研如泥加麝香少许。如左,涂右手心;右,涂左手心。仍以酒调药托歪处,须臾便正,去药。

蒜涂法 治前证。

橡斗盛蒜泥,涂合谷穴。右合左,左合右。

一方 治风,昏迷吐沫,不知人事,产后中,通治。黑豆炒焦,好酒淬淋清汁一盏,独活三钱,煎七分温服。再续服,以瘥为度。

《圣惠方》 治㖞斜。

栝蒌汁和大麦面作饼,贴手心。右灸左,左灸右。

松叶酒 治口眼㖞斜,中风二、三年不效者。用青松叶一斤,细锉,木石臼捣令汁出。生绢袋盛以清酒一斗,浸二宿,火煨一宿。初服半升,渐至一升,取头面汗出即止。

皂角膏 治前证。大皂角五两,去皮、子为末,以三年好米醋调和,左贴右,右贴左,干更涂之。

青藤膏 治诸风证。出太平府之荻港。二三月间采。青藤不拘多少,锉入釜内,用微火熬七日夜成膏,收于瓷器内。若用治病,先备梳三四枚。量病虚实加减,服一茶匙,温酒调下,不拘时。服毕将患人身上拍一掌,其后发痒,遍身以梳梳之。要止,饮冷水一口解之。痒止病愈。

一方 治卒中风,昏愦若醉。痰涎壅盛,四肢不收。

砒霜如绿豆大,细研末。以新汲水调下,少时用热水投之,大吐即愈。

一方 治中风烦热,皮肤瘙痒。醍醐四两,每服一匙,酒调下。尽四两而愈。

仙灵脾酒 治遍身手足不随,皮肤不仁。

仙灵脾一斤,锉细,生绢袋盛,以无灰酒二斗浸之,以浓封密,春夏三日,秋冬五日后开。每日温饮,令微醺,不可大醉。若酒尽再制一服,无不效。

一方 治中风头眩。

蝉蜕一两,微炒为末,酒调下一钱。

一方 治风痰。

宜多食梨可愈。惟正月禁食。

一方 治前证。

川乌去皮,五灵脂、当归、骨碎补等分,为末,酒糊丸。每服十九至十五丸,温酒送下。

《千金方》 治中风,口噤不知人。

独活四两,入酒一升,煎半升温服。

又方　苍术四两,酒三升,煎一升,顿服。

一方　治中风失音,并一切风疾及小儿客忤,男子阴痒,女人带下。

白僵蚕七枚炒。为末,酒调服方寸匕,立效。

一方　治中风不省人事。

香油或生姜自然汁,灌之即省。

一方　治中风项强,不能回顾。

掘地作坑,烧令通赤,以水洒之,用桃叶铺其下。患人卧之,多着桃叶在项下,蒸之令汗出瘥。

一方　治风劳肿毒,挛痛或牵引及少腹腰痛。

桃仁一升,去皮尖,炒令黑烟出,热研捣如泥,以酒二升,搅匀服,取汗三日愈。

《肘后方》　治中风,腹中切痛。

以食盐半斤熬令水尽,着口中以热汤吞下,得吐痰即愈。

一方　治卒风不省人事,痰涎壅急。

生白矾二钱为末,生姜自然汁调,斡开口灌下,得吐即省。

一方　治中风。口噤不开,涎潮不吐。

法用大皂角一条,去皮,涂猪胆炙令黄色为末,每服一钱,不拘时。如气实脉盛,调二钱。如牙关不开,用白盐梅揩齿,口开即灌药,以吐出风涎瘥。

一方　治服药过多,不省人事。

甘草一两,煎汤入生姜汁半杯和服。

一方　治一切风疾,浑身瘙痒。

用胡麻、威灵仙、何首乌、甘草、石菖蒲等分,为细末,每服二钱、姜汤调下。

《食疗》　治水肿风疾,中风脚软,及风毒香港脚,筋挛膝痛。大黄豆和甘草煮汤,不时服。

《神仙夏禹经》　菖蒲薄切晒干,三斤,绢袋盛之。玄水一斗(酒也)浸悬坛内,密封一百日。出视如绿菜色。以一斗熟黍米纳中,封十四日开出温饮,治一切三十六种风,悉效。

《崔氏海上集》　威灵仙治风,通十二经脉。此药朝服暮效,疏通五脏六腑,令出宿水,微利不泻。久服四肢轻健,手足温暖。专治男妇中风,手足不遂,口眼㖞斜,骨节风,胎风,暗头风,白癜风,心风,大麻风,皮风搔痒、手足顽麻,言语謇滞,行立不得,风疥癣毒,湿热浸淫,面黄气急,腹胀腰重,阴肿肾冷。妇人月水不来,动经多日。内服威灵仙,外用煎汤频洗,无不平愈。法用威灵仙一味,洗焙为细末,用好酒和,令微湿入在竹筒内,塞口,九蒸九晒,如干漆,以炼蜜和丸,梧桐子大。每服二十丸,酒送下。

灸　法

治中风中脉，口眼㖞斜。

听会二穴，在耳前陷中动脉宛宛中，张口得之　　颊车二八，在耳下二韭叶陷中　　地仓二穴，在口吻旁四分外，近下有脉微微动者是

上三穴，左患灸右，右患灸左。

灸中风中腑，手足不随等疾。

百会一穴，在顶中央　　肩髃二穴，在两肩端两骨间陷处宛宛中，举臂得之　　曲池二穴，在肘外横纹头，屈肘曲骨取之是穴　　风市二穴，在膝外两筋间，平立舒两手着腿，中指到处是　　足三里二穴，在膝下三寸，胫骨外大筋内，筋骨之间是　　绝骨二穴，在足外踝上三寸动脉中

凡觉手足麻木不仁，或痛，良久乃止，此将中腑之候也。不论是风与气，可速灸此六穴。在左灸右，在右灸左。

灸风中脏，气塞涎上不语、昏危，齐下火立效。

百会一穴，如前　　风池二穴，在项后发际陷中　　大椎一穴，在项后一椎上项中　　肩井二穴，在缺盆上，大骨前寸半，以三指按之，当中指下陷中是　　间使二穴，在掌后三寸两筋间陷中　　足三里二穴，如前　　曲池二穴，如前

凡觉手足麻痹，心中昏乱，神思不快，此将中腑之候。不论是风与气，可速灸此七穴。以次第灸之，立愈。

灸中风眼戴不能上视者，三椎、五椎各灸五七壮，齐下火立效。

一法　正坐倚壁，不息行气，从头至足，愈痎疝、大风、偏枯、诸风痹。

一法　仰两足指，五息止。引腰背偏枯，令人耳闻声。常行，眼耳诸根无有罣碍。

一法　以正背倚，展两足，瞑目，从头上引气，想以下行，直抵足心，可三七引，候掌心似受气止。盖谓上引泥九，下达涌泉是也。

一法　正坐倚壁，不息行气，从口令气至头始止，治痎痹，大风偏枯。

一法　一足蹋地不动，一足向侧相转，身欹势并手尽急回，左右迭三七，去脊风冷，偏枯不通。

一法　两手抱左膝。鼻给气七息，展右脚，除难屈伸拜起，胫中痛痿。

一法　两手抱右膝着膺、除下重难屈伸。

一法　踞坐，伸右脚，两手抱左膝头，以鼻纳气，自极七息，右足着外，除难屈伸，胫中痛痹。

一法　立身上下正直，一手上托，仰手如似推物。一手向下如擦物，极势上下来去，换易四七，去内风，两腋筋脉挛急。

一法　治四肢疼痛及不随，腹内积气。床席必须平稳，正身仰卧，缓解衣带、枕高三寸，握固者，以两手各自以四指把手拇指，舒臂令去身各五寸，两脚竖指、相去五寸。

安心定意,调和气息。徐徐漱玉泉,以舌竖上,待津唾满口,徐徐咽下,以口吐气,鼻引气入喉。须微微缓坐,不可卒急,调引气,勿令自闻出入之声,每引气于心,心念送之。从脚上头,便气出,引气五息六息,一出之为一息,自一息数至十息,渐渐增至百息,病即除。不用食生菜及肥肉,大饱食后,喜怒忧思。惟向晓上半日清净时行之,能愈百病。

按语　徐春甫以《黄帝内经》为宗旨,总结了古代以来尤其是金元以来医家的学术成就,使《古今医统大全》名副其实地成为一本"远稽哲哲,近述名流,宗旨必存,小技兼录"的医学全书,其取舍原则,编撰方法,直接影响到明代的医学著作。其对中风解析体现如下:

1. 阐述中风层次清晰

《古今医统大全》中风门的编撰体现出以病机为核心,贯串始终。先论病机,后论脉候;对照病机,引述各家医论以发挥其旨,间或加以自己的评论,俟疑虑冰释,才论证候而列方药,使中医理、法、方、药四个环节一体化。首先引述"中风《内经》始论",然后据各家之论将中风之病机分为"中腑中脏"与"气中",再将此病机与"湿病似中风""证类风"相鉴别,并兼论症候之异同。随后参照病机,总论治法:"汗吐下之法治风""中风先调其气""治风宜先逐痰""治中风不可下""治风不可利小便"等。采集百家,如蜂酿蜜,对临床极具指导意义。方药经徐春甫之筛选,所取之方均为《伤寒论》以来疗效肯定者,如中风所用表里双解之"防风通圣散"(《宣明》),攻里泻下之"凉膈散"(《太平惠民和剂局方》),发表治风之"大续命汤"(《千金方》)及"小续命汤"(局方《普剂方》),开窍醒脑之"苏合香丸"(《太平惠民和剂局方》),至今仍载于中医的大学教材"中风证"中。

2. 详述中风病机特点

(1) 首论《黄帝内经》中风为风邪入侵,指出:"《内经》风邪,系外感之病。有内外、脏腑、虚实、寒热之不同。"

(2)《金匮要略》认为正虚引邪,指出:"风之为病,当半身不遂,经络空虚,邪贼不泻,或左或右,邪气缓,正气即急,正气引邪,喎僻不遂。"并提出:"但不当以外中风邪立名,而与内脏痿症混同出治,此千古之弊也。"

(3) 阐述风分中腑中脏中经之异,提出气中论,认为"中气即七情内火之动,气厥逆,由其本虚故也"。

(4) 认为风非外来本气自病,如"此中风者,非外来风邪,乃本气病也"。

(5) 提出湿病似中风,如"酒湿之为病,亦能作痹证。口眼喎斜,半身不遂,浑似中风,舌强不正,当泻湿毒,不可作风病治之而汗也"。

(6) 认为风本于热,如"多因喜怒悲愁恐五志过极而卒中者,皆为热甚故也"。

(7) 指出内因似中风,如"殊不知因于风者,真中风也。因火,因气,因湿者类中风而非中风"。阐述四肢不举有虚实,如"世俗但见四肢不举,皆以为中风,此脾土太过不及皆能致之,其可一概用药乎?"

(8) 认为中风不当与痿症同治,如"盖病邪有虚有实,难一概论,又况痿证实与内热所生相同,医者须宜识此"。

(9) 提出痉厥类风,如"尸厥、痰厥、气厥、血厥、酒厥等证,亦与中风相似"。

3. 详解中风治法

(1) 提出戴人汗吐下三法治风,如"风淫所胜,平以辛凉。世何以热药治风邪? 予治惊风痫病痿,用汗吐下三法随治愈"。

(2) 指出中风先调其气,如"若内因七情而得者,法当调气,不当治风;外因六淫而得之者,亦先当调气,然后根据所感六气治之,此良法也"。

(3) 认为治中风宜先逐痰,如"痰壅盛者,口眼㖞斜,不能言者,皆当用吐法。一吐不已,再吐"。

(4) 认为治中风不可妄下,如"治风当通因通用,惟宜宣发以散之,不可便以苦寒之药妄下"。

(5) 治风不可利小便,"如小便少,不可以药利之……若利之,使荣卫枯竭,无以制火,烦热愈甚"。

(6) 认可丹溪治法,"中风大率主血虚有痰,治痰为先,次养血行血"。

(7) 提出中脏腑治法不同,如"中腑者,宜汗之。中脏者,宜下之。此虽合汗下,亦不可太过"。

(8) 气中当调气,"又因气中,其证与中风相似,但风中多痰涎,气中口中无涎。治之之法,调气为先"。

4. 精选中风药方

根据病机证候不同,采用不同药方,大体可以分为以下几类:

(1) 分为通治风证诸剂,如愈风汤及其加减方剂、羌活愈风汤、独活汤、续命煮散、秘传祛风散、消风散、追风如圣散、搜风顺气丸、人参补气汤、天麻丸、独活酒、天仙膏、正舌散、愈风丹、御风丹、枸杞防风酒、脑麝祛风丸、四白丹、二丹丸、大神效活络丹、换骨丹、千金保命丹、酒浸仙药方、史国公浸酒仙方、舒筋保安散、铁弹丸、通关散。

(2) 发表诸剂,如《金匮要略》续命汤、《千金》大续命汤、《局方》小续命汤及加减方、防风天麻散、疏风汤、解风散、羌活散、胃风汤、薏苡仁汤、(《局方》)排风汤、(《宝鉴》)秦艽升麻汤、(《宝鉴》)不换金丹。

(3) 攻里诸剂,如三化汤、(子和)搜风丸、凉膈散、清心汤、转舌膏、活命金丹、仙术芎散、泻青丸。

(4) 发表攻里诸剂,如《宣明》防风通圣散、祛风至宝膏。

(5) 吐剂,如瓜蒂散、稀涎散、救急稀涎散、皂角散、虾汁汤、搐鼻通天散、(《圣惠》)搐鼻法、治卒中法、苏合香丸。

（6）理气诸剂，如《局方》乌药顺气散、《严氏》八味顺气散、《和剂》人参顺气散、匀气散。

（7）理血诸剂，如《机要》大秦艽汤、四物汤、《简易》三圣散、《拔萃》养血当归地黄汤、天麻丸、《良方》六合汤。

（8）豁痰诸剂，如二陈汤、《和剂》省风汤、《济生》导痰汤、《和剂》大醒风汤、《简易》星香汤、摄生饮、贝母栝蒌散、青州白丸子、千金地黄煎、竹沥汤、荆沥汤、涤痰汤。

（9）治虚寒剂，如三生饮、《济生》星附汤、二香三建汤、侧子汤、防风汤、资寿解语汤、星附散、八风散。

（10）易简诸方，多用单味药，以膏酒、丸、饼、末、汤等剂型，通过外涂或贴或洗、内服、熏蒸，如豨莶丸、蓖麻膏、松叶酒、皂角膏、威灵仙煎汤；常用食物，如梨、香油或生姜自然汁、食盐等作为简易方法，治疗中风。

5. 中风善用灸法

徐春甫在《古今医统大全·卷七·针灸直指·诸证针灸经穴·风证》指出："中风手足不遂等证：百会、发际、肩髃、曲池、风市……患左灸右，患右灸左。"同时强调辨证施治："灸治中风中脉，取听会、颊车、地仓穴"；"灸治中风中腑，穴取百会、肩曲池、风市、足三里、绝骨，不论是风与气，可速灸此六穴"；"灸中风中脏，则取百会、大椎、肩井、间使、足三里、曲池，以次第灸之，立愈"。

第八节　孙一奎医论医案

孙一奎（1522～1619 年），字文垣，号东宿，别号生生子，安徽休宁县人，著名医家，温补学派代表人物之一。其父业儒，为诸生，几次应试落榜，怏怏而病，终日呻吟。孙一奎自幼即怨无事亲之术，稍一长，遵父嘱往浙江括苍一带经商，遇异人授医术及方书，读而验之，多见奇效，便载归休宁，禀告其父，欲舍贾而事方术，父欣然答应。孙一奎为石山学派汪机的再传弟子，从黔县黄古潭学，勤求古训、博采众长，"不以丘里自隘"，遂挟方术游庐山、三吴等地，遇有所长，即往请益。并奋力学习民间各疗法，凡 30 年，治疾多验，晚年名振三吴。孙一奎创立肾间"命门-动气说""命门-太极说"，强调命门原气为生生之机，对中医学发展有重要的影响。著作有《赤水玄珠》《医旨绪余》《痘疹心印》《孙文垣医案》等，其中《孙文垣医案》由其子和门人结合孙一奎临床经验辑录而成。

《赤水玄珠》

中 风

《内经》云：风之伤人也，或为寒中，或为热中；有中血脉，有中腑，有中脏。

东垣云：中血脉者，口眼㖞斜。中腑者，肢节废，面加五色。有表证，拘急不仁。中脏者，唇缓失音，鼻塞耳聋、眼瞀便闭，性命危急。此三者，治各不同。如中血脉，外有六经之形症，则从小续命汤加减及疏风汤治之。如中腑，内有便溺之阻隔，宜三化汤，《局方》中麻仁丸通利之。外无六经之症，内无便溺之阻，宜大羌活愈风汤、秦艽汤。中脏痰涎昏冒，宜至宝丹之类镇坠之。

《纲目》云：中风，世俗之称也。其症卒然仆倒，口眼㖞斜，半身不遂，或舌强不言，唇吻不收是也。然名各有不同，卒然仆倒者，经称为击仆，世又称为卒中。乃初中风时，其状又如此也。其口眼㖞斜，半身不遂者，经称为偏枯，世又称为左瘫右痪，及腲腿风，乃中倒后之症，邪之浅者，状如此也。其舌强不言，唇吻不收者，经称为痱病。世又称为风懿、风气。亦中倒后症，邪之深者，状如此也。东垣以中脉、中腑、邪浅而易治。中脏为邪深而难治者得之矣。凡病偏枯，必先仆倒。故《内经》连名称为击仆偏枯也。后世迷失经意，以偏枯为痱病之旨，一以中风名之。遂指偏枯为枯细之枯，而非左瘫右痪之症。习俗之弊，至于如此也。殊不知张仲景云：骨伤则痿，名曰枯。盖痿缓不收，则筋骨气肉无气以生，脉道不利，手足不禀水谷之气，故曰枯，非细之谓也。积日累月，渐成细者间有之，非可便指枯为细也。此枯字即枯槁之枯，初中倒时，随即醒者，宜治。若不醒者，宜掐人中，俾醒。看痰涎壅盛宜吐之，口噤亦吐之。若口开、手撒、遗尿者，为阳暴绝，速宜大料参芪补接之。若眼戴上者，宜灸之。

《玄珠经》云：风病，口开、手撒、眼合、遗尿、鼻声如鼾者，五脏气绝也。盖口开者心绝，手撒者脾绝，眼合者肝绝，遗尿者肾绝，声如鼾者肺绝也。若见一，犹可用工，若面赤时黑，主阳上散，肾水反克心火，兼遗尿、口开、气喘，断不救也。按以上皆真中风症也。由人元气素虚，腠理疏豁，卫弱失护，一遇风邪，莫之能御。经曰：邪之所凑，其气必虚。救醒后多用骤补法，丹溪独参膏加竹沥、姜汁之类，与类中风症不同法也。

附 方

小续命汤

麻黄去节 人参 黄芩 芍药 防己 川芎 杏仁 甘草 桂各一两 附子五钱 防风一两五钱

每服五七钱，加生姜五片，水煎，食前热服。《金匮要略》有石膏、当归，无附子。

大凡中风,不审六经之加减,虽治之,不能去其邪也,《内经》云:开则淅然寒,闭则热而闷,知暴中风邪。宜先以加减续命汤随证治之。

中风无汗恶寒,麻黄、续命主之。依本方,麻黄、防风、杏仁,各加一倍。宜针至阴、足小指外侧爪甲角,针入二分,出血。昆仑,足外踝后跟骨。举足乔取之。

中风有汗恶风,桂枝、续命主之。依本方,芍药、桂枝、杏仁各加一倍。宜针风府,顶后入发际一寸,针七分,禁灸。上二证,皆太阳经中风也。

中风有汗,身热不恶寒,白虎、续命主之。依本方,甘草加一倍,外加石膏、知母各二两。

中风有汗,身热不恶风,葛根、续命主之。依本方,桂枝、黄芩各加一倍,外加干葛二两。宜针陷谷,足大指次指间本节后陷中,针五分。去阳明之贼。刺厉兑,在足大指次指去爪甲如韭叶。泻阳明之实。上二证,皆阳明经中风。

中风无汗身凉,附子、续命主之。依本方,附子加一倍,甘草加三两,外加干姜二两。宜刺隐白,足大指内侧衣甲角。去太阴经之贼。此太阴经中风也。

中风有汗无热,桂枝、续命主之。依本方,桂枝、附子、甘草各加一倍,宜针太溪。足内踝后跟骨上陷中动脉应手,针过昆仑。此少阴经中风也。

中风六证混淆,系之于少阳、厥阴,或肢节挛痛,或麻木不仁,宜羌活、连翘、续命主之。小续命八两,外加羌活四两,连翘用六两。

古之续命,混淆无症之别。今各分经治疗,又分经针刺法。厥阴之井大敦,足大指甲后一韭叶,聚毛间。刺以通其经。少阳之经绝骨,外踝上三寸,灸五壮。灸以引其热。是针灸同象法治之大体。

防风通圣散

防风　川芎　当归　芍药　大黄　芒硝　连翘　麻黄去节　薄荷　山栀　白术　荆芥各五钱　石膏　桔梗　黄芩各一两　滑石　甘草各二两。

每服一两,加生姜,水煎服。

大秦艽汤　中风外无六经之形证,内无便溺之阻隔,知血弱不能养筋,故手足不能运动,舌强不能言语,宜养血而筋自荣。

秦艽三两　甘草　川芎　当归　白芍　石膏各二两　细辛五钱　羌活　防风　黄芩　白芷　白术　生地　熟地　白茯苓各一两　川独活三两

上十六味,锉,每服一两,水煎,温服无时。如遇天阴,加生姜。如心下痞,每两加枳实一钱同煎。

三化汤　中风外有六经之形证,先以加减续命汤随症治之,内有便溺之阻隔,复以三化汤主之。

厚朴　大黄　枳实　羌活各等分

上锉如麻豆大,每服三两,水三升,煎至一升半,终日服之,以微利为度,无时。法曰四肢不禁,俗曰瘫痪;故经所谓太过则令四肢不禁。又曰:土太过则敦阜。阜,高也。敦,厚也。既厚而又高,则令除去。此真所谓膏粱之疾,非肝肾经虚也。何以明之?经所谓三阳三阴发病为偏枯痿易,四肢不禁。王注曰:三阴不足则发偏枯,三阳有余则痿易。易为变易,尝用而痿弱无力也。其治则泻令气弱阳衰、土平而俞。或三化汤、调胃承气汤,选而用之。若脾虚则不用也。经所谓土不及则卑陷。卑,下也;陷,坑也,故脾病四肢不用。四肢皆禀气于胃,而不能至经,必因于脾乃得禀受也。今脾不能与胃行其津液,四肢不得禀水谷气,气日以衰,脉道不利,筋骨肌肉,皆无气以生,故不用焉。其治可补,十全散、加减四物,去邪留正。

愈风汤 中风症内邪已除,外邪已尽,当服此药,以行导诸经。久服大风悉去,纵有微邪,只从此药加减治之。然治病之法,不可失其通塞。或一气之微汗,或一旬之通利,如此为常治之法也。久则清浊自分,荣卫自和。如初觉风动,服此不致倒仆。

羌活　甘草　防风　川芎　细辛　枳壳　人参　麻黄　甘菊　薄荷　当归　知母　黄芪　柴胡　前胡　半夏　厚朴各二两　生地四两　熟地　防己　茯苓　黄芩　白芷　蔓荆子　枸杞　地骨皮各二两　石膏　苍术各四两　桂一两　芍药三两　独活　杜仲各二两

上锉,每服一两,水二盏,煎至一盏,温服。如遇天阴加生姜,空心一服,临卧再煎渣服。俱要食远,空心,一服咽下二丹丸,为之重剂。临卧一服咽下四白丹,为之轻剂。是动以安神,静以清肺。假令一气之微汗,用愈风汤三两,加麻黄一两,均作四服,每服加生姜五片,空心以粥投之,得微汗则佳。如一旬之通利,用愈风三两,大黄一两,亦均作四服,如前煎,临卧服,得利则妙。常服之药,不可少四时之辅,如望春大寒后加半夏、柴胡、人参各二两,木通四两,此迎而夺少阳之气也。望夏之月,加石膏、黄芩、知母各二两,此迎而夺阳明之气也。季夏之月,加防己、白术、茯苓各二两,胜脾土之湿也。初秋大暑之后,加厚朴二两,藿香二两,桂一两,木通二两,此迎而夺太阴之气也。霜降之后望冬,加附子一两,桂一两,当归二两,胜少阴之气也。得春减冬所加药,四时类此。虽立法于四时之加减,更宜临病之际,审病之虚实寒热,土地之宜,邪气之多少。此药具七情、六欲、四气,无使五脏偏胜,不动于荣卫。如风秘服之,则水不燥结。如久泻服之,则能自调。初觉风气便服此药,及新方中天麻丸各一料,相为表里,治未病之圣药也,及已病者,更宜当服。无问男妇及小儿惊痫抽搐、急慢惊风等病,服之神效。如解利四时伤风,随四时加减法。又疗脾肾虚筋弱,言语难,精神昏愦,及治内弱风湿。内弱者,乃风热火亢;体重者,乃风湿土余。内弱之为病,或一臂肢体偏枯,或肥而半身不遂,或恐而健忘,喜以多思。故思忘之道,皆情不足也。是以心乱则百病生,于心静则万病悉去。故此药能安心养神,调阴阳无偏胜,及不动荣卫。

四白丹 能清肺气,养魄。谓中风者多昏昧,气不清利也。

白术　茯苓　人参　砂仁　防风　川芎各五钱　白芷一两　知母　细辛各二钱　羌活　独活　薄荷各二钱半　白檀一钱半　甘草　香附炒,各五钱　甜竹叶三两　麝一钱　龙脑五分　牛黄五分　藿香一钱半上药二十味,计八两六钱三字,为细末,炼蜜为丸,每两作十丸,临卧嚼一丸,分五七次嚼之。上清肺气,下强骨髓。

二丹丸　治健忘,养神,定志,和血。内安心神,外华腠理。

丹参两半　丹砂五钱,为衣　远志五钱　茯神一两　人参五钱　菖蒲五钱　熟地一两半　天门冬一两半　麦冬一两　甘草一两

上为细末,炼蜜丸,桐子大,每服五十丸至百丸,空心食前。常服安神定志。一药清肺,一药安神。故清中清者,归肺以助其真;清中浊者,坚强骨髓。血中之清,荣养于神;血中之浊者,华荣腠理。如素有痰,久病中风,津液涌溢在胸,中气所不利,用独圣散吐之,后用利气泻火之剂。

泻清丸　治中风,自汗昏冒,发热,不恶寒,不能安卧,此是风热烦躁。方在火门。

天麻丸　行荣卫,壮筋骨。

天麻六两,酒浸三日　牛膝六两,酒浸三日　杜仲炒,去丝　萆薢六两,另研　玄参六两　当归十两　生地一斤　羌活十两　附子一两

上为末,炼蜜丸,桐子大,常服五七十丸,病大至百丸,空心,食前,温酒或白汤下。平明服药至日高,饥则止药,大忌壅塞,失于通利故服药半月,稍觉壅,微以七宣丸轻疏之,使药再为用也。牛膝、萆薢治筋骨,杜仲使筋骨相着,天麻、羌活活风之圣药,当归、地黄养血能和荣卫。玄参主用附子佐之,行经药也。

抱拙子曰:按中风之证,卒然倒仆,口眼㖞斜,半身不遂,或舌强不语,唇吻不收是也然名各不同。有曰风瘖,以心闷闭不能言,喉中噎噎作声。盖肺气入心则能言,邪中心肺,痰涎潮塞,故使然也。有曰风痱者,以风涎散注于关节,气不能行,故使四肢不遂也。有曰舌强不语者,以风入心、脾二经,心之别脉,系于舌本,脾之脉,挟咽连舌本,散舌下,今风涎入其经络,故舌不转而不能言也。有曰四肢拘挛者,以风冷邪气入于肝脏,使诸经挛急,屈而不伸也。有曰风柔者,以风热邪气入于肝脏,使诸经弛张,缓而不收也。有曰风颤者,以风入肝经,上气不守正位,故使头招面摇,手足颤掉也。有曰风暗者,以风冷之气客于中滞而不能发,故使口禁不能言也。与前涎塞心肺同候,此以口噤为异耳。《金匮要略》曰:风之为病,当半身不遂,经络空虚,贼邪不泻,或左或右。邪气反缓,正气则急。正气引邪,㖞僻不遂。邪在于络,肌肤不仁。邪在于经,即重不胜。邪入于腑,即不识人。邪入于脏,即难言,口吐涎。以上所论,皆言风从外入也。刘守真曰:风病多因热甚。俗云风者,言末而忘其本也。所以中风有瘫痪者,非谓肝风实甚而卒中之也,亦非外中于风。良由将息失宜,而心火暴甚,肾水虚衰,不能制之,则阴虚阳实,而热气拂郁,心神昏冒,筋骨不用,而卒倒无知也。张洁古曰:人之气,以天地之疾风名之,故中风者,非外来风邪,乃本气自病也。凡人年逾四旬,气衰者多有此疾,壮岁之时无有也。若肥盛之人则间有之,亦是形盛气衰故如此。治法,和脏腑,通经络,便是治风。李东垣之说与洁古同。朱彦修曰:西北气寒,为风所中者诚有之。东南气温

地湿,有风病者非风也,皆湿生痰,痰生热,热生风也。以上所论,皆言风从内出也,夫自古论中风者,悉主于外感,而刘张诸子,则主于内伤。今详此病,盖因先伤于内,而后感于外,相兼成病者也,但有标本轻重不同耳。假如百病皆有因有证,因则为本,证则为标。古人论中风者,言其证也。诸子论中风者,言其因也。岂可以中风一证歧而为二哉!故古人所论外感风邪者,未必不由本体虚弱,荣卫失调之所致。诸子所论火盛、气虚、湿痰者,未必绝无风邪外侵之所作。若无风邪外侵,则因火、因气、因湿,各为他证,岂有暴仆暴喑,口眼㖞斜,手足不遂,舌废不用,昏不识人之候乎?治法,外感重者宜先祛外邪,而后补中气;内伤重者,宜先补正气,而后攻外邪或以散风药为君,而补虚药为佐使;或以补虚药为君,而散风药为佐使。全在治法,量标轻重而治之。

凡中风证内邪已除,外邪已尽,当服愈风汤,以行导诸经。久服大风悉去,纵有微邪,只从此药加减。盖能和营卫,疏经络,有补气养血之功,祛湿消痰之效。疏而不耗,补而不滞,不燥不寒,诚观左右之轻重,上下之缓急,酌而用之,无不克济。

按中风五脏,亦显外证。目瞀者中于肝,舌不能言者中于心,唇缓便秘者中于脾,鼻塞者中于肺,耳聋者中于肾。此五者,病深为难治。但风中腑者,多兼中脏,如左关脉浮弦,面目青,左胁偏痛,筋脉拘急,目眴头眩,手足不收,坐踞不得,此中胆兼中肝也,用犀角散之类。如左寸脉浮洪,面赤汗多,恶风,心神颠倒,怔悸恍惚,言语謇涩,舌强口干,此中小肠兼中心也,用麻黄散之类。如右关脉浮缓或浮大,面唇黄,汗多恶风,口㖞语涩,身重嗜卧,肌肉不仁,腹胀不食,此中胃兼中脾也,用防风散之类。如右寸脉浮涩而短,面白,鼻流清涕,多喘,胸中冒闷,短气,自汗,声嘶,四肢痿弱,此中大肠兼中肺也,用五味子汤之类。如两尺脉浮滑,面目黑黧,腰脊痛引小腹,不能俯仰,两耳鸣,骨节痛,足痿,善恐,此中膀胱兼中肾也,用独活散之类。此皆言真中风也,而有气血之分焉:气虚而中者,由元气虚而贼风袭之,则右手足不仁,用六君子汤加钩藤、姜汁、竹沥;血虚而中者,由阴血虚而贼风袭之,则左手足不仁,用四物汤加钩藤、竹沥姜汁;气血俱虚而中者,则左右手足皆不仁也,用八珍汤加钩藤、竹沥、姜汁。其与中风相类者,则有中寒、中暑、中湿、中火、中气、食厥、劳伤、房劳等证:中于寒者,谓冬月卒中寒气,昏昧,口噤,肢挛,恶寒,脉浮紧,用麻黄、桂枝、理中汤之类;中于暑者,谓夏月卒冒炎暑,昏冒,痿,厥,吐泻,喘满,用十味香薷饮之类;中于湿者,丹溪所谓东南之人,多因湿土生痰,痰生热,热生风也,用清燥汤之类,加竹沥、姜汁;中于火者,河间所谓非肝木之风内中,六淫之邪外侵,良由五志过极,火盛水衰,热气怫郁,昏冒而卒仆也,用六味丸、四君子、独参汤之类,内有恚怒伤肝,火动炎上者,用柴胡汤之类;中于气者,由七情过极,气厥昏昧,或牙关紧急,用苏合香丸之类,误作风治者死;食厥者过于饮食,胃气自伤,不能运化,故昏昧也,用六君子汤加木香;劳伤者,过于劳役,元气虚耗,不任风寒,故昏冒也,用补中益气汤;房劳者,因肾虚精耗,气不归原,故昏冒也,用六味丸。此皆类中风者也。

邪之所凑,其气必虚。故风之伤人,虽云脏腑俱受,而肺肝两经居多。盖风邪之入,先于皮毛之虚,皮毛受邪,则内客于肺,肺主气,肺邪既盛,则气必上逆,所以有痰涎壅塞,昏晕倒仆之状。肝主筋,属木与风,其气相感,以类相从。故风邪乘虚,肝经受之则筋缓不荣,或筋缩不舒。所以有手足拘挛,或四肢瘫痪之状。治风之法,初得病,即当顺气,及日久,即当活血。此万古不易之理。盖风病未免有痰,治痰先治气,气顺则痰清。治风先治血,血行风自灭。顺气和血,斯得病情。若先不顺气,便用乌、附,又不养血,徒用麻、防,未见有愈者也。

《内经》治口眼㖞斜,多属足阳明筋病。盖足阳明筋结颊上,得寒则急,得热则弛。左寒右热,则左颊筋急,牵引右之弛者,而㖞向左也。右寒左热,则右颊筋急,牵引左之弛者,而㖞向右也。故其治法,以火灸,且为之膏油熨其急者,以白酒调和桂末涂其弛者。后人用酒煮桂取汁,以故布浸榻病上,左㖞斜榻右,右㖞斜榻左,即《内经》用酒桂涂法也。

人之一身经络贯串谓之脉。脉者血之隧道也。血随气行,周流不停。筋者周布四肢百节,联络而束缚之,此属肝木。得血以养之,则柔和而不拘急。脉皆起于手足指端,故十二经皆以手足而名,筋则无处无之。皮毛者属肺主外,而易于感冒。人身之血,内行于脉络,而外克于皮毛,渗透肌肉,滋养筋骨,故百体平和,运动无碍。若气滞则血滞,气逆则血逆,得热则瘀浊,得寒则凝泣,衰耗则顺行不周,渗透不遍,而外邪易侵矣。津液者,血之余,行乎脉外,流通一身,如天之清露。若血浊气滞,则凝聚而为痰。痰乃津液之变,遍身上下,无处不到,津液生于脾胃水谷所成,浊则为痰,故痰生于脾土也。是以古人论中风偏枯麻木等证,以血虚、瘀血、痰饮为言,是论其致病之源。至其得病,则必有所感触,或因风,或因寒,或因湿,或因酒,或因七情,或劳役、房劳、汗出,因感风寒湿气,遂成此病。此血病、痰病为本,而外邪为标。其邪中于皮毛肌肉,则不知痛痒,麻木不仁,如有物一重贴于其上,或如虫游行,或洒洒寒栗,遇热则或痒,遇阴雨则沉重酸痛。其邪入于血脉经络,则手足、指掌、肩背、腰膝,重硬不遂,难以屈伸举动,或走注疼痛。此上诸症,皆外自皮毛以至筋骨之病。凡脉所经所络,筋所会所结,血气津液所行之处,皆邪气郁滞,正气不得流通而致。然治者当以养血除风、顺气化痰为主,不必强度某病属某经某脏而杂治之也。

风病遗尿属气虚,参芪补之。小便不利者,勿用利药,既得自汗,则津液外亡,小便自少。若利之,使荣卫枯竭,无以制火,烦热愈甚。当候热退汗止,小便自行。兼此症,乃阳明,大忌利小便,须当识此。

妇人产后中风,口噤,手足瘛疭,如角弓状,或血晕,四肢强直。俱用荆芥略炒为末,黑豆淋酒调下三钱极妙。或加当归,入酒少许,水煎灌下即省。

秦艽升麻汤

秦艽　升麻　干葛　芍药　人参　甘草　白芷　防风　桂枝

连须葱白,水煎。

川芎石膏汤　此乃防风通圣散加减法也。

防风　川芎　当归　芍药　连翘　石膏　黄芩　桔梗　薄荷　人参　荆芥　大黄　甘菊

滑石　甘草　山栀　砂仁　寒水石　生姜

水煎服。

八味顺气散

白术　青皮　白芷　乌药　人参　陈皮　甘草　白茯苓

乌药顺气散

麻黄　陈皮　乌药　干姜　甘草　僵蚕　川芎　枳壳　白芷　桔梗　生姜　大枣

水煎服。

六合汤

熟地　当归　川芎　芍药　秦艽_{一作防风}　羌活

水煎服。

三生饮

生南星_{一两}　生川乌_{去皮脐}　生附子_{去皮脐,各半两}　木香_{二钱半}　生姜_{十片}

上每服五钱,水煎服。

省风汤

南星_{二钱}　生防风_{三钱}　生半夏_{汤泡}　生甘草　黄芩_{各一钱半}

上加生姜三片,水煎温服。

搐鼻通天散

藜芦　川芎　白芷　细辛　防风　薄荷_{各一钱}　猪牙皂角_{三个,刮去皮子}

上为末,吹鼻中。

开关散　一名破棺散,治中风口噤。

南星末_{五分}　冰片_{少许}

上五月五日午时合,以中指点末,揩齿左右,其口自开。

摄生饮

苍术　木香　南星　半夏　细辛　菖蒲　甘草生　生姜

痰盛加全蝎,水煎服。

稀涎散

白矾_{一两,半生半枯}　牙皂_{四个,肥实不蛀者,去皮弦,炙黄}

上为末,温水调下一二钱,吐出痰涎便省。

解语汤　一方有石菖蒲,远志。

羌活　防风　天麻　肉桂　川芎　南星　陈皮　白芷　当归　人参　甘草　酸枣仁　羚羊角

水煎,入竹沥半盏,再一滚服。

清心散

青黛　硼砂　薄荷各二钱　牛黄　冰片各三分

上为末,先以蜜水洗舌,后以姜汁擦舌,将药末蜜水调稀,搽舌本上。

加味转舌膏

连翘　远志　薄荷　柿霜各一两　石菖蒲六钱　栀子炒　防风　桔梗　黄芩酒炒　玄明粉　甘草　酒大黄各五钱　犀角　川芎各三钱

上为末,炼蜜丸,弹子大,朱砂五钱为衣,食后,临卧,薄荷汤嚼下一丸。

诃子清音汤

桔梗一两,半生,半炒　诃子四十九个,半生,半炮　甘草二钱,半生,半炙

上为末,每服七钱,童便一大碗。煎热调服。

大八风汤

当归　杏仁　炙草　桂心　干姜炮　五味　升麻六分　川乌炮　黄芩炒　芍药炒　独活　防风　川芎　麻黄　秦艽　石斛　人参　茯神　石膏　黄芪　紫菀三分　大豆去皮,炒,九分

虎胫骨酒

防风　萆薢　当归　松节　龟板　虎骨酥炙,各二两　晚蚕沙　五加皮　秦艽　羌活各二两　白术三两　枸杞子　苍耳子各四两　牛膝一两　鳖甲一两　干茄根八两,饭上蒸

一方有石斛、续断、杜仲、巴戟各一两。

上锉碎,绢袋盛之,以无灰酒三斗,浸坛内,春秋七日,夏五日,冬十日,密固煮滚,封七日,开取时不可面向坛口,恐药气冲目。每日早、午、晚间,病人自取酒一小杯服之。不许多饮,又不令药力断绝。病痊酒尽,将渣晒干,再入干浮萍一片半,木香一两,防己、木瓜各二两,麝少许,研为末,酒糊丸,桐子大,酒下五十丸,日用三服,忌食动风之物。

又曰:凡中风者,俱有先兆之症。凡人如觉大拇指及次指麻木不仁,或手足不用,或肌肉蠕动者,三年内必有中风之症。经曰:肌肉蠕动,命曰微风。宜先服八风散、愈风汤、天麻丸各一料为愈。夫大拇指、次指,皆手足太阴阳明经。中风多着此经也。先服祛风涤热之剂,辛凉之药,治内外之邪,是以圣人治未病不治已病。又云:善治者治皮毛,是治萌芽也。故初成者获愈,固久者伐形,是治未病之先也。

丹溪云:大率治风,主血虚有痰,治痰为先或挟火与湿,盖湿生痰,痰生热而热生风也。

半身不遂者,大率多痰。在左属死血与无血,宜四物汤加桃仁、红花、竹沥、姜汁。在右属气虚,属痰,宜四君子汤、二陈汤,加竹沥、姜汁。

气虚卒倒,参芪汤补之。挟痰则浓煎人参汤,加竹沥、姜汁。血虚四物汤补之。挟痰则四物皆用姜汁炒过,加竹沥、姜汁。能食者,去竹沥,加荆沥。

竹沥、荆沥,乃开经络,行血气,故为必用之剂。

肥人多湿,少加乌头、附子行经。

肥人中者,以其气盛于外而歉于内也。肺为气出入之道,肥人气必急,急则痰涎上壅,邪

盛可知。所以治之必先理气为急。中后气未顺,痰未除,调理之剂,惟当用藿香正气散和星香散煎服。此方非特可治中风之症,中气、中恶尤宜,寻常呕吐痰厥,及胸膈饱闷者,皆可用之。

治风之法,初得之必先顺气,及日久则当活血,此万古不易之理。有以四物吞活络丹愈者,正此意也。设不先顺气化痰,遽用乌附,又不活血,徒用防风、天麻、羌活辈,吾未见其能治也。

若饮食坐卧如常,但失音不语,只以小续命汤去附子,加石膏、菖蒲一钱。

开关之剂

稀涎散 治中风不语,牙关紧急,单蛾双蛾。

汀子仁六粒,每粒分作两半 牙皂三钱,切片 明矾一两

化开矾,将二味投入,搅匀,待矾枯,为末,每用三分吹入,诸病皆愈。痰涎壅盛者,以五分,灯心汤下。喉中之痰逆上者即吐,膈间者即下。

凡中风口噤不开,用白盐梅揩齿,即能开,乃可进药。

丹溪用藜芦为末,加麝香少许,入鼻内,吐之,一吐不愈,再吐之。虚甚者不可吐。

救急通关散 治中风中气,一应急病,宜先以此开关。

牙皂 细辛

二味为末,吹入鼻内,得嚏佳。

苏合香丸 擦牙上,牙关即开。再以生姜自然汁并三生饮,俟其苏醒,然后次第进以顺气之剂,或排风、续命之类。

胜金丸 治中风卒然仆倒如醉,形体昏闷,四肢不收,涎潮逆上,膈气不通,命在须臾。

生薄荷五钱 牙皂二两捶碎,水一升,二味同浸取汁,研成膏 瓜蒂末一两 藜芦末二两 朱砂半两,另研

上将朱砂末二分,和二味末子,和匀,用膏子为丸,龙眼大,朱砂为衣,温酒化下一丸,甚者二丸,以吐为度。得吐即醒,不醒者不治。

桑枝法 桑枝一升,炒香,以水三大升,煎取二升,一日服尽。《图经》云:桑枝温平,不凉不热,可以常服,疗体中风痒,干燥脚气,风气,四肢拘挛,上气,眼晕,肺气咳嗽,消食,利小便,久服轻身,聪明耳目,令人光泽,兼疗口干。仙经云:一切仙药,不得桑煎不服。出《抱朴子》。政和间,何子常病两臂痛,诸药不效,依此作数剂,臂痛即愈。

凡治中风,莫如续命之类。然此可扶持初病,若要收全功,火艾为良。中风皆因脉道不利,血气闭塞也。灸则唤醒脉道,而气血得通,故收全功。

中风不语,用龟尿少许点于舌,神效。

取龟尿法 置龟新荷叶上,用猪鬃鼻内刺之即出。

一方　治半身不遂,口眼㖞斜,头目眩晕,痰火炽盛,筋骨时疼。此乃原于血虚血热,挟痰挟火。经络肌表之间,先已有病根,后因感冒风寒,或过嗜醇酒膏粱,而助痰火,或恼怒而逆肝气,遂有此半身不遂之证。其在于经络肌表筋骨之间,尚未入脏腑,并以此方治之。盖此方有补血活血之功,不至于滞。有健脾燥湿消痰之能,不至于燥。有清热运动,疏风开经络,通腠理,内固根本,外散病邪,王道剂也,多服见功。

白术一钱半　川芎一钱半　南星　半夏　芍药　茯苓　天麻各一钱　川归　生地　熟地
牛膝　酸枣仁　黄芩　橘红各八分　羌活　防风　桂各六分　红花炙　甘草各四分　黄柏三分

水煎,入竹沥、姜汁,清晨服。

喑痱

《素问》太阴所谓入中为喑者,阳气已衰,故为喑也。内夺而厥,则为喑痱。此肾虚也。少阴不至者厥也。脉解篇王注云:痱,废也,肾气内夺,则舌喑足废。

《纲目》云:厥逆者温补之,河间地黄饮子是也。

河间地黄饮子　治喑痱不能言,足废不能,用肾气弱,其气厥不至舌下。

熟地　肉苁蓉酒浸,焙　巴戟　石斛　附子炮　五味　菖蒲　远志　官桂　麦冬　山茱萸　白茯苓各等分

水盏半,姜五片,枣一枚,薄荷同煎至八分,不拘时服。

麝香散　卒中风,音哑,倒地不省,左右瘫痪,口眼㖞斜,诸药未服者服之。

真麝二钱　真香油二两

若遇此症,将麝香研细,入油搅匀,开口灌之,其人自苏。不独治中风,且全其言语不謇,手足不瘫。服此后,方服顺气疏风之剂,盖麝香通关节,可以行至病所也。

产后中风恍惚

产后恍惚,因元气俱虚,心经血少,因外邪所侵,以致心神恍惚,怔忡不宁。

薛氏曰:当大补气血为主,而佐以后方为善,盖风乃虚极之假象也。固其本元,诸病自退,若专治其风,则速其危矣。

一产后患前症,盗汗自汗,发热晡热,面色黄白,四肢畏冷。此气血俱虚,用八珍汤不应,更用十全大补、加味归脾二汤始应。后因劳怒发厥昏愦,左目牵紧,两唇抽动,小便自遗,作肝火炽盛,用十全大补加钩藤、山栀而安。再用辰砂远志丸而愈。

辰砂远志丸　产后中风惊狂,起卧不安,或痰涎上涌。

石菖蒲　远志去心芦,用甘草汤煮　人参　茯神　辰砂各三钱　川芎　山药　铁粉　麦冬
细辛　天麻　半夏　南星　白附子各一两

为末,姜汁糊为丸,绿豆大,别以朱砂为衣,每服三十丸,姜汤送下。

产后中风

产后中风,或气血未复,风寒所感,以致筋挛拘急,口眼歪斜。或肢体缓弱,入脏则恍惚惊悸。郭稽中云:产复强力下床,或误入房,或忧怒内伤脏腑。陈无择曰:当以脉辩而治之。若努力下床,月内入房,忧怒者着艾,非中风类,乃蓐劳火邪之症。

薛氏曰:若果外邪所属,形气不足,病气有余,当补元气为主,稍佐以治病之药。若强力下床,月内入房,属形气病气俱不足,当纯补元气,多有复苏者。若误投风药,乃促其危也。

治产后身背拘急,妄言,发热,四肢拘挛,不时惊悸。

川芎　羌活　羚羊角　酸枣仁炒　芍药炒,各四两　桑白皮一两五钱　防风一两二钱五分

每服六七钱,水煎服。

治产后中风,唇青鼻黑,用小续命汤,连进三服即愈。

产后中风,烦渴,用红花子五合,炒,水煎,徐徐呷之。

产后四肢筋挛

产后中风,四肢筋脉挛急,乃气血俱虚,或风邪客于皮肤,则顽痹赢乏。若入于筋脉,则四肢挛急。皆由大经空虚,风寒乘虚而渐入也。

薛氏谓:肝属木而主筋,若肝经风热血燥,用加味逍遥散。如不应,当用六味丸以补肾水。

一产妇筋挛臂软,筋肉瞤动,此气血俱虚而自热也。用十全大补汤而安。

一产妇手麻,服愈风丹,遍身皆麻,神思倦怠。乃气血虚弱,以十全大补汤加炮姜数剂渐愈,去姜继服而安。

《医旨绪余》

黄帝曰:夫子言贼风邪气之伤人也,令人病焉。今有其不离屏蔽,不出室穴之中,卒然病者,非不离贼风邪气,其故何也? 岐伯曰:此皆尝有所伤于湿气,藏于血脉之中,分肉之间,久留而不去,若有所堕坠,恶血在内而不去,卒然喜怒不节,饮食不适,寒温不时,腠理闭而不通,其开而遇风寒,则血气凝结,与故邪相袭,则为寒痹。其有热则汗出,汗出则受风,虽不遇贼风邪气,必有因加而发焉。黄帝曰:今夫子之所言者,皆病患之所自知也,其毋所遇邪气,又无怵惕之所志,卒然而病者,其故何也,唯有因鬼神之事乎? 岐伯曰:此亦有故邪留而未发,因而志有所恶,及有所慕,血气内乱,两气相搏,其所从来者微,视之不见,听而不闻,故似鬼神。黄帝曰:其祝而已者,其故何也? 岐伯曰:先巫者,因知百病之胜,先知其病之所从生者,可祝而已也。

《孙文垣医案》

潘见所公半身不遂（有发明）

丙申夏，见所潘公谒予于海阳邑邸，时霪浃旬，邑市水涨。公至，予惊问曰：公贵倨也者，何堪此？公曰：与君间者阔矣，且先君服阕，秋当北上，不卜补任南下，谒求一诊，他何计？予究何疾。公曰：无，第年甫逾疆，微觉阳萎。次早诊毕，语其随行俞金二字曰：公脉上盛下虚，上盛为痰与火，下虚为精元弱，切宜戒色慎怒，剂宜清上补下。不然，三年内恐中风不免。盖由痰生热，热生风也，谨之识之，乃为立方。别去，公亦未暇制服。公次年八月，往返武林，不无劳怒，又届中秋，连宵酒色。平常色后，辄用鹿角胶三钱，人参一钱，酒送下。以连宵有犯，乃用鹿角胶五钱，人参三钱，空心服之，十七日薄暮，偶与社友谈诗，筵间，左手陡然颤动，把捉不住，随归房，左手重不能举，十八日早，左边半体手足皆不为用矣。呸令人逆予，予适在前丘吴宅，及至，公惊喜交集曰：君何先见若此也，先少保患在左体不遂者，三年而殁，不佞今亦左体，其风水致然欤？第先少保年七十余，不佞四十有七；先少保不能遇先生，不佞赖有先生，或可企无恙也。予始观面色赤，口微㖞向右，唇麻，手足弹曳，已成瘫痪。诊其脉，左弦大，右滑大。先用乌药顺气散一帖，服后昏睡半日，醒觉面更加赤，也稍加，知痰盛使然。即以二陈汤加全蝎、僵蚕、天麻、黄芩、石菖蒲、红花、秦艽，水煎。临服加竹沥一小酒杯，生姜汁五茶匙，一日两进，晚更与活络丹。服至第六日，手指梢头略能运动，足可倚棹而立。予喜曰：机动矣！改用归芍六君子汤，加红花、钩藤、天麻、竹沥、姜汁，服二十帖，行可二十步矣，手指先麻木不知痛痒，至是能执物。继用天麻丸，兼服全鹿丸，调理百日，病去十之九，次年二月，北上补任永清。公以病后，能戒色断酒，自知培养，故药功获奏。此症予历治历效者，良由先为疏通经络，活血调气，然后以补剂收功。惟经络疏通，宿痰磨去，新痰不生，何疾不瘳。此治类中风之法也。

倪五娘子口眼歪斜

倪五娘子，以中风晕厥之后，口眼歪斜，左脚右手不能屈伸，口渴，小水不利，两颊紧，出语艰涩。问之则期期而对，不问默然，亦不思饮食，行年五十矣。诸医不效。予治始与凉膈散，加石菖蒲、远志、煎汤，化钱氏安神丸二颗服之。其夜大便四行，次日神气遂清，口眼半正，惟颊车尚紧，未能开声。细察形气，似弱也。即与六君子汤，加麦门冬、滑石、石菖蒲、远志、当归、薄荷，服后神思大清爽，能自坐，不须人扶，语言亦少利。改以六君子汤，加麦冬、天花粉、石菖蒲、当归、五加皮、薏苡仁、红花、天麻，十帖痊愈矣。

董浔老夫人眩晕

大宗伯董浔老夫人,常眩晕,手指及肢节作胀。脉右寸软弱,关滑,左脉弦长,直上鱼际,两尺皆弱,此亢而不下之脉,《难经》所谓木行乘金之候也。总由未生育而肝经之血未破尔。《内经》云:诸风掉眩,皆属肝木。兼有痰火,治当养金平木,培土化痰。以白术半夏天麻汤,正与此对。服两帖而眩晕平。再与六君子汤加天麻、白僵蚕以治其晕,加白芍药以泻肝,麦门冬、人参以补肺金,麦芽、枳实、神曲、苍术以健脾,使宿痰去而新痰不生。少用黄柏二分为使,引热下行,令不再发。

许少峰中风先兆

许少峰,胃中有痰,肝胆经有郁火,心血不足,面色黑而枯燥,肢节疼痛,健忘,精神恍惚,内热,将有中风之兆。左寸细数、关弦数,右关重按滑,两尺弱。治以清肝胆之郁火而养心神,消胃中之痰涎而生气血,使神帅气,气帅血,气血周流,经络无壅则诸疾不期愈而自愈矣。何中风之有哉?用石菖蒲、黄连、白茯苓、半夏、酸枣仁、天麻、橘红各一两,牛胆南星二两,白僵蚕、青黛、木香各五钱,柴胡七钱五分,竹沥生姜汁打神曲糊为丸,绿豆大,每食后及夜茶汤任下二钱,一日二三次,服完神气大健,肢节皆舒,面色开而手足轻健,种种皆瘳。少峰曰:吾生平服药少效,不期此方之神若是,不惟自服有功,即诸亲友有痰火者服之莫不附应。

戴万奇丈中痰后而右手不能动

戴万奇丈,中痰后而右手不能伸动。与之牛胆南星、陈皮、茯苓、甘草、天麻、僵蚕、黄连、木通、石菖蒲、防己,服后手稍能动,惟左边头痛,喉舌俱痛,大便秘结,三日一行。又与川芎、荆芥、玄参、桔梗、柴胡、酒芩、蔓荆子、甘草、杏仁、枳壳,水煎饮之,诸症悉减。但下午体倦,右边头微痛。后又为怒气所触,舌掉不言,头复大痛。与连翘、甘草、山栀子、薄荷、石菖蒲、远志、木通、麦门冬、五味子、白芍药、黄柏调理而愈。

邵老封君手足麻而无力

邵老封君思翁,年过古稀,右手足麻而无力,不为运用,足不良于行。以六君子汤加川芎、当归、苡仁、大附子、鹿角胶、黄芪、桂枝两剂,便能步履。四剂手足强健,每隆冬必服十数剂,则精神加,饮食美,睡卧也安。翁喜语曰:吾得君方服之可不杖,君剂当我几杖乎?嘻!

程晓山中风先兆(有发明)

太塘程晓山,程松谷从弟也。客湖州,年四十,悬弧之日,湖中亲友举贺,征妓行酒,宴乐月余。一日忽言曰:近觉两手小指及无名指掉硬不舒,也不为用。口角一边常牵扯引动,幸为诊之。六脉皆滑大而数，浮而不敛。其体肥，其面色苍紫。予曰：据脉滑大为痰、数为热、浮为风。盖湿生痰、痰生热、热生风也。君善饮，故多湿。近又荒于色，故真阴竭而脉浮，此手指不舒，口角牵扯，中风之症已兆也。所喜面色苍紫，其神藏，虽病犹可治。切宜戒酒色，以自保爱。为立一方，以二陈汤加滑石为君，芩连为臣，健脾消痰，撤湿热从小便出；加胆星、天麻以定其风，用竹沥、姜汁三拌三晒，仍以竹沥打糊为丸，取竹沥引诸药入经络化痰。外又以天麻丸滋补其筋骨，标本两治。服二料，几半年，不惟病痊，且至十年无恙。迨行年五十，湖之贺者如旧，召妓宴乐者亦如旧，甘酒嗜音，荒淫而忘其旧之致病也。手指、口角牵引、掉硬尤甚，月余中风，左体瘫痪矣（瘫痪俗所谓半身不遂也）。归而逆予诊之，脉皆洪大不敛，汗多不收，呼吸气促。予曰：此下虚上竭之候。盖肾虚不能纳气归原，故汗出如油喘而不休，虽和缓无能为矣。阅二十日而卒。

吴别驾勉斋翁体丰腴连跌而口眼歪邪左手足不能动

别驾吴勉斋翁，体丰腴，嗜炮炙，任性纵欲，年六十七。极躁急。一日跌伤其齿，恬不为意，阅三日复跌，亦不为意，复跌之次日晚，左手足忽不能动，口眼歪斜。陆怀南先生，公通家友也，即往诊之，语公诸郎曰：此中风也，治不可缓，急取牛黄丸进之，诸郎皆有名博士弟子，延予为治。诊其脉，左洪大，右缓大，观其色苍黑，神昏鼾呼，呼长而吸短，呼至口气，嘞嘞出不能回，终日偃卧如醉，人不能动。陆曰：此非半身不遂乎？予曰：症候甚恶，不特半身不遂也。半身不遂者，中风已过之疾，其势仍缓，亦有十余年无恙者，今才病，势便若此，乃中风之渐，方来且不可测。陆重厚长者，所诣亦精，闻予言，当下了然，即与予商榷用药。始以六君子汤加全蝎、僵蚕、天麻，与之两日，神气仍未清，犹昏睡，睡犹呼吸，口边嘞嘞然，间作吐，粒米尚不进，前药再加竹茹。又两日，神始苏，欲言而舌难掉，嗫嗫不能出诸口，前药又加石菖蒲、远志、红花，始能进粥数口，日计亦可茶瓯许，夜与正舌散，同前药饮之。又三日，能坐，粥亦颇加，唯言尚謇涩，欲言以笔代口，写我左手甚痛，大小便艰少。又用四君子汤加陈皮、竹茹、当归、芍药、红花、钩藤、天麻，服三日，神思大好，饮食日加，以是方调理弥月，手痛减，稍能动，足稍能伸，扶起能坐，且能自按谱铺牌，语言十分清至八九，骎骎有万全之望。唯大便有七八日或十余日始一行。予曰：此血少之故，补养久当自全，幸无他用而速害。公常自言吾疾乃痰在膈间，何能得一吐为快，此医家有授之言也。予曰：公脉大虚，非余痰为害，况今以补养而渐安，此其明验，何敢轻试一吐，愿宁耐静俟，毋涉危险也。此戊戌九月念五，予以是日别往苕城，别不及旬，公复倾心而任张甲，张大言曰：公病可吐，早吐早愈，诸郎君始信予言，持议不可。彼曰：公病痰也，不可不吐，吐而后补，可全愈而无后患，不然必成痼疾。公欲速效，决意吐之。诸郎君不能阻，一吐而烦躁，犹曰吐不快耳，须大吐始可，再吐而神昏气促，汗出如雨，立时就殂，可叹可叹！

按语　孙一奎代表著作《赤水玄珠》中专立有"中风"一节内容，专述中风病的证治，在总结前人经验的基础上,对中风的发病机制和治法多有创见。

1. 病因:"内风"为本,"外风"为标,"外风"引动"内风"

关于中风的病因,唐宋以前,倡"外风"论而多从"内虚邪中"立论,治疗则以祛风之剂为主。金元时代,开创"内风"论,可谓中风病因学说上的一大转折。其中刘完素提出"心火暴盛"观点;李东垣认为乃"正气自虚"之故;朱丹溪认为是"湿痰生热"所致。孙一奎认为,中风是由于外感与内伤共同作用的结果,不应简单以"内风"与"外风"分类,金元医家过于强调内伤,而孙一奎在肯定了内因致病理论的同时,认为外风仍然是中风的致病因素。《赤水玄珠·中风》云:"先伤于内,而后感于外,相兼成病者也"。孙一奎在其著作《赤水玄珠·中风》中指出:"假如百病皆有因有证,因则为本,证则为标。古人论中风者,言其证也。诸子论中风者,言其因也。古人所论外感风邪者,未必不由本体虚弱,荣卫失调所致。诸子所论火盛、气虚、湿痰者,未必绝无风邪外侵之所作。若无风邪外侵,则因火、因气、因湿,各为他证,岂有暴喑,口眼歪斜,手足不遂,舌废不用,昏不识人之候乎?"孙一奎认为唐宋以前"风从外入",是指中风的症状而言,而金元以后各家所谓"风由内生",是指中风的原因,二者不可偏废。由此可见,孙一奎认为"内风"为本,"外风"为标,"外风"引动"内风",从而比较客观地阐发了中风发生的原因。

2. 病机:痰瘀为本,外邪为标

孙一奎是新安名家汪机的再传弟子,而汪机又是朱丹溪的私塾弟子,所以孙一奎的理论多沿袭朱丹溪的观点。这在关于中风病机的认识中有明显体现。朱丹溪认为"湿生痰,痰生热,热生风"乃是中风的病因,认为中风大率主血虚有痰;或虚夹火与湿;亦有死血留滞,外中于风者;亦有中气者。半身不遂,大率多痰,在左属死血、无血;在右属痰、有热,气虚。孙一奎认为,中风的病机是"血病、痰病为本,外邪为标",指出血随气行,在人体经络脉道之内周流不停,如气血逆乱则易受外邪。《赤水玄珠·中风》云:"气滞则血滞,气逆则血逆,得热则瘀浊,得寒则凝泣,衰耗则顺行不周,渗透不遍,而外邪易侵矣。"孙一奎认为津液为血之余,行于脉外,流通一身,如天之清露。"若血浊气滞,则凝聚而为痰"。因此,古人论中风偏枯麻木等证,以血虚、瘀血、痰饮论其治病之源。而孙一奎认为中风发病是有诱因的,"必有所感触,或因风,或因寒,或因湿,或因酒,或因七情,或劳役、房劳、汗出,因感风寒湿气,遂成此病。此血病、痰病为本,而外邪为标"。邪中于皮毛、肌肉则麻木不仁,遇热则痒,遇阴雨则沉重酸痛;邪入于血脉经络,则手足、指掌、肩背、腰膝,重硬不遂,难以屈伸,或走注疼痛。以上种种表现均是由于邪气郁滞,正气不得流通而造成的。由上可知,孙一奎在对中风的阐述中,突出了"经络筋脉"在本病发病中的地位,将研究重点转向了脉络系统,这一认识于前人之所未备处自具发明,蕴含深意,诚为中风病机研究的重要观点。

3. 治法:养血除风,顺气化痰

对于中风之辨证,有中血脉、中腑、中脏的区别。孙一奎较为推崇李东垣中脉、中腑、中脏的分类方法,认为中脉、中腑邪浅而易治,中脏则邪深而难治。孙一奎认为,中脏是风邪侵袭损伤五脏的险恶证候,而五脏中风又各有其外证。孙一奎则强调应从病因、病机的特点出发,"当以养血除风,顺气化痰为主,不必强度某病属某经某脏而杂治之也"。因风之伤人以肺肝两经居多,肺主气而肝藏血,因此气与血也就成为治疗中风的关键,故而治风之法为"初得病即当顺气,及日久即当活血"。孙一奎明确指出,中风病因是"血病、痰病为本,外邪为标",故"治痰先治气,气顺则痰清;治风先治血,血行风自灭"。如此气顺则痰清,血行风自灭。但孙一奎也并非反对用祛风、行经药物,只是强调要以顺气、活血为前提,"不必强度某病属某经某脏而杂治之也"。如《孙文垣医案》中潘见所公半身不遂案,正如其在病案后评述:"此症予历治历效者,良由先为疏通经络,活血调气,然后以补剂收功。唯筋络疏通,宿痰磨去,新痰不生,何疾不瘳。"但若血瘀痰浊未去而但用温经祛风之药,则很难见效。中风之证,多虚实夹杂,情况复杂。故孙一奎主张内外同治,攻补兼施,不可偏废。其在《赤水玄珠·中风》中云:"外感重者宜先祛外邪而后补中气;内伤重者,宜先补正气而后攻外邪。或以散风药为君,而补虚药为佐使;或以补虚药为君,而散风药为佐使。全在治法,量标轻重而治之。"

4. 防治:中风先兆

中风病发病急骤,似难以预防,缘不知病之来皆有征兆。《赤水玄珠·中风》指出:"凡中风者,俱有先兆之症。凡人如觉大拇指及次指麻木不仁,或手足不用,或肌肉蠕动者,三年内必有中风之症。"因大拇指、次指属于手足太阴、阳明经,中风多著此二经。《孙文垣医案》程晓山案,此即为中风先兆,所谓"初成者获愈,固久者伐形",所以应积极防治,体现了不治已病治未病的预防医学思想。《孙文垣医案》一卷第十九案指出,中风患者潘见所公"不无劳怒,又届中秋,连宵酒色";五卷三十八案指出,中风患者别驾吴勉斋翁"体丰腴,嗜炮炙,任性纵欲,年六十七,性躁急"。可见中风患者平时多荒于酒色,任性纵欲,不知自爱,以致湿热蕴结,真阴亏损。所以,中风的预防仅靠药物是不够的,一方面重视中风先兆的治疗,另一方面一定要注意养成良好的起居饮食慎养的习惯,才能从根本上防患于未然,充分体现了中医"不治已病治未病"的预防医学思想。

孙一奎对中风辨治确有其独到之处。病因上重视"内风"为本,"外风"为标,"外风"引动"内风",病机上重视中风病痰火壅盛的病机,兼顾气虚、血瘀、肝风等证;治疗上提倡"治痰为先"的理念,注重养血除风,顺气化痰,同时注重中风先兆之预治;遣方用药多以经典方剂加减为主,如理气化痰多用二陈汤,平肝息风多用天麻丸,益气补虚多用六君子汤等,用药平和但效果显著,值得借鉴。

第九节 吴崑医论医案

吴崑(约 1552~1620 年),字山甫,号鹤皋山人,明代徽州歙县西乡澄塘人(今安徽歙县),因其洞参岐黄奥旨,人称"参黄子"。吴崑出身书香门第,自幼聪明好学,熟读六籍文章,习儒举业,因酷爱医术,"敬业之余,每以《素问》《难经》《灵枢》《脉经》《甲乙》及长沙、河间、东垣、丹溪之书间阅之"。为其日后行医、著书打下了良好的医学基础。25 岁时,吴崑因"举子业不售",乡里劝其"古人不得志于时,多为医以济世","投举子笔,专岐黄业",遂拜余养正(午亭)为师学医。3 年后,其游学于江苏、浙江、湖北、河南、河北等地,负笈万里,就"有道者为师",故称有"七十二师"。谦虚好学的品质丰富了吴崑的人生阅历,开阔了医学视野。33 岁时,吴崑有感于"见贱工什九,良工什一,不惟上古之经论昧焉,虽中古之方犹弗达也。弗明方之旨与方之证,及诸药升降浮沉、寒热温平良毒之性,与夫宣通补泻轻重滑涩燥湿反正类从之理,而徒执方以疗病",危害性极大,于是"取古昔良医之方七百余首,揆之于经,酌以心见,订之于证,发其微义,编为六卷,题之端曰《医方考》"。《医方考》从浩瀚的方剂中精选效方,按病证分类,对每类病症进行深入阐述,对每首方剂进行透彻剖析,开方论专书之先河,对后世产生深远影响。《医方考》全书 779 条正文,其中 155 条引用《素问》条文,足见吴崑受经典影响之深。67 岁时,随之临证经验的积累,学识日丰,对以往针砭治验不能尽得其中之奥旨者,经过 30 年不断探讨,将自己在针灸方面的研究心得,结合历代经典论述、医家歌赋,写成《针方六集》六卷,旨在羽翼《图经》(明刊《铜人腧穴针灸图经》)的学习使用,将订校滑寿《明堂图四幅》(又作《正伏侧人脏腑明堂图》),一并收入此书卷首"神照集"中,形成该书图文并茂的著述特点。

《医方考·卷之一·中风门第一》

叙曰:风者,百病之长,得行天之象,故其发也暴。然上世论风,主于外感,乃河间主火,东垣主气,丹溪主湿,而末世之论纷然矣。今考名方二十三首,为风,为火,为气,为湿,皆时出而主之,初不泥于一说也。

乌梅擦牙关方

病人初中风,筋急,口噤不开,便以铁物开之,恐伤其齿,宜用乌梅肉擦其牙关,牙关酸软,则易开矣。此酸先入筋之故也。其有中风证而口开不噤者,筋先绝也,不治。

稀涎散

猪牙皂角四条,去果皮,炙　　白矾一两,枯

共为末,每进三字,水下。

病人初中风,暴仆,痰涎涌盛,此药与之,频吐涎沫,壅塞少疏,续进他药。

清阳在上,浊阴在下,则天冠地屦,无暴仆也。若浊邪风涌而上,则清阳失位而倒置矣,故令人暴仆。所以痰涎壅盛者,风盛气涌而然也。经曰:病发而不足,表而本之,先治其标,后治其本。故不予疏风补虚而先为之吐其涎沫。白矾之味咸苦,咸能软顽痰,苦能吐涎沫。皂角之味辛咸,辛能利气窍,咸能去污垢。名之曰稀涎,固夺门之兵也。师曰:凡吐中风之痰,使咽喉疏通,能进汤液便止。若攻尽其痰,则无液以养筋,能令人挛急偏枯,此大戒也。

通顶散

藜芦　生甘草　川芎　细辛　人参各一钱　石膏五钱

共为末。

病人初中风,不知人事,口噤不能开,用此药一字,吹入鼻中。有嚏者,肺气未绝,可治。

中风,不知人事,病则急矣。以平药与之,不能开其壅塞,故用藜芦与人参、细辛相反,使其相反而相用也。肺苦气上逆,故用石膏之重以坠之,甘草之平以缓之。乃川芎之用,取其清气利窍而已。

苏合香丸

沉香　青木香　乌犀角　香附子　丁香　朱砂　诃梨勒　白檀香　麝香　荜拨　龙脑白术　安息香　苏合油各二两　薰陆香一两

病人初中风,喉中痰塞,水饮难通,非香窜不能开窍,故集诸香以利窍。非辛热不能通塞,故用诸辛为佐使。犀角虽凉,凉而不滞。诃梨虽涩,涩而生津。世人用此方于初中之时,每每取效。丹溪谓:辛香走散真气。又谓:龙、麝能引风入骨,如油入面,不可解也。医者但可用之以救急,慎毋令人多服也。

许胤宗黄芪防风汤熏蒸法

许胤宗者,唐时常州义兴人也,初仕陈,为新蔡王外兵参军。时柳太后感风不能言,脉沉而噤。胤宗曰:口不下药,宜以汤气蒸之,令药入腠理,周时可瘥。遂造黄芪防风汤数十斛,置于床下,气如烟雾,次日便得语。由是朝拜义兴太守。昆谓:鼻气通乎天,故无形之气,由鼻而入,呼吸传变,无处不之。黄芪甘而善补,得防风而功愈速,驱风补虚,两得之矣。自非胤宗之通达,不能主乎此法。医者能善用之,则亦可以治乎今之人矣。

二陈汤

半夏姜制　陈皮去白　白茯苓去皮,各等分　甘草炙,减半

风盛痰壅,既用稀涎等药开其气道,续以此方主之。

风干于脾则痰壅,然痰之生,本于湿,半夏所以燥湿也,茯苓所以渗湿也,湿去则痰无由

以生。痰之为患,本于脾虚气滞,甘草所以补脾也,陈皮所以利气也,补脾利气,则土又足以制湿,而痰且无壅滞矣,此二陈之旨也。名曰二陈,以橘、半二物贵乎陈久耳。正考见痰门。

四君子汤加竹沥姜汁方

人参 白术 茯苓 甘草 竹沥 姜汁

朱丹溪曰:半身不遂,在右者,属气虚,以此方主之。

经曰:左右者,阴阳之道路也。故左属血,而右属气。气虚者,补之以甘,故用人参、白术、茯苓、甘草。四件称其为君子者,谓其甘平,有冲和之德,而无克伐之性也。其加竹沥,谓其行痰。其加姜汁,所以行竹沥之滞,而共成夫伐痰之功耳。

四物汤加桃仁红花竹沥姜汁方

当归酒洗 川芎洗去土 白芍药酒炒 熟地黄 桃仁去皮尖 红花酒洗 竹沥 姜汁

朱丹溪曰:半身不遂,在左者,属瘀血,以此方主之。

芎、归、芍、地,生血药也,新血生,则瘀血滑而易去。桃仁、红花,消瘀药也,瘀血去,则新血清而易生。然亦加夫竹沥、姜汁者,以痰之为物,靡所不之,盖无分于左右而为患也。

八味顺气散

白术炒 白茯苓 青皮去穰,炒 白芷 陈皮去白 台乌药 人参各一钱 甘草五分

中风,正气虚,痰涎壅盛者,宜此方主之。

人参、白术、茯苓、甘草,四君子汤也。经曰:邪之所凑,其气必虚,故用四君子汤以补气。治痰之法,利气为先,故用青皮、白芷、台乌、陈皮以顺气。气顺则痰行,而无壅塞之患矣。此标本兼施之治也。

乌药顺气散

麻黄去节 陈皮去白 乌药各一钱 枳壳去穰,麸炒,二两 炙甘草 白芷 桔梗各一两 川芎洗去土 白僵蚕炒 干姜炒黑,半两

中风,遍身麻痹,语言謇涩,口眼㖞斜,喉中气急有痰者,此方主之。

遍身麻痹,表气不顺也,故治以麻黄、川芎,语言謇涩,里气不顺也,故治以乌药、陈皮、枳壳。口眼㖞斜,面部之气不顺也,故治以白芷、僵蚕。喉中气急,甘草可缓。肺气上逆,桔梗可下。痰之为物,塞则结滞,热则流行,佐以干姜,行其滞也。此治标之剂也,然必邪实初病之人,方可用之。若气虚不久者,则勿之与也,宜以补剂兼之。

牵正散

白附子 白僵蚕 全蝎并生用,为末,每服酒调下二钱

中风,口眼㖞斜,无他证者,此方主之。

芄、防之属,可以驱外来之风,而内生之风,非其治也。星、夏之辈,足以治湿土之痰,而虚风之痰,非其治也。斯三物者,疗内主之风,治虚热之痰,得酒引之,能入经而正口眼。又曰:白附之辛,可使驱风。蚕、蝎之咸,可使软痰。辛中有热,可使从风。蚕、蝎有毒,可使破

结。医之用药,有用其热以攻热,用其毒以攻毒者。《大易》所谓同气相求,《内经》所谓衰之以属也。

星香汤

牛胆南星八钱 木香一钱

中风,体肥痰盛,口不渴者,此方主之。

南星,燥痰之品也。曰体肥,曰痰盛,曰不渴,则宜燥也可知矣。故以南星主之,而必入于牛胆者,制其燥也。佐以木香者,利痰气也。

省风汤

防风去芦 半夏姜制,各一钱 全蝎二钱 胆南星 炙甘草 生白附 生川乌 木香不见火,各五分

中风,口眼喎僻,痰涎壅盛者,此方主之。

风涌其痰,干于面部,则口眼喎僻,塞于胸中,则痰涎壅盛。是方也,防风、白附、全蝎、川乌,可以活经络之风痰而正口眼。南星、半夏、甘草、木香,可以疗胸次之风痰而开壅塞。方名曰省风者,省减其风之谓也。

改容膏

蓖麻子一两 真冰片三分

共捣为膏。寒月加干姜、附子各一钱。

中风,口眼喎僻在左,以此膏傅其右。喎僻在右,以此膏傅其左。今日傅之,明日改正,故曰改容。或以蜣螂、冰片傅之,或以鳝血、冰片傅之,皆良。盖此三物者,皆引风拔毒之品也。佐以冰片,取其利气而善走窍。佐以姜、附,取其温热而利严寒,此惟冬月加之,他时弗用也。

小续命汤

麻黄去节 人参去芦 黄芩酒炒 芍药酒炒 川芎 炙甘草 杏仁去皮尖,炒 防己去皮 桂枝净洗 防风去芦,各一钱 附子炮,去皮脐五分

古人以方此混治中风,未详其证。昆谓:麻黄、杏仁,麻黄汤也,张仲景以之治太阳证之伤寒。桂枝、芍药,桂枝汤也,张仲景以之治太阳证之中风。如此言之,则中风而有头疼、身热、脊强者,皆在所必用也。人参、甘草,四君子之二也,《局方》用之以补气。芍药、川芎,四物汤之二也,《局方》用之以养血。如此言之,则中风而有气虚、血虚者,皆在所必用也。风淫末疾,故佐以防风。湿淫腹疾,故佐以防己。阴淫寒疾,故佐以附子。阳淫热疾,故佐以黄芩。盖病不单来,杂揉而至,故其用药,亦兼该也。

热者,去附子,用白附子。筋急、语迟、脉弦者,倍人参,加薏苡、当归,去黄芩、芍药以避中寒。烦躁、不大便,去附、桂,倍加芍药、竹沥。日久大便不行、胸中不快,加枳壳、大黄。语言謇涩,手足擅掉,加石菖蒲、竹沥。口渴,加麦门冬、瓜蒌、天花粉。身疼、发搐,加羌活。烦渴、多惊,加犀角、羚羊角。汗多,去麻黄。舌燥,加石膏,去附、桂。

大秦艽汤

秦艽去芦　石膏生用　当归酒洗　芍药酒炒　羌活去芦　防风去芦　黄芩酒炒　生苄洗去土
熟苄　甘草炙　川芎洗　白术酒炒　白芷　茯苓去皮　独活各一钱　北细辛去土,五分

中风,手足不能运动,舌强不能言语,风邪散见不拘一经者,此方主之。

中风,虚邪也。许学士云:留而不去,其病则实。故用驱风养血之剂兼而治之。用秦艽为君者,以其主宰一身之风,石膏所以去胃中总司之火,羌活去太阳百节之风疼,防风为诸风药中之军卒。三阳数变之风邪,责之细辛。三阴内淫之风湿,责之苓、术,去厥阴经之风,则有川芎。去阳明经之风,则有白芷。风热干乎气,清以黄芩。风热干乎血,凉以生苄。独活疗风湿在足少阴,甘草缓风邪上逆于肺。乃当归、芍药、熟苄者,所以养血于疏风之后,一以济风药之燥,一使手得血而能握,足得血而能步也。

三化汤

厚朴姜汤炒　大黄酒浸　枳实麸炒　羌活等分

中风,二便数日不利,邪气内实者,以此方微利之。

大黄、厚朴、枳实,小承气汤也。上焦满,治以厚朴。中焦满,破以枳实。下焦实,夺以大黄。用羌活者,不忘乎风也。服后二便微利,则三焦之气无所阻塞,而复其传化之职矣,故曰三化。此方惟实者可用,虚者勿妄与之。若实者不用,则又失乎通达之权,是当大寇而亡九伐之法矣,非安内之道也。

泻青丸

龙胆草　川芎　栀子炒黑　当归酒洗　大黄酒蒸　羌活　防风等分

中风,发热,不能安卧者,此方主之。

肝主风,少阳胆则其腑也。少阳之经行乎两胁,风热相干,故不能安卧。此方名曰泻青,泻肝胆也。龙胆草味苦而厚,故入厥阴而泻肝。少阳火实者,头角必痛,故佐以川芎。少阳火郁者,必生烦躁,故佐以栀子。肝者,将军之官,风淫火炽,势不容以易治,故又夺以大黄。用当归者,培养乎血,而不使其为风热所燥也。复用乎羌活、防风者,二物皆升散之品,此火郁发之,木郁达之之意。乃上下分消其风热,皆所以泻之也。

活络丹

胆南星　川乌炮,去皮脐　草乌炮,去皮,各六两　地龙去土,火干　乳香去油　没药各二两二钱

中风,手足不用,日久不愈者,经络中有湿痰死血,此方主之。

南星之辛烈,所以燥湿痰。二乌之辛热,所以散寒湿。地龙,即蚯蚓也,湿土所生,用之者何?《易》曰:方以类聚,欲其引星、乌直达湿痰所聚之处。所谓同气相求也,亦《内经》佐以所利,和以所宜之意。风邪注于肢节,久久则血脉凝聚不行,故用乳香、没药以消瘀血。

蠲痹汤

黄芪蜜炙　防风去芦　羌活　赤芍药酒炒　姜黄炒　当归酒洗,各二钱五分　甘草炙,五分

中风,表虚,手足顽痹者,此方主之。

《内经》曰:荣气虚则不仁,卫气虚则不用,故用黄芪以实表气。然黄芪与防风相畏,用之者何? 洁古云:黄芪得防风而功愈速,故并用之,欲其相畏而相使耳。羌活驱散风邪,得当归不至燥血。姜黄能攻痹血,得赤芍足以和肝。复用甘草调之,取其味平也。

防风通圣散

防风　川芎　当归　芍药炒　麻黄去节　大黄蒸　芒硝　连翘　薄荷　栀子炒黑　桔梗石膏生　黄芩炒　白术炒　荆芥穗　滑石　甘草

风热壅盛,表里三焦皆实者,此方主之。

防风、麻黄,解表药也,风热之在皮肤者,得之由汗而泄。荆芥、薄荷,清上药也,风热之在巅顶者,得之由鼻而泄。大黄、芒硝,通利药也,风热之在肠胃者,得之由后而泄。滑石、栀子,水道药也,风热之在决渎者,得之由溺而泄。风淫于鬲,肺胃受邪,石膏、桔梗,清肺胃也,而连翘、黄芩,又所以祛诸经之游火。风之为患,肝木主之,川芎、当归、芍药,和肝血也,而甘草、白术,又所以和胃气而健脾。刘守真氏长于治火,此方之旨,详且悉哉!

史国公药酒方

防风去芦　秦艽去芦　油松节　虎胫骨酥炙　鳖甲醋炙　白术各二两,炒　羌活　萆薢　晚蚕砂炒　当归酒洗,去土　川牛膝去芦　杜仲去皮,姜炒,各三两　苍耳子四两　枸杞子五两　干茄根八两,去土

中风之久,语言謇涩,半身不遂,手足拘挛,不堪行步,痿痹不仁者,此方神良。

语言謇涩,风在舌本也。半身不遂,邪并于虚也。手足拘挛,风燥其筋也。不堪行步,风燥而血不濡也。痿痹不仁,风而湿也。是方也,干茄根、苍耳子、羌活、秦艽、防风、松节、萆薢、蚕砂,可以去风,亦可以去湿,风去则謇涩、拘挛之证除,湿去则不遂不仁之患愈。当归、牛膝、杜仲、枸杞,所以养血,亦所以润燥,养血则手得血而能摄,足得血而能步,润燥则筋得血而能舒矣。若虎骨者,用之以驱入骨之风。白术者,用之以致冲和之气,风痹之久,血必留居,鳖甲之用,所以治风邪之固血也。

豨莶丸

豨莶草不拘多少

此草处处有之,其叶似苍耳,对节而生,用五月五日,七月七日,九月九日,采来晒干,铺入甑中,用好酒层层匀洒,蒸之复晒,如此九次,为末,炼蜜为丸,如梧桐子大。每服五十丸,空心无灰酒下。

病人骨节疼痛,缓弱无力,此方主之良。

骨节疼痛,壅疾也。壅者喜通。此物味辛苦而气寒,用九蒸九晒,则苦寒之浊味皆去,而

气轻清矣。《本草》云：轻可以去实。盖轻清则无窍不入，故能透骨驱风，劲健筋骨。若未之九蒸九晒，或蒸晒之数不满于九，浊味犹存，阴体尚在，则不能透骨驱风而却病也。此阴阳清浊之义，惟明者求之。

唐江陵节度使成讷进豨莶丸，知益州张泳进豨莶丸，事考并见痛风门。

《针方六集·卷之六》

中风不语二

中风不语最难医，顶门发际亦堪施，更向百会明补泻，即时苏醒免灾危。

顶门，即囟会穴，在上星后一寸，可灸七壮，泻之。中风不省，先泻后补；中风不语，单泻。

发际，当是上星穴。

百会，穴在顶中央。取法：前以眉心间印堂穴量起，后以发际量止，折中是穴。针入豆许。中风先补后泻，泻多补少，头风平泻。可灸七壮，宜泻无补。

口眼歪斜八

口眼歪斜最可嗟，地仓妙穴连颊车，喝左泻右依师说，喝右泻左莫教差。

地仓，穴在口吻旁四寸，斜口缝中。针入一分，沿皮斜向上透颊车。

颊车，穴在耳前耳坠下三分，刺入一分，沿皮斜向下透地仓。

中风不省三十九

中风之症或不省，中冲一穴不须寻，先补后泻如不应，再刺人中立便醒。

中冲，穴在中指端。针入一分，沿皮向后三分，灸三壮。治中风不省，先补后泻；暴哑，先泻后补；心痛不省，单泻。

人中，平针三分，可灸三壮。

按语 吴崑对中风认识主要体现于《医方考》和《针方六集》。

1. 详解中风方剂

吴崑对中风方剂，从主证的病因病机和方剂配伍功用进行分析，并阐释该方能对主治病证起到良好疗效的原理。如中风门所举23方，各有具体证状描述和主治方剂，非常便于临床应用。如所列之稀涎散，即指出该方所用猪牙皂角四条去黑皮炙，白矾一两枯为末，系针对患者初中风暴仆，痰涎壅盛时急用。白矾之味辛苦，辛能软顽痰，苦能吐涎沫，皂角之味辛咸，辛能利气窍，咸能去污垢，故名稀涎，为"夺门之兵"。但吴崑继又指出用此药在于适当其可，认为"凡吐中风之痰，使咽喉疏通能进汤液便止，若攻尽其痰，则无液以养筋，能令人牵急偏枯,此大戒也。言简意赅,颇中肯綮。

2. 重视痰邪为病,化痰之法

吴崑所选中风方剂,与痰邪有关的有多个方剂,如稀涎散治疗痰涎涌盛,吐其涎沫;二陈汤用于脾则痰壅,风盛痰壅,湿去则痰无由以生;四君子汤加竹沥姜汁方,用于气虚有痰,其加竹沥,谓其行痰;四物汤加桃仁红花竹沥姜汁方,治疗瘀血有痰,"然亦加夫竹沥、姜汁者,以痰之为物,靡所不之,盖无分于左右而为患也";八味顺气散治疗正气虚,痰涎壅盛者;乌药顺气散治疗喉中气急有痰者,"痰之为物,塞则结滞,热则流行,佐以干姜,行其滞也";牵正散中"星、夏之辈,足以治湿土之痰,白附子、白僵蚕、全蝎疗内主之风,治虚热之痰。蚕、蝎之咸,可使软痰";星香汤治疗"体肥痰盛……燥痰……利痰气";省风汤治疗"痰涎壅盛"。

3. 注重虚实辨证施治

吴崑医人,善于辨证,尤其注重虚实的辨证,吴崑多次在方论的最后提示医家仔细判断,以免犯虚虚实实之误。例如"中风门"三化汤中有云:"此方惟实者可用,虚者勿妄与之;若实者不用,则又失乎通达之权,是当大寇而亡九伐之法矣,非安内之道也。"指出实者可用且必用,但虚者不宜。

4. 重视方剂外用

如中风口噤不开,乌梅擦牙关方,避免以铁物开之,恐伤其齿;通顶散用于"病人初中风,不知人事,口噤不能开,用此药一字,吹入鼻中";熏法是指将药物燃烧或蒸煮,取其烟或蒸汽上熏,借用药力与热力治疗疾病,黄芪防风汤熏蒸法治"时柳太后感风不能言,脉沉而噤";改容膏治疗"中风,口眼㖞僻在左,以此膏傅其右。㖞僻在右,以此膏傅其左。"涂抹外敷是《医方考》中记载最多的外治法,指将药物以膏剂或散剂形式直接贴敷或涂抹于患处,达到解毒消肿、止痛等治疗作用的方法,如《医方考·中风门》以蓖麻子、真冰片共捣为膏治口眼㖞僻;史国公药酒方治疗"中风之久,语言謇涩,半身不遂,手足拘挛,不堪行步,痿痹不仁者,此方神良"。

5. 擅长针灸治疗

吴崑在其所著医书中,尤其对毫针针刺深度、方向及补泻的方法、补泻量和先后次序均叙述明确。对于灸法的使用则突出"精确"二字,一是灸量精确,二是取穴精确。如《针方六集·卷六》记载:"中风不语二"中注释到:"中风不省,先泻后补;中风不语,单泻。百会……针入豆许。中风先补后泻,泻多补少,头风平泻。可灸七壮,宜泻无补。"其首先是辨病取穴,中风则先补后泻,泻多补少,头风则宜泻无补,且宜配合灸法使用。再则是辨证,若是中风不省,则先泻后补;若中风不语,则单泻。不仅言明补泻先后,对补泻多少亦有控制。《中风不省三十九》指出:"中风之症或不省,中冲一穴不须寻,先补后泻如不应,再刺人中立便醒。中冲,穴在中指端。针入一分,沿皮向后三分,灸三壮。治中风不省,先补后泻;暴哑,先泻后补;心痛不省,单泻。人中,平针三分,可灸三壮。"这些对临床工作者有指导意义。

第十节　罗周彦医论医案

　　罗周彦,字德甫,号赤诚,明朝万历年间安徽新安歙县人,新安固本培元派医家。自幼多病,消瘦体弱,其祖父罗闻野曾为大中丞,在家庭影响下,罗周彦既攻儒学,又习医学。曾对《素问》《难经》反复披阅,并得多位名医指点,练就成高超的医疗技艺,时人誉其医术"刀圭所至,涸瘥尽平"。他治病不计酬资,还常捐出银两接济贫苦病家,在民众中享有盛誉。他还从过政,且政绩卓著,具体官职不详。后弃官而"南游吴楚,北涉淮泗",到过江苏、湖北以及安徽其他地方,后侨居于良安。其间,罗周彦与诸名医贤士讨论研究医术,他议论精辟,见解独到,深受同道赞许,提出元阴元阳理论,将元气分阴阳,先后天之别,并首次将"元气亏虚"作为病因看待,推动"元气论"在临床的具体运用,并创立滋阴之方,对新安养阴清润治法的形成产生一定影响。当地名医及士大夫纷纷要求"谋广其术,以寿斯民",罗周彦响应之,遂着手著述,于1612年刊出《医宗粹言》,为集古圣贤之成而析类分章的综合性医书。该书总论内容包括阴阳、脏腑、病机、伤寒、运气、摄生等,其余各卷分述元气论、补订吴崑的《脉语》、药性论、用药准绳、四时方论(以内科杂病为主,兼述五官、口齿病证)以及四科备录(包括妇人、小儿、外科、针灸等)。所论多宗《黄帝内经》以及张仲景、王叔和、刘河间、李东垣、朱丹溪、罗天益等诸名医,对他们精粹的医论,选摘收入,故题书为《医宗粹言》。

诸　风

　　经曰:诸风掉眩皆属肝木。风为百病之长而有真中类中之分。中者未有不因真气耗散腠理不密、风邪乘虚而入也。药以清痰为主,须分虚实而施。风药不得不用,而用之须得其宜。症候虽明,药性宜审。

　　防风乃风药润剂,听君将命令而行,随所使引而至也。凡一身有中风邪者通用之。羌活者大无不通小无不入,乃拨乱反正之主也。散肌表八风之邪、利周身百节之痛。故四时感冒风寒而九味羌活汤用此为君也。独活治风颠心液。云独活细而低,治足少阴伏风,故两足不能动履、浑身湿痹非此不能治。荆芥穗治头风眩晕、妇人血风、产后中风等病。藁本乃太阳风药,治足太阳经头痛,又能治寒邪结郁于本经。白芷治足阳明头痛、中风寒热,解利药也。细辛治足少阴头痛,温经散风利窍也。川芎去风而治足少阳、足厥阴头痛。秦艽去热,兼治肢节痛风。威灵仙通十二经络,故痛风在上者用之。五加皮壮四肢筋骨,故风气拘挛者用之。天麻主小儿惊风及诸眩晕,非此不除也。僵蚕主中风失音及痰壅喉痹,非此不治也。蝉蜕、全蝎、白附子多用之以治中风抽掣惊疳。白花蛇、乌梢蛇多用之以疗诸风顽痹瘙痒。薄荷、菊花能治头风。葱白、麻黄能散肌表。皂荚治中风痰厥,乃利窍通关之剂。川乌治风痹不遂,乃消痰行经之剂也。白鲜皮治足顽痹之风。何首乌主面风疮之药。干葛、柴胡,风邪在表可用。半夏、南星,风湿在痰可施。升麻又手足阳明经伤风之所必用也。以上药味多是燥剂,似风而非风者必不可用。又有气逆生痰、痰迷心窍而致瘫痪倒仆,由气不能行痰,非风也。宜顺气行痰之剂,敢用风剂乎? 又有血燥阴虚、阳火愈炽而致筋骨痿弱枯涩,由血不能养筋,非风也。宜补血养筋之剂,敢用风剂乎? 况风邪非虚不入,果系风邪亦当审其气血虚实面用药也。故方中用八味顺气散而治风,兼有四君子而补气也。用大秦艽汤而治风,兼有四物而补血也。又须识风邪宜分表里上下,里则内攻、表则外解、上用引而散、下用顺而除。中病即已,不宜久服,后当随症而补泻也。

丹溪活套

凡中风证,悉以二陈汤加姜汁竹沥为主。风痰盛、喉如曳锯者,以瓜蒂散吐之,或以盐汤吐之,后用本方加南星、枳壳、皂荚、栝蒌仁。如血虚者,加川归、川芎、白芍药、生地黄。有瘀血,加桃仁、红花。如气虚,加人参、白术、黄芪。自汗者,以黄芪为君,少用茯苓、半夏,或佐以附子。如风邪盛自汗身体痛者,加防风、光活、薄桂。头目不利或头痛如破,加川芎、白芷、荆芥穗、细辛、蔓荆子。顶痛者,去川芎,加藁本,或加酒炒片芩。如无汗、身体痛、脉浮缓有力,或浮紧,或浮眩,皆风寒在表之证,本方加羌活、防风、川芎、白芷、苍术、秦艽之类,或只用小续命汤倍麻黄以表之。如大便秘结不行,四物三化汤以微利之,三五日一去可也。心血亏欠,致心神恍惚,本方加黄连、远志、石菖蒲。或心动摇、惊悸者,更加酸枣仁、茯神、侧柏叶、竹茹,连前共作一剂煎眼。凡中风小便不利者,不可利小便,热退自能利也。凡中风老年虚弱者,不可吐。气虚卒倒考不可吐。肥人中风口喎、手足麻木、不分左右皆属痰,用贝母、栝蒌子、南星、半夏、陈皮、白术、黄连、黄芩、黄柏、羌活、防风、荆芥、威灵仙、薄桂、甘草、天花粉;因面者加附子、竹沥、姜汁,入酒一匙,行经行水。瘦人中风属阴虚火热,四物汤加牛膝、黄芩、黄柏。有痰加痰药,入竹沥、姜汁服。遗尿者属气虚,以参芪大剂补之。右瘫者,酒芩、酒柏、酒连、防风各半两,半夏一两,羌活半两,人参、苍术各一两,川归、川芎各半两,麻黄三钱,甘草半两,南星一两,附子三片,丸如弹子大,酒化下。肥人忧思气郁、右手瘫、口渴,补中益气汤。有痰加半夏、竹沥、姜汁。中风证口眼歪斜、语言不正、口角流涎、半身不遂或全体不能举动,因元气虚弱兼酒色之过而更挟外邪,用人参、防风、麻黄、羌活、升麻、桔梗、石膏、黄芩、荆芥、天麻、南星、薄荷、葛根、芍药、杏仁、川归、川芎、白术、细辛、皂荚等分,加姜煎,更入竹沥半杯服。外以艾灸治风穴道,得微汗而愈。或有因寒而中,宜姜附汤,每服三钱。挟痰、挟气攻刺,加芍药五分。手足不仁加防风。挟湿加白术。筋脉牵急加木瓜。肢节痛不可忍,加薄桂一钱,加姜枣水煎服之。

中　风

中风，脉浮滑而缓者吉，急疾而数者危。大率主血虚有痰，或挟火与湿，当以治痰为先，次养血行血。又须分气虚、血虚，脉浮迟者可治，大数而极者难治。中腑者，面显五色，有表症而脉浮，恶风、恶寒，拘急不仁，其病浅，多易治。中脏者，唇吻不收，舌不转而失音，鼻不闻香臭，耳聋而眼瞀，大小便秘结，或眼直视，摇头口开，手撒遗溺，痰如曳锯，鼻鼾，其病深，多不治。中腑者宜汗，中脏者宜下，汗下不宜太过。汗多则亡阳，下多则亡阴。治风之法，初得则当顺气，日久则当活血，此万古不易之理也。

凡口开手撒，眼合遗尿，吐沫直视，喉如鼾睡，肉脱，筋骨痛，发直，摇头上撺，面赤如妆，汗缀如珠，痰喘作声，皆不治也。若动止筋痛，是无血滋筋，故痛曰筋枯，不治。

凡卒中昏倒不省人事，牙关紧急者，此中风痰也。先用通关散吹鼻，次用吐法，吐后未醒，急灸百会、人中、颊车、合谷，即服导汤或摄生饮，俟稍醒，其气未尽顺，痰未尽除，惟当服藿香正气散加南星、木香、防风、当归。一二剂，然后视其中某症则以某方治之。

通关散　治中风痰厥，昏迷卒倒，不省人事欲绝者。

辽细辛去土并叶　猪牙皂荚去弦子，炙赤，各一两　藜芦生用，五钱

右为末，每用一匙，吹入鼻孔中，得嚏为妙。

摄生饮　治一切卒中，不论中风、中寒、中暑、中湿及痰厥、气厥之类，不省人事。初作即用此方，无热者亦用此。

南星湿纸裹煨　半夏姜汤泡　木香各一钱半　苍术生用　细辛　石菖蒲　甘草生用，各一钱

右用生姜七片，水煎温服。痰盛加全蝎炙二枚，仍先用通关散做搐鼻。若牙禁者，用乌梅肉揉和南星、细辛末，以中指蘸药擦牙，自开。

搐鼻方　治中风重而口噤者，用藜芦少许，加麝灌入鼻内吐之，一吐不已，再吐之。亦有不可吐者，虚甚故也。

捉虎丹　治初中风不省人事，牙关不开，研二丸，酒调灌下，立醒。

麝香二钱五分　好真墨烧烟尽，一钱半　乳香七钱五分　当归酒洗，晒干　没药各七钱半　白胶香另研　草乌去皮脐　地龙去土　木鳖子去油　五灵脂各二两五钱

右为末，糯米糊丸如芡实大。每服一丸，温酒化下。

加减导痰汤　治中风，痰涎壅盛，不能言语，牙紧，脉稍数者宜此。

南星　半夏二味用牙皂、白矾、生姜煎汤浸透炒干　白茯苓去皮　陈皮去白　枳实麸炒　桔梗去芦　黄芩去朽　瓜蒌仁去壳　白术去芦　黄连姜汁炒，各一钱　人参去芦　当归酒洗　木香各五分　甘草三分

用姜三片，水煎，临服入竹沥、姜汁同服。脉弱者，芩连酌用。

八味顺气散　中风后稍醒则服之。

白术　白茯苓　青皮　白芷_{各一两}　陈皮_{去白}　人参_{去芦}　台乌_{各一两}　甘草_{五钱}

每服五钱，水一盅半，煎至七分，温服。仍以酒化苏合香丸间服。

乌药顺气散

麻黄　陈皮　台乌_{各二两}　白僵蚕_炒　枳壳_炒　甘草　白芷　桔梗_{各一两}　川芎_{一两}　干姜_{五钱,炮}

右为末，每服三钱，水二盅、生姜三片、枣一枚，煎服。治风先理气，气顺则痰消，徐理其风庶可收效。理气者，气滞、气郁、肩膊麻痛之类，此七情也，皆宜服之。

竹沥四物汤　有痰者再加痰药，治半身不遂在左属血虚者。

川芎　当归　芍药　熟地_{各等分,用姜汁炒}　竹沥　姜汁

右哎咀，水二盅煎至八分，通口服。

竹沥二陈汤　治半身不遂在右属气虚挟痰者。

陈皮　半夏　茯苓　甘草　人参　白术_{各等分}　姜汁　竹沥

右哎咀，水二盅、姜三片，煎八分，通口服。若气实而能食者，用荆沥。

参芪汤　治气虚卒然倒仆者，或遗尿者虚风。

人参　黄芪_{等分}

右哎咀，浓煎挟痰仍加竹沥、姜汁。若肥白人多湿可加附子，行经用附，必以童便煮过。声如鼾者亦属气虚。

姜制四物汤　治血虚卒中者。

川芎　当归　芍药　熟地_{各等分}

右哎咀，俱用姜汁炒，水煎服。有痰加痰药，仍加竹沥、姜汁。瘦人多阴虚火热，加牛膝、黄芩、黄柏。筋枯者举动便痛，是无血不能养其筋也，亦用之。

有因受气而中者，身冷无痰是也。用姜汤调苏合香丸灌之，轻者用乌药顺气散。

有因停食而厥者，必胸中满闷。

有夏月卒倒为暑风，此类中风病，见于夏者。

有因火者，内火、外火合而炎烁。刘守真作将息失宜，一水不胜二火也。

有因痰者，暑气激搏，痰塞碍心窍也。

已上四者皆用盐汤吐之，俱候吐醒后，用调理药随症治之。

妇人产后中风，口噤，手足瘛疭如角弓状。亦治血晕，四肢强直。

荆芥炒末

每服三钱，豆淋酒下，童便亦可。其效如神。

如中腑者，当随症发其表。如兼中脏则大便多秘涩，宜以三化汤通其滞。

小续命汤

麻黄_{去节}　人参_{去芦}　黄芩　芍药_{各一两}　甘草_炙　杏仁_{泡去皮尖}　防己_{各一两}　附子_{炮去其}

皮脐,半两　防风一两五钱　川芎　桂各二两

每服五钱,水一盏半、姜五片、枣一枚,煎温服,取微汗,随人虚实与所中轻重加减于后。若热者去附子,入白附子或加秦艽半钱亦可。筋急拘挛,语迟脉弦者加薏苡仁。若筋急加人参去黄芩、芍药,以避中寒,服后稍轻再加当归。烦躁不大便去附、桂,倍加芍药、竹沥。如大便三五日不去,胸中不快,加枳壳、大黄。如言语謇涩,手足颤掉加葛蒲、竹沥。若发渴亦去附子,加麦门冬、葛根、瓜蒌根。身体痛加羌活,搐者亦加之。烦躁多惊加犀角、羚羊角。汗多者去麻黄。恍惚语错加茯神、远志各半钱。不得睡加酸枣仁半钱。人虚无力者去麻黄,加人参如其数。

《纂要》曰:无汗恶寒,本方中倍加麻黄、防风、杏仁,名麻黄续命汤。有汗恶风,本方中倍加桂枝、芍药、杏仁,名桂枝续命汤。有汗身热,不恶风,本方中倍加桂枝、黄芩,外加葛根二两,名葛根续命汤。无汗身凉,本方中倍加附子,加甘草三两,外加干姜二两,名附子续命汤。有汗无热,本方中倍加桂枝、附子、甘草,亦名桂枝续命汤。

一方治中风不能言而脉沉,非大补不可。用防风、黄芪煎汤数斛,置于床下,汤气熏蒸满室如雾,使口鼻俱受之。其夕便得语,盖人之口通乎地,鼻通乎天,口以养阴,鼻以养阳。天主清,故鼻不受有形而受无形;地主浊,故口受有形而兼乎无形也。

导痰汤

南星泡,一两　橘红去白,一两　赤茯苓去皮,一两　枳壳去穣,麸炒,一两　半夏四两　甘草炙,半两,又云一两

右水煎,姜五片,食前服。

藿香正气散　治感冒寒邪,头痛拘急,恶寒作热,或内挟饮食,胸膈不利。

藿香一钱　厚朴　陈皮各八分　甘草五分　白芷各八分　茯苓七分　紫苏一钱　桔梗七分　腹皮　白术各七分　半夏八分

右㕮咀,水二盏、姜三片,煎八分,热服。

三化汤　外有六经之形症,先以加减续命汤治之。若内有便之阻隔,以此汤主之。

厚朴　大黄　枳实　羌活各等分

每服三两,水煎服,以利为度。

小省风汤　痰盛者,与导痰汤相合煎服。

防风　南星生,各四两　半夏米泔浸　黄芩各二两　甘草生,二两

每服四钱,姜十片,水煎服。

大秦艽汤　治中风,外无六经之形症,内无便之阻隔,如血弱不能养筋,故手足不能运动,舌强不能言语,宜养血而筋自荣。

秦艽　石膏各二两　甘草　川芎　当归　白芍药　羌活　防风　黄芩　白芷白术　生地　熟地　茯苓　独活以上各一两　细辛半两　春夏　知母一两

右咬咀，每服一两，水煎服，无时。如遇天阴加生姜七片，心下痞加积实一钱。血者无表里之患，血弱举发不时者用之。

羌活愈风汤　治风证内邪已除，外邪已尽，当服此药，以行导诸经。久服大风悉去，纵有微邪，只从此药加减治之。然治病之法不可失于通塞，或一气之微汗，或一旬之通利，如此乃常治之法也。久则清浊自分，荣卫自和。如初觉风动，服此不至倒仆。

羌活　甘草炙　防己　黄芪　蔓荆子　地骨皮　川芎　独活　细辛　枳壳麻黄去根　当归　枸杞子　人参　知母　甘菊　薄荷去根　白芷　半夏　杜仲炒　厚朴姜制　秦艽　前胡　柴胡　苍术各四两　生地　熟地各二两　石膏四两　桂一两芍药四两　黄芩　白茯苓各三两

右剉，每服一两，水二盏，姜三片，煎。去滓服，空心。一服下二丹丸为之重剂，临卧。一服吞下四白丹为之轻剂，立其法。是动以安神，静以清肺。假令一气之微汗，用愈风汤三两，加麻黄一两，匀作四服，加生姜五片，空心服，以热粥投之得微汗则佳。如一旬之通剂，用愈风汤三两，加大黄一两，亦匀作四服，如前煎，临卧服，得利为度。此药常服之，不可失四时之辅。如望春大寒之后，本方中加半夏、人参、柴胡各二两，通前四两，谓迎而夺少阳之气也。如望夏谷雨之后，本方由加石膏、黄芩、知母各二两，谓迎而夺阳明之气也。季夏之月，本方中加防己、白术、茯苓各二两，谓胜脾土之湿也。初秋大暑之后，本方中加厚朴二两、藿香一两、桂一两，谓之迎而夺大阴之气也。望冬霜降之后，本方中加附子、官桂各一两，当归二两，谓胜少阴之气也。无使五脏偏胜太过与不及，不动于荣卫。如风秘服之，水不结燥。此药与天麻丸相为表里，治未病之圣药也。若已病更宜常服，老幼惊痫搐搦、急慢惊风、四时伤寒等病，服之俱效。

四白丹　能清肺气养魄。谓中满者，多昏冒，气不清利也。

白术　香附　砂仁　防风各五钱　川芎　甘草　白茯苓　人参各五钱　白芷一两　羌活　独活　薄荷各二钱半　藿香一钱五分　知母　细辛各二钱　白檀香一钱五分　麝香二钱,另研　龙脑另研　牛黄各五分　甜竹叶二两

右为末，炼蜜为丸，每两作十丸。临卧服一丸，分五七次，细嚼之，煎愈风汤咽下。能上清肺气，下强骨髓也。

二丹丸　治健忘，养心神，定志和血。内以安神，外华腠理。

人参　远志去心　甘草炙　朱砂各半两,研为衣　菖蒲半两　茯神一两　丹参一两半　麦门冬半两　熟芐　天门冬各一两五钱

右为末，炼蜜为丸，如梧桐子大。每服五十丸至百丸，空心食前，煎愈风汤送下。

愈风丹　治诸般风症，偏正头痛。

防风通圣散、四物汤与黄连解毒汤各一料，加羌活　细辛　菊花　天麻　独活　薄荷　何首乌各一两

右为末，炼蜜为丸，如弹子大。每服一丸，细嚼茶清下，不拘时。

搜风顺气丸 治三十六种风,七十二般气,上热下冷,腰腿疼痛,四肢无力,恶疮下注,风气脚气,一应老幼男妇,年高气弱并宜常服。顺三焦,和五脏,润肠胃,除风湿。

菟丝子淘净,酒煮烂为饼,晒干,一两 大黄五两,用酒洗过,蒸黑气 麻仁微炒,剉去壳取仁,二两 山茱萸酒蒸浸去核,二两 山药净,二两 牛膝酒浸一宿,晒干净,二两 郁李仁汤泡净去皮,二两 槟榔二两 枳壳去穰净,用麸皮炒,二两 车前子二两五钱,酒浸泡 独活二两

右为细末,炼蜜为丸,如梧桐子大。每服三五十丸,茶酒任意下。百无所忌,平旦、临卧各一服。服之宿醒尽消,百病不生,无病不治。久服则精神强健,大能补精住颜,疏风顺气。亦治风便血,若大便秘实,尤宜。

防风通圣散

防风 川芎 当归 麻黄 薄荷 连翘 芒硝 大黄 白芍各五钱 黄芩 石膏 桔梗各一两 滑石三两 荆芥 白术各三钱 甘草二两

如身疼加苍术、羌活,痰嗽加半夏。

黄连解毒汤

黄连 黄芩 黄柏 栀子各等分

豨莶丸 治中风口眼㖞斜,时吐痰涎,语言謇涩,四肢缓弱,骨节疼痛,腰膝无力。亦能行大肠气,治三十五般风,常服此丸必效。

豨莶草此草处处有之,俗呼为火枚草。其叶对节而生,叶似苍耳,用五月五日、七月七日、九月九日收采,洗去土,摘其叶,不拘多少,曝干铺入甑中,用好酒和蜜层层匀洒,蒸之复晒,如此制之九次,为末,炼蜜为丸,如梧桐子大。每服四十九丸或五十丸,空心,无灰酒下。

神效活络丹 治风湿诸痹,肩臂腰膝筋骨疼痛,口眼㖞斜,半身不遂,行步艰难,筋脉拘挛,能清心明目,宽膈,宣通气血。年逾四十,预服十数丸至老不生风疾。年逾六十者不宜服。

白花蛇二两,酒浸,焙干 乌梢蛇半两,酒浸,焙干 败龟板一两,酥炙 犀角屑半两 虎胫骨一两,酥炙 白僵蚕一两,炒 人参一两,去芦 川芎二两 青皮一两 威灵仙一两半,酒浸 茯苓一两 白术一两 玄参一两 赤芍药一两 麻黄二两,去节 细辛一两,去土 天麻二两 两头尖二两,酒浸 甘草去皮,炙 官桂去粗皮 黄连各二两 骨碎补一两 葛根一两半 乌药一两 防风二两半 草豆蔻二两 何首乌 川羌活 黄芩各二两 白豆蔻一两 熟地黄 藿香去土 白芷各二两 黑附子一两,去皮炮 当归一两半 丁香一两,去枝 木香一两 松香脂半两 香附一两 大黄二两 沉香一两 全蝎一两半,去毒 朱砂一两,另研 没药一两,另研 乳香一两,另研 血竭七钱五分,另研 地龙半两,去土 牛黄二钱五分 麝香五钱,另研 片脑一钱五分,另研 天竺黄一两 安息香一两

右为细末,炼蜜为丸,金箔为衣,如弹子大。每服一丸,细嚼,温酒、清茶润下,随证上下,食前后服,以四物汤煎服之尤妙。头风擂茶下。

史国公万病无忧药酒方 专治风疾,半身偏枯,手足拘挛,不堪行步。若饮一升,便手能

梳头;服二升,足能屈伸有力;服三升,言语舒畅,行步如故;服四升,肢体通缓,百节遂和,举步如飞。其效如神。

防风去芦,二两,治四肢骨节疼痛、浑身拘急　草薢三两,酥炙,治迎身骨节疼痛　白术去芦,二两,生精补血　川牛藤去芦,二两,治手足麻痹、腰膝痛,补精髓,行血脉　当归二两,补血生血　晚蚕沙三两,炒黄色,治瘫痪,百节不遂,皮肉痛麻　羌活三两,治风湿、骨节疼痛　枸杞子五两,炒,治五脏风邪,滋补肝肾,明目　秦艽去芦,二两,治四肢拘急,言语謇涩　苍耳子四两,搥碎,去风湿、骨节痛麻　杜仲三两,姜汁拌炒,去丝,治腰痛　虎胫骨一两,酥炙,退骨节中毒,壮筋骨　鳖甲二两,九肋者佳,水洗净,剉碎,治瘫痪、骨节痛　油松节二两,搥碎,壮筋骨　干茄根八两,饭上蒸熟,治诸毒气,风在诸骨节,不能屈伸。

右咬咀,盛布袋中,入大坛内。入好酒三十五斤,封坛口浸十四日满。将坛入水锅悬煮一时,取坛入土内埋三日,去火毒。每日清晨、午后各服五七盅,大有补益。此酒衰年染患者尤宜。

石菖蒲酒

用蒲三斤薄切,日内晒干,以绢囊盛之。用好酒一坛,悬此菖蒲在内,闭封一百日,取视之如绿菜色,以一斗熟黍米纳中,封十四日。开出饮酒,则一切三十六种风不能治者,悉效。

千金神草方　专治风湿瘫痪,手足不仁,半身不遂,周身麻木或酸痛。口眼歪斜,并皆神效。

用蓖麻子草一种,秋夏用叶,春冬用子,俱得一二十斤入瓶内,置大锅上蒸半熟,取起。先将棉布数尺,双摺浸入蒸叶子汤内,取出,乘热敷患处。却将前叶子热铺布上一层,候温再换叶子一层。如此蒸换,必以患者汗出为度。重者蒸五次,轻者蒸三五次,其病即愈。内以疏风活血之剂服之。

按语　罗周彦为新安固本培元派一代表性医家,临床经验丰富,所著《医宗粹言》,也大多从临床出发,具有极大临床参考价值,而元阴元阳说又是其极具创新性的理论。在中风方面的贡献主要体现如下:

1. 提出真气耗散腠理不密,风邪乘虚而入的发病观

罗周彦提出元阴元阳理论,将元气分阴阳,先后天之别,并首次将"元气亏虚"作为病因看待,推动"元气论"在临床的具体运用,并创立滋阴之方,对新安养阴清润治法的形成产生一定影响。对于中风的发病明确提出:"中者未有不因真气耗散腠理不密,风邪乘虚而入也。"

2. 药性宜审

防风乃风药润剂……凡一身有中风邪者通用之。羌活者……散肌表八风之邪、利周身百节之痛……独活治风颠心液……荆芥穗治头风眩晕、妇人血风、产后中风等病……秦艽去热,兼治肢节痛风。威灵仙通十二经络,故痛风在上者用之……天麻主小儿惊风及诸眩晕,非此不除也。僵蚕主中风失音及痰壅喉痹,非此不治也……以上药味多是燥剂,似风而非风者必不可用。

3．强调化痰

罗周彦指出："药以清痰为主，须分虚实而施……半夏、南星，风湿在痰可施……又有气逆生痰、痰迷心窍而致瘫痪倒仆，由气不能行痰，非风也。宜顺气行痰之剂，敢用风剂乎？"又指出："凡中风证，悉以二陈汤加姜汁竹沥为主。风痰盛、喉如曳锯者，以瓜蒂散吐之，或以盐汤吐之，后用本方加南星、枳壳、皂荚、栝蒌仁。"临床应用通关散、摄生饮治中风痰厥，导痰汤、加减导痰汤治中风痰涎壅盛，竹沥二陈汤治半身不遂在右属气虚挟痰者。

第十一节　程衍道医论医案

程衍道（约 1587~1662 年），字敬通，又名正通，安徽歙县西乡槐塘人，为明清时期新安杰出医家之一。程衍道既是名儒，又是名医，活人无数。唐晖称其"以日出治医，日哺治儒，出门治医，入门治儒，下车治医，上车治儒，分身以应，犹不胜其劳悫"。金声赞其"指脉说病，则目无全人，微言高论，叠见层生"。程衍道敏而好学，博闻强识，治学严谨，医德高尚，"虽极贱贫，但一接手，则必端问评审，反复精思，未尝有厌怠之色。其疑难者，多至盈时，唯恐少误"。据《歙县志》载："（先生）精于医学，一诊即能决人生死。性沉静寡言，虽当笃疾濒危，未尝动声色，投剂立起。每病者延至其家，则就疗者丛集。衍道从容按诊，俟数十人俱诊毕，徐执笔鳞次立方，神气暇逸，了无差谬。所疗奇验甚多，游其门者，咸以医名。"程衍道是一位在当地群众中享有很高威望的名医，故其族裔程曦在《程敬通医案·序》中赞誉他"术妙轩歧，功侔卢扁"，"吾徽竟无一人及其术者"。程衍道著作有《医法心传》《心法歌诀》《眼科秘方》《迈种苍生司命》等。唐代王焘的《外台秘要》至明代几乎散失无存，他根据残留的宋抄本，竭尽心血，殚力校雠，积十余载之努力，重刊《外台秘要》四十卷。尚有经程曦等收集其医方手迹五十七方，加以钩摹、注释、编辑而成《程敬通医案》（又名《仙方遗迹》）两卷。

《医法心传》

中　风

真中风分外感内伤之不同，善治者有虚实补泻之各异。

四肢不收，是谓风痱。半身不遂，即曰偏枯。风懿者，奄忽不知人也。风痹者，诸痹类风状也。左瘫乃血虚，右瘫为气弱。

中腑者,四肢拘急不仁,六经形证随见也,其病在表。中经者,六经无形证,二便不艰难,但半身作痛,口眼㖞斜也,病在半表半里。中脏者,耳聋鼻塞又失音,目瞀唇缓兼便秘,其病在表。

卒中者,有闭证脱证之当分。如牙关紧闭,两手握固,此为闭证,乃风痰气壅,三生饮主之。若口开心绝,手撒脾绝,眼合肝绝,遗尿肾绝,声鼾肺绝,面赤如妆,汗出如珠,此为脱证,乃元阳欲尽,理中汤灌之。

类中风者,火中、虚中、湿中、寒中、暑中、气中、食中、恶中,皆类乎中风而实非中风也。火中者,火中于内,神昏卒倒也。虚中者,劳役耗损,痰生气壅也。湿中者,或外感山岚雨湿,或内伤生冷饮食也。寒中者,身强口噤,战掉无汗也。暑中者,静而得之为阴证,动而得之为阳证也。气中者,牙关紧急,身冷脉沉,应在人迎相反也。食中者,醉饱之后,或着气恼,或感风寒也。恶中者,鬼祟为患,精神不守,手足逆冷,头面青黑也。

至于治法,全在变通。诊其虚实,量为补泻。急则治标,缓则治本。如外感重者,先驱外邪而后补中气。如内伤中者,先补中气而后驱外邪。或以散风之药为君。而臣补药;或以滋补之药为君,而臣散药。症每乘虚而入,治勿克伐其元。

《迈种苍生司命》

中 风

天地间惟风无所不入。人受之者,轻则为感,重则为伤,又重则为中。中风之症,卒然晕倒,昏不知人,或痰涎壅塞,咽喉作声;或口眼㖞斜,手足瘫痪;或半身不遂,舌强不语。风邪既盛,气必上壅,痰随气上,停留壅塞,昏乱卒倒,皆痰为之也。五脏虽皆为风,而犯肝为多,盖肝主筋属木,风易入之。肝受之则筋缓不荣,所以有歪斜不遂、瘫痪舌强等证。

然有真中,有类中。真中者,又有中腑、中脏、中经之不同。中腑者多着四肢,故有表证:脉浮而恶风寒,四肢拘急不仁。或中身之前,或中身之后,或中身之侧。如太阳中风,或无汗恶寒,或有汗恶风;阳明中风,或无汗身热不恶寒,或有汗身热不恶风;太阴中风,无汗身凉;少阴中风,有汗无热,少阳、厥阴中风,无此四症,六经混淆,此皆中腑也。中脏者多滞九窍,或唇缓失音、鼻塞耳聋目瞀、大小便闭结不通,此皆中脏也。中经者外无六经之形症,内无便溺之阻隔,或肢不能举、口不能言,此则邪中经也。类中者,许学士云:暴怒伤阴,暴喜伤阳,忧愁不已,气多厥逆,往往得此疾,便涎潮昏塞,牙关紧急,真中风身温,而此则脉伏身寒。然诸家论类中又各不同:东垣以僵仆卒倒者为气虚,河间以脉数作火论,丹溪以涎多壅塞作痰论,辨证辨脉各有见解。

真中治法,在腑宜汗,须详何经,又不可过汗,以损其卫气;在脏宜通,又不可过通,以损荣气;在经宜顺气养血,所谓从乎中治,而有汗下之戒也。经有云:善治风者先理其气。气顺则痰顺而消,及其久也,即养血和血。若不顺气为先,徒用乌、附;又不活血,徒用防风、天麻、羌活驱风,吾未见其能治也。

类中治法,当辨轻重。中于外感者,先驱风邪,而后补中气,治以散风为君而以补损药为臣使。重于内伤者,先补中气,而后驱外邪,治以滋补为君而以散邪药为臣使。假如心火暴盛,痰涎壅塞,无毫发风邪,即宜清热消痰顺气,徐用养血,一犯风药,祸不旋踵。

半身不遂,大率多痰。中左,死血少血;中右,属痰与气虚。壅盛,有用吐法,然年老虚弱者不相宜。

小便不利,热退自利,不必淡渗。

甚或口开,心绝;目合,肝绝;遗尿,肾绝;吐沫直视,喉如鼾睡,肺绝;手撒,脾绝;肉脱筋痛,发直摇头上窜,面赤如妆,缀汗如珠,皆不治症。

脉法,浮迟者吉。急疾者凶。寸脉有,尺脉无,当吐不吐者死。尺脉盛,寸脉无,当下不下者死。

小续命汤　治风中腑,汗以散之。

麻黄　防己　桂枝　川芎　杏仁　甘草　附子　人参　白芍各七分　防风一钱

太阳无汗恶寒,加麻黄、杏仁、防风一倍;太阳有汗恶风,加桂枝、白芍一倍;阳明无汗身热不恶寒,加甘草、石膏、知母一倍;阳明有汗身热不恶风,加桂枝、黄芩、葛根一倍;太阴无汗身凉,加甘草、附子、干姜一倍;少阴有汗无热,加桂枝、附子一倍;少阳、厥阴肢节挛痛,加羌活、连翘。

按:《千金方》原有黄芩七分,比《金匮》小续命少当归、石膏,多防风、附子、防己。

三化汤　治风中脏,内有便溺之阻隔。

厚朴　大黄　枳实　羌活

大秦艽汤　治风中经。

秦艽　石膏各二两　甘草　川芎　当归　芍药　羌活　独活　防风　黄芩　白芷　生地黄　白术　云茯苓各一两　细辛半两

春夏,加知母;天阴,加生姜七片。《司命》曰:心下痞满,加枳实。

加味六君子汤　治类中气虚,僵仆卒倒。

人参　白术　茯苓　陈皮　半夏　甘草　姜汁　竹沥

此方,东垣所谓气虚也。

防风通圣散　发表通里,治一切风热。

防风　川芎　当归　芍药　大黄　芒硝　连翘　薄荷　麻黄各半两　石膏　桔梗　黄芩各一两　甘草二两　滑石三两　白术　山栀　荆芥穗各半两　生姜

迈种主人曰:河间类中以脉数主火,故全用辛凉解散之味而去辛温祛寒之味。海藏云:

防风、麻黄,汗剂也;大黄、芒硝,下剂也;栀子、滑石,利小便也,可治杂症,不可治风寒。

凉膈散 治类中火症,胸膈六经邪热。

生甘草一钱五分 连翘 栀子 薄荷 黄芩 大黄 芒硝各五分

主老人去芒硝、大黄,加桔梗、淡竹叶各八分。

按:手足少阳之气下胸膈中,三焦之气同相火游于身之表。膈与六经乃至高之分,此药浮载亦至高之剂,故能于胸膈之中随高而走。重者,用硝、黄;轻者,主老人之法可也。类中属火,外见表症,内兼里症,防风通圣散主之。上二方,河间所谓火也。

导痰汤 治痰壅类中。

陈皮 半夏 茯苓 甘草 南星 枳壳各一钱 五味子丸粒 杏仁五分 姜二片

如久嗽燥热,去半夏;引下行,加黄柏、防己、木通;引上行,加柴胡、升麻。此方,丹溪所谓痰也。

清热顺气汤 治心火暴盛,痰涎上壅,歪斜不遂。

黄连 黄芩 半夏 南星 香附 当归 甘草 知母 陈皮 枳壳 乌药

如痰涎壅盛,加白僵蚕、白附子、全蝎。

按:此症无毫发风邪,乃火与痰为之,故不用风药。

加味八物汤 治半身不遂,气血两虚而夹痰。

八物加南星、半夏、竹沥、姜汁。

按:半身不遂,中左属死血少血,宜四物汤加桃仁、红花、竹沥、姜汁;中右属痰与气虚,宜六君子汤加竹沥、姜汁。

立苏散 治初中卒倒,不省人事。

急掐人中,捉头顶发,口噤不能进药,急以生半夏为末,吹入鼻中,或以皂角、细辛为末,吹入鼻中。有嚏者生,无嚏者肺绝,不治。

又方:藜芦、生甘草、川芎、人参、细辛各一钱,为末,吹入鼻中一字,提头顶发,立苏。

稀涎散 吐痰涎壅盛,口眼歪斜,舌强不语。

白明矾一两半 枯猪牙皂角四荚,去皮炙黄 藜芦五钱 麝香少许

共为末,每用水饮下,鹅毛探吐。

又方:用瓜蒂一味,炒黄为末,酸韭菜汁下。

苏合香丸 治中症虽有痰涎,犹能进汤水者,以此通窍。

沉香 青木香 乌犀角 香附 丁香 朱砂 诃黎勒 白檀香 荜拨 龙脑 安息苏合油 白术各二两 熏陆香一两

八味顺气散 治正气虚,痰壅盛。

白术 茯苓 青皮 白芷 陈皮 乌药 人参 甘草

乌药顺气散 治遍身麻痹,语言謇涩,口眼歪斜,喉中气急有痰。

枳壳二两　乌药　陈皮　白芷　炙甘草　麻黄　桔梗各一两　干姜五钱　僵蚕五钱

改容膏　治口眼歪斜。

蓖麻子一两　冰片三分

共捣为膏。寒月,加干姜、附子。如歪左则敷右,歪右则敷左。

胃风汤　治胃风,饮食脱衣,风入脾胃者。

人参　白术　茯苓　当归　川芎　白芍　桂心

粟米一小撮,煎服。如腹痛,加木香五分。

按:胃风、肠风皆风之内伤者也。《内经》曰:久风为飧泄。其先伤胃,而后传于大肠乎!剂内无治风一味,而专主温暖中宫自能散,不驱风而风自去,不治之治也。

藿香正气散　治受四时不正之气,憎寒壮热。

大腹皮　白茯苓　白芷　紫苏　陈皮　白术　厚朴　半夏　神曲　甘草　藿香　姜　枣

按:上古有避风之法。四时不正之气,即不正之风伤人也。邪之所凑,其气必虚,故法主自正其气。

程原仲《寸补集》云:予同友人游郊外,憩野寺。值一村人,年可三十许,亦至寺,忽卒倒不省人事,四肢厥冷。余为诊脉,六部皆有未绝,脉但微微沉而已。郊外无有药饵,从僧觅寻沉、檀牙香,共得一二两,剉碎,煎汤,剔牙灌入,须臾,吐痰汗出而愈。人问何故。余曰:此中恶症也,一名尸厥,体弱之人感异气所致。诸香通气之品,气通则痰行,又能避邪,故效耳。

一商在旅舍,中痰,不省人事而脉不绝。令白矾研末,淡姜汤化下而愈。矾性咸,能软坚,所以化顽痰也,孙真人名曰"吊头单"。

夏月。一人服砒霜,举室惊惶无措。其邻有开杂货铺。令买黑铅,教磨,新汲井水渐磨渐灌服。大泻,出毒气而愈。砒性极热,然必多饮,方致泻下也。

脐风,《寸补集》云:初生小儿,脐风撮口,最为难治,缘在胎中受惊恐,盖痰之为害也。用巴豆一粒,不去皮烂研。透明雄黄一钱研末。二味和匀,盛于磁罐,每用三、五厘,新汲井水调服。下喉,觉胸腹有响声,大便下痰,即合。此方屡用俱效,曾治马康庄公子亦立愈。

小儿四五岁,不能言语。赤小豆研末,酒调敷舌上,二三次,即效。孙真人方。

《直指》,风家,脉浮者病在表,脉实者病在里,脉虚者病在脏,脉促者病在上。浮则发散,实则疏导,虚则温之,促于上而病人壮盛、胸喉澎湃者,瓜蒂散少少吐之。俗谓热则风生,大纲然耳,多有胃虚、气虚、血虚之极而生风者。

伤　风

《玉机微义》曰:《脉经》云:脉浮而大者风。《伤寒论》云:太阳病,脉浮而缓者,名曰中风。又云:太阳中风,阳浮而阴弱。

陈无择云:寒泣血,故无汗恶寒;风散气,故有汗恶风。今别立伤风一门,且依前哲以太阳经为始,分注六经。太阳足膀胱经用桂枝汤,阳明足胃经用杏子汤,少阳足胆经用柴胡加桂汤,太阴足脾经用桂枝芍药汤,少阴足肾经用桂附汤,厥阴足肝经用八物汤。其方以桂枝汤三味,加入各经之药,皆是辛温解散之剂。

按:无择分经,可谓详密,但以风本外邪,诸方例用解表发表而治。然受病之原亦有不同者,且风为天地浩荡之气,四时八风之变未尝无也,然人亦未尝悉伤之也。间有受伤者,皆因不能发道清净,腠理不密,表上阳虚之所致也。《内经》云:清净则肉腠闭固,虽有大风苛毒,弗之能害是也。又有夹痰热,其气怫郁,风邪易于外束者。若表虚受风,专用发表之药,必致汗多亡阳之症。若内受痰热而外夹风者,亦宜内外交治,不可专于解表也。或曰此之表虚与成无己注伤寒表虚同欤? 予曰不同也。彼以太阳中风而于有汗无汗为虚实,实者加麻黄,虚者加葛根,俱解表也;此之表虚者,固当守卫气而散风者也。

医　案

左,四月初三日方。

此煎厥,非痰眩,当养阴。大原枝一两,真阿胶三钱,龟板八钱,左牡蛎六钱。第一汲井水煎。

按语　程衍道重校《外台秘要》,学术上崇尚金元四大家,尤推崇李朱之学,善用益气不泥东垣,医案言简意赅,临床多验。

1. 真中风有外感、内伤之分

"真中风分外感内伤之不同,善治者有虚实补泻之各异"。除中脏、中腑、中经之分外,卒中尚有闭证脱证。"卒中者,有闭证脱证之当分"。闭证病机为风痰气壅,用三生饮主之。脱证病机为元阳欲尽,用理中汤主之。真中治法,在腑宜汗,须详何经,又不可过汗,以损其卫气;在脏宜通,又不可过通,以损荣气;在经宜顺气养血,所谓从乎中治,而有汗下之戒也。

2. 类中证治贵在变通

类中风者,有火中、虚中、湿中、寒中、暑中、气中、食中、恶中。至于治法,全在变通,当辨轻重。诊其虚实,量为补泻。急则治标,缓则治本。如治类中火症,胸膈六经邪热,用凉膈散治之。重者,用硝、黄;轻者,去芒硝、大黄,加桔梗、淡竹叶。如类中属火,外见表症,内兼里症,防风通圣散主之。治心火暴盛,痰涎上壅,歪斜不遂。认为此症无毫发风邪,乃火与痰为之,故不用风药。

3. 善用益气法

程衍道对东垣学说研究有素,深谙东垣"元气为人生之本,脾胃为元气之源","内伤不足之病,唯当以甘温之剂,补中升阳"要旨,临床善用益气法治疗多种疾病。如选用加味六君子汤,治类中气虚,僵仆卒倒。并指出"此方,东垣所谓气虚也"。

第十二节　孙文胤医论医案

孙文胤,字薇甫,对薇,号在公,自称若生主人,明末医家,新安县(今安徽休宁)人,自序云其"予世居新都之休邑"。自幼学儒,后因自身患病而究心医学,久之术益精;晚年学佛,常以佛理喻医理。孙文胤融儒学、道学、佛学与医学于一身,在新安众多医家之中亦属少见。孙文胤自序称其"于时苦攻下帷,日课经生业而已,久之二竖为祟。日与地之上池名哲砥摩,乃探朴叩藏,则灵枢内景诸书,次第咸列。仆初翻览,苓术之味,与帖括之苦,略相当,徐乃渐入甘境,久而揣摩获中,病尽脱矣。因叹人能殚精,皆可证圣,安在农轩业"。可见孙文胤年少时治儒,颇有研究,后因体弱多病,而由儒入医。曾采《黄帝内经》及历代诸家,费时廿载,著成《丹台玉案》《先天脉镜》《伤寒捷经书》《医经经方两家指诀》,后两种已亡佚。其传世医著《丹台玉案》为综合性的中医著作,所著涵盖内外妇儿之医理病理、理法方药、临床论治,理论见解精深,文笔简奥古朴,篇幅不长但却言之有物,语言简约而内涵深厚,既具有珍贵的中医理论研究价值,又具有极高的中医临床参考价值,是新安医学中弥足珍贵的中医著作。

中风门(附痫症)

夫人似乎无恙而卒然中风者,岂一朝一夕之故哉? 盖内必先腐也,而后虫生之;土必先溃也,而后水决之;木必先枯也,而后风摧之。夫物且然而况于人乎?

经曰:"邪之所凑,其气必虚。"风岂能以自中乎人? 亦人之自受乎风耳。使其内气充足,精神完固,则荣卫调和,腠理缄密,虽有风将安入乎? 惟其不戒暴怒,不节淫欲,或饥不暇于食,或寒不暇于衣,或嗜酒而好色,或勤劳而忘身,或当风而沐浴,或大汗而行房,或畏热而露卧,或冒雨而奔驰。以致真元耗亡气血消尽,大经细络,积虚弥年,平时无甚痛苦,而不知荣卫皆空,徒存躯壳。正犹无心之木,将折未折;无基之墙,欲颓未颓;其势已不可支,而方且自谓无恙,遂迷而不知戒,一旦为贼风所袭,如剧冠操刃,直入无人之境,势若破竹,不移时而皆溃,则杯酒谈笑之间,举步转移之顷,卒然颠仆顿为废人,不亦重可快哉! 由是观之,虽由外风之中,实因内气之虚也。然人之一身,表里上下未必皆虚,惟积虚之处,气多不贯而势有偏重。故一为风所入,而肢体是乎废矣,若以脏腑言之,则又各有形症焉。中脏者,多滞九窍,故有唇缓矢音,鼻塞耳聋,目瞀便秘之症。中腑者,多着四肢,故有半身不遂,手足不随,左瘫右痪之形。又有中血脉者,则外无六经之形症,内无便溺之阻涩,惟口眼歪斜,或左或右而已,而手足动静起居,食息故无恙也。其或股不能举,口不能言,更无别症,乃中经也。比中脏腑则为轻,比之中血脉犹为重耳。然因其病而药之,则中脏者,宜下;中腑者,宜汗;中经者,宜补血以养筋;中血脉者,宜养血以通气;此皆可治之症也。而又有难易于其间,中脏为难而,中腑次之,中经又次之。其或国中于血脉,药之而愈,苟不守禁忌,必复中而中必在于脏,中一次则虚一次,虚一次,则重一次,故中腑虽可治也。由先中血脉与经,而后及于腑,则难治矣。中脏本难治也,由先中腑而后及于脏,则不治矣。若中腑而兼中脏与伤寒两感者何异,其又可生耶。凡中风口开者,为心绝,手撒者,为脾绝;眼合者,为肝绝;遗尿者,为肾绝;声如鼾睡者,为肺绝;汗出如油者,为元气内绝;筋痛者,为无血。发直指而为头上窜面赤如妆,而汗缀如珠,皆所不治之症也。其有一中即死者,何为而如此之急耶? 盖人之五脏,以心为君,心也者,所以主宰乎一身者也。五脏之中,惟心最难死,故人死气绝一身尽冷,而心头独热者,以其难死故也中脏之人,不即死者,以四脏之气虽绝,而心犹未绝也,一中其心则杯酒未干,片言未尽,而魂魄先亡矣,纵有起死回生之药,亦何所施乎。大法中风诸症,总属风痰,国中之时,不论在表在里,必先以攻痰祛风为主。待其苏醒,然后审其经络,分其气血而治之,不可因其内气之虚,而骤用补剂。盖一中之间,道路以为痰阻绝,虽欲补之,孰从而补之。若其病的系太虚口眼歪斜,手足不偏废,便溺不阻涩,但汗出不休,眩晕不定,四肢软弱,气息短促,方可用独参汤。而犹必佐之以橘红,加以姜汁、竹沥,始可服也。若无监制一时或可全愈,而痰邪不泄,当为患他日,或发痈疽必无救药者矣。

脉云:风之中人,六脉沉伏者多,但以人迎为主。诀云:中风口噤迟浮吉,急实大数三魂孤。举要云:中风脉浮滑兼痰气,其或沉滑,勿以风治,浮大者带虚,浮缓者带湿,浮紧者带寒,其有微而数者,虚弱热极也。

立方

通关利窍散　治中风不省人事,牙关紧闭,汤水难进。

麝香一钱　半夏三钱　青黛八分　猪牙皂角五钱

上为细末,用少许吹鼻,有嚏者生,无嚏不治。

仙授立刻回生丹

牛黄真西者一两　胆星制过九次者一两二钱　铅霜二钱　橘红广皮去白一两五钱　蛇舍石醋七次五钱　麝香三钱　枳实用小者麸炒一两　沉香一两忌火　真金箔三十片　朱砂研极细三钱

取铅霜法:用出山铅十斤,打寸许方牌,以线穿悬之于大磁内,下以烧酒六斤,好醋二斤,上另以一覆之,外用盐泥封固,炖在锅内热水中,五日取开,扫下即成铅霜矣。

上各为极细末,以竹沥加老姜汁为丸,分作七十二丸,朱砂金箔为衣,外加蜡封之,每服一丸去蜡,姜汤调下。此丹乃异人秘授,效验通神,真万金不易之方,予以济众心切,不敢自私,故尔录之。

治一切中风,不拘脏腑,中痰中气,不省人事垂危等症,灌下一丸立醒。并治一切急慢惊风。

辛未措眼合先贤有言,遗便者必不能治,投下一丸,少顷即醒,至今甚健,功效广大,救人甚薄,不能一一概录。

小续命汤 治卒暴中风不省人事,痰涎壅盛,半身不遂,口眼歪斜,手足颤摇,言语謇涩,身体麻痹,神昏目眩,筋脉拘挛,四肢不能屈伸者,并疗之。

川芎 附子童便制过,各八分 防风 官桂 黄芩 杏仁去皮尖 甘草 防己各一钱二分 人参 白芍 麻黄去节,各一钱

水二钟,煎八分,临服加姜汁五茶匙。

乌药顺气散 治一切风攻四肢,骨节疼痛,脚膝软弱,妇人血风,老人冷气上攻,胸腹胀痛,吐泻肠鸣。

乌药 陈皮 川芎各二钱 僵蚕 白芷 麻黄去节 枳壳 桔梗各一钱 甘草 干姜炒黑,各五分

水二钟,加姜三片,枣二枚,煎八分,热服。

排风汤 治风邪中入于脏,狂言妄语,精神错乱,手足不仁,痰气上逆。

茯苓 独活 川芎 当归 杏仁 白芍 防风 甘草各八分 肉桂四分 白术 麻黄 白藓皮各七分

水二钟,姜三片,临服加竹沥半酒钟,热服。

愈风汤 治言语难,肝肾虚,筋骨弱,及风热体重,四肢偏枯,半身不遂,一切中风。

独活 羌活 蝉壳 半夏姜矾制 川芎 黄芩酒炒,各一钱二分 黄连姜汁炒 白芍一钱五分 胆星八分

水二钟,姜五片,枣二枚,煎八分,温服。

稀涎散 治中风痰涎隔壅,服此下痰。

明矾一两 肥皂角四条

上共为细末,每服五分,温水调下。

清神解语汤 治中风痰迷心窍,不省人事,舌强不能言语,四肢不能举动,口眼㖞斜,半身不遂。

石菖蒲 南星姜汁炒 黄连姜汁炒 茯苓 麦门冬去心 防风 陈皮 当归各一钱 白芍 生地 川芎 远志去骨 半夏姜矾制 乌药 枳实 羌活 甘草各六分

水二钟,生姜三片,竹茹三分煎熟,加童便、竹沥,同服。

保命金丹 治中风口眼㖞斜,手足弹曳,言语謇涩,四肢不举,晨昏痰多。

贯仲七钱 生地 大黄各五钱 青黛 板蓝根各三钱 朱砂 蒲黄 薄荷各二钱 珍珠 龙脑各一钱五分 麝香一钱 牛黄三钱

上为细末,炼蜜丸,如鸡豆大,每日晨昏以清茶调化一丸。

解语丸 治中风语言不正。

白附子 石菖蒲 远志各一两 全蝎三钱 羌活 明天麻 僵蚕各五钱

上为细末,蜜丸绿豆大,每服三十丸,空心姜汤下。

正舌汤　治中风舌强难言。

明雄黄　荆芥各等分

上为极细末,每服二钱,以豆酒调下。

豨莶丸　中风或国中,或中过者,并体胖之人,宜久服甚妙。

豨莶草,又名火杴草,五月五日,或六月六,九月九采者,甚效,去其花实,只留叶。刷去叶上毛,以酒蜜拌,入甑蒸晒九次,焙干为细末,炼蜜为丸,如梧子大,空心以温酒,或米汤下六十丸,服过千服,须发变黑,筋骨强健,饮食倍进,步履如飞。

类中风证

忽卒倒不语,但风必有斜歪,搐搦之症为异,有因受气而中者,脉沉身冷,无痰故也,用姜汤调苏合香丸灌之。至醒随其寒热虚实调之,轻者用乌药顺气散,或曰,此气暴逆而然,气复即已,虽不药而愈,然闭口脉绝者,亦不治。有因停食而厥者,必胸中满闷。有夏月卒倒,为暑风,此类中风,而实中暑者,有因火者,内火外火合而炎铄,刘守真作将息失宜,一水不胜二火也,有因痰者,火气激搏,痰塞碍心也,以上四者皆用盐汤吐之。

防风至宝汤

南星　防风　天麻　陈皮　当归　半夏各一钱　僵蚕一钱二分　白芍　川芎　甘草　青皮　栀仁　乌药　羌活　黄芩　黄连　麻黄　白芷　牛膝各八分

水二钟,加姜五片煎服,忌食蒜。

(附痫症)

痫证一发即颠仆,眼直口吐痰沫,其声类畜,不省人事,少顷即苏,此因惊风食而得之。其症有五,而似五畜,以应五脏,原因或七情之郁结,六淫之所感或曰大惊,神不守舍,亦有幼小受惊,以至痰迷于心窍故也。

脉云:虚弦为惊,浮洪为阳痫,沉为阴痫,浮散为风痫。

立方

育神镇心丸(秘传)　治五种痫症,并癫狂惊恐,痰迷心窍等证。

羚羊角　犀角各四钱　胆星制过九次者　远志去心　茯神去木　百子仁去油　石菖蒲　橘红各八钱　礞石过六钱　大黄五钱　天麻煨过七钱　牛黄二钱　栝蒌曲五钱　麝香一钱二分　朱砂二钱　真金箔三十张

上为细末,竹沥同胆星打糊为丸,朱砂金箔为衣,每服空心姜汤送下,一钱。

清心豁痰汤

石菖蒲_{去毛}　麦门冬_{去心}　茯苓_{去皮}　枳实_{炒,各一钱二分}　远志_{去心}　天花粉　贝母_{去心}

酸枣仁_{去油}　玄参　黄连_{姜汁炒}　橘红_{各一钱}　甘草梢_{四分}

水二钟,加姜五片,竹茹八分,煎一钟,温服。

按语　孙文胤《丹台玉案》集理法方药、临床论治于一体,具有较高的中医临床参考价值,对中风论述也有独到之处。

1. 认为病因病机特点是积虚邪中

孙文胤认为内虚邪中为中风基本病机,其原因为"惟其不戒暴怒,不节淫欲,或饥不暇于食,或寒不暇于衣,或嗜酒而好色,或勤劳而忘身,或当风而沐浴,或大汗而行房,或畏热而露卧,或冒雨而奔驰。以致真元耗亡气血消尽,大经细络,积虚弥年……一旦为贼风所袭,如剧冠操刃,直入无人之境,势若破竹,不移时而皆溃……虽由外风之中,实因内气之虚也"。又说:"由是观之,虽由外风之中,实因内气之虚也。然人之一身,表里上下未必皆虚,惟积虚之处,气多不贯而势有偏重,故一为风所入,而肢体是乎废矣。"中风是人体自身气血亏虚,内虚长期积累的结果,正气先虚,积虚日久,气血不流通,又因受风,风邪入"积虚之处",所以肢体偏废。

2. 提出中风四分法

中脏、中腑、中血脉和中经,尤其提出中血脉分类方法。"又有中血脉者,则外无六经之形症,内无便溺之阻涩,惟口眼歪斜,或左或右而已,而手足动静起居,食息故无恙也"。

3. 攻痰祛风为主、分而治之

孙文胤提出治疗中风基本法则以攻痰祛风为主,"大法中风诸症,总属风痰,国中之时,不论在表在里,必先以攻痰祛风为主。待其苏醒,然后审其经络,分其气血而治之,不可因其内气之虚,而骤用补剂"。然后审其中脏、中腑、中血脉和中经的分而治之。"然因其病而药之,则中脏者,宜下;中腑者,宜汗;中经者,宜补血以养筋;中血脉者,宜养血以通气。此皆可治之症也"。

4. 提出中风六绝

"凡中风口开者,为心绝,手撒者,为脾绝;眼合者,为肝绝;遗尿者,为肾绝;声如鼾睡者,为肺绝;汗出如油者,为元气内绝。"

5. 阐明脉象及兼脉特点

风之中人,六脉沉伏者多,但以人迎为主。中风脉浮滑兼痰气,其或沉滑,勿以风治,浮大者带虚,浮缓者带湿,浮紧者带寒,其有微而数者,虚弱热极也。

6. 守禁忌,防复发

孙文胤对中风病易复发的病因也做了阐述,指出:"药之而愈。苟不守禁忌,必复中而中必在于脏。中一次则虚一次。虚一次,则重一次。"即中风康复后,应该注意禁忌,规律起居,调适心情,否则就会再次发病,"积虚之处"就会愈中愈虚,愈虚愈重,人的体质也会越来越弱,影响身体健康,导致恶性循环。孙氏指出了中风预防的观点,重视人体正气的调护。

第十三节　郑重光医论医案

郑重光(1638～1716 年),字在辛,号素圃,安徽歙县人。明末清初医家,在江浙一带颇负盛名。郑重光学医并无明确的师承关系,属于自学成才。郑重光幼年并未学医,直至康熙元年(1662 年)郑父病重,久侍汤药,后来自己亦患病。叹时医之术不精,遂矢志学医,博览《黄帝内经》以下诸医书,终于彻悟医理,临证详慎周密,颇有定见,治病往往有奇效,于伤寒、温病尤多发明。据道光重修仪征县志第四十卷记载"郑重光,字在辛,事亲孝,尝刲股疗父病,友爱兄弟,抚孤侄若己子,性颖慧,读书辄了悟,雅善方术,多治奇症,其子增贡生钟蔚能承其业,曾孙太学生枚,醇悫和厚,善守家学以医行世"。"殁数十年,黄童白叟无不知其名","郑素圃先生以医名世几五十年,远近公卿大夫延领恐后,国中托命者奔走阗咽其门,日不暇给"。郑重光医名之盛,声望之隆,由此可见一斑。尝重刊先世之作《集验简便诸方》,辛后乡里私谥"贞悫先生",子钟蔚,承父业。郑重光治学宗仲景之论,崇方有执之说。尝取方有执《伤寒论条辨》,删其繁复,增入喻昌、张璐、程郊倩诸家之说,附以己见,撰《伤寒论条辨续注》十二卷,以补方氏之未备。复撰《伤寒论证辨》三卷,就证分经,病情详于各证之中。又参校柯琴《伤寒论翼》二卷。注释《温疫论》,撰成《温疫论补注》二卷。另著《素圃医案》四卷。后世将以上 5 书合刊为《郑素圃医书五种》行世。

《素圃医案·卷三》

诸中证治效

【医案 1】　方惟善翁,年七十,夏月忽右手足不用,口眼㖞斜,舌强面赤,脉虚大而参伍不调,两寸脉十数至一歇,但止数不齐耳。问其脉何以歇至,彼云:今十年矣,每心一掣跳,则脉必歇。余曰:心掣为肾病,此心肾气虚,并无风邪六经形证,温经大补或可复原,若作风医必致痿废。遂用人参、黄芪、白术、桂枝、芍药、附子、天麻、当归等药,每日用参两许,医治月余,口眼端正,步履如常。

方在调理之余,忽发咳嗽。彼自误为痰火,参附贻祸。数日后目窠微肿,颈脉大动,尿如煤水。乃肾藏真阳不足,将成水蛊之证也。随即咳喘不能卧,足趺先肿,渐延两腿。余用金匮肾气汤,加倍桂附,更入人参三钱。时当酷暑,悬大帐于庭,伏枕于几者二十八日,药近百剂,小便渐多而肿消。适因病后营葬劳烦,调理失宜,遂时发喘咳,不能平卧,至八旬乃终。

【医案2】 汪大扶兄,年四十五,善饮贪凉,此素性也。雪途昏仆于地,抬归始醒,即遍身拘挛,腰足冷痛,手足不能举,已具六经形证,此真中风也。先医者作虚治而用人参,困顿于床。后延余治,脉弦而沉紧,此夙昔之风,加以雪天新中于寒,两邪并发,致昏厥而仆,风寒未解,何用补为?余以桂枝、细辛、羌活、附子、赤芍、干姜、半夏、甘草小续命汤加减,温里解表。五六日邪气外出,脉略浮弦,而增咳嗽,再加麻黄、杏仁,续续得汗而痛减。将一月,身发瘾疹作痒,外解而痊。

【医案3】 吴敦吉翁,年逾五十,善饮多劳,二月间盥洗时,忽然发晕,呕痰未仆,即右手足不举,言语謇涩,口眼不歪,尚能扶步,脉弦滑有力而无他证。此痰中也,用六君子汤去人参,加胆星、天麻、秦艽、竹沥、姜汁,半月后病减。方少加人参,兼用归、芍,一月后即言语,步履如常矣。

【医案4】 赵智善因酒后愤争,随即昏仆不语,手足厥冷,前医用牛黄丸不效,用风痰药亦不效,已经一日夜矣。余视之,六脉皆沉弦,而歇至来去不乱,喉无痰声,手足微冷,口眼端正,牙关半开,呼吸调匀,面无贼色。盖中风则身温,中气则身冷,此中气也。用皂角末吹鼻,得嚏一声,随叹气一口,手有动意。继用乌药顺气散加木香、沉香,微煎数沸,缓缓灌下,即嗳气一声而苏。

【医案5】 瓜镇刘玉吾,年六十外,混堂浴归,卒中一日始醒。初医以风痰火杂治,风则羌防,火则膏连,痰则星夏,继进苏合丸数枚,则遗尿矣。十日外始迎余治,诊其脉虚大无伦,昏睡不语,身重遗尿,肢不偏废,口不歪斜,喉无痰声。原非中风,因老年贪浴,汗多亡阳而暴脱,有似中风。失此不用补中,反行疏导,阳气愈虚,致遗尿不语,竟成脱证。急用归脾汤原方,入人参一钱,四剂即能言语饮食,惟尿不禁耳。每日间用八味地黄汤,去丹皮、泽泻,加人参、破故纸、益智仁、五味子,而尿固。数日后,舌苔全黑而滑,此中气虚寒,肾水凌心。用苓桂理中汤,四剂而苔退。后仍以归脾汤甘温之剂调补一月,方能步履。但因多食苏合丸辛香散气,病愈后言语随忘,欲言又止,终不能复也。

【医案6】 镇江巡江营王守戎之媳,抱子登署后高楼,楼逼山脚,若有所见,抱子急下,即昏仆者一日夜。姜汤灌醒,如醉如痴,默默不语,不梳不洗,与食则食,弗与亦弗索也。或坐或卧,见人则避。如此半月,越江相招。入其室即避门后,开门即避于床,面壁不欲见人。令人抱持,握手片刻,而两手脉或大或小,或迟或数,全无一定,此中恶也。与苏合香丸,拒不入口,灌之亦不咽。明系鬼祟所凭,意惟秦承祖灸鬼法,或可治也。遂授以灸法,用人抱持,将病人两手抱柱捆紧,扎两大指相连,用大艾团一柱,灸两大指甲角,灸至四壮,作鬼语求食求冥资。灸至七壮,方号呼叫痛,识人求解。继进安神煎剂,熟睡数日而愈。

【医案7】 吴翰臣兄令眷,予族之女也。清明夜,门首看城隍会,甫入堂,忽昏仆于地,不能言语,抬上床一刻,即大吐,口出妄言,谓城隍夫人需侍者,已得三人,令其入庙服役,语毕,仍闭目昏睡。其家惊畏,暮夜迎余。自门首至寝所,皆烧冥资。观其色无青黑鬼气,切其脉两手相同,至止不乱,但虚大无力。余询其声变否,家人对以如常,此殊不似中恶之证也。又问前有病否?家人云:经水行有半月未止,数日前,即燃灯通夜不熄,翰臣外出,要人作伴,似有畏惧之状。盖邪之所凑,其气必虚,因脱血心虚,夜看城隍会,见扮鬼形,心怖而神乱矣。即或中恶,亦因其虚也。以人参五钱,桂心一钱,银一锭煎熟灌下。又将渣再煎灌下,片刻即醒。问其前事,全然不知,惟记门首看会,不知何由在床,但称心慌手麻而已。随用归脾汤数服,经止病愈。

【医案8】　魏老者,冬月自郡归瓜镇,夜食毕,方就枕即昏厥,手足僵直而厥冷,牙关咬紧,面青脉沉。此老年气弱,被严寒所迫寒中也。先以浓姜汤抉齿灌入,牙关略开,继以四逆汤,大剂灌下,至五鼓身方回温,人亦渐醒。

【医案9】　巴其臣主政令眷,年未三十,遭新丧悲郁之后,忽眩晕昏仆不语,脉弦数而涩,有时手抽掣,面上发赤,喉无痰声,药亦能咽,惟昏睡不语者三日夜矣。经医数人,主风、主痰、主虚,与以牛黄抱龙丸,皆能咽,但终不醒。予以脉弦数,独主火中。盖木郁化火,肝火暴甚,故卒倒而无知也。经云:阴气衰于下,则为热厥。以滋肝清火,逍遥散为主,用归、芍、丹皮、柴胡、郁金、栀子、贝母、羚羊角、竹沥频灌,一日夜回苏,能语而愈。嗣后遇怒仍发。

【医案10】　吴坦如兄,年将三十,酒后行走,忽昏仆不知人事,扛上床一刻方醒,即右手足不能举,尿不禁而口眼不歪,舌微强,时发寒而汗出,小便频下,六脉细濡无力。此元气大虚,类中风之脱证也。若不急行温补,恐致大汗喘厥亡阳,乃显明易见之虚病。时火治庵盛行之际,亦不能别生他议,遂以参、芪、归、术、桂、附、天麻、半夏、益智等药,补益月余而健。

【医案11】　从容庵僧,饱食后混堂洗浴,昏晕抬归,手足温暖,呼吸调匀,口眼端正,牙关不紧,又无痰声。其人气实本无病者,诊其脉,两关沉滑有力,惟闭目不语,掐其人中亦知痛,此证非风非痰,非寒非虚,以意度之,饱食之后,久浴伤气,胃中食满,气虚不能运转。经云:一息不运,则机缄穷。岂非食中耶?以手重按其胃口,则眉皱手推,遂用姜盐汤探吐灌下,即呕哕吐出未化之饭半盆,嗳哟一声,目开而醒矣。

【医案12】　扬州太守如夫人,年及三十,平素虚弱,参术汤丸不辍,盛暑忽身疼发热,呕吐痰水,犹以平日之虚,召用补剂。及诊其脉,浮弦而细,对以非平常之虚,乃暑热伤气,复受风邪,暑风证也。须先治风,以葛根、藿香、二陈、砂仁、厚朴、生姜,一剂即汗出,发热身痛皆愈。少刻手足挛搐,目珠上视,喘喝遗尿,身僵不语矣。暑中惊畏,急复再召。脉则不浮,但弦细耳,神昏僵卧,但能咽药。因脉之细,乃气虚伤暑而卒中也。面垢遗尿,皆属暑病,而非脱证。用古方消暑丸三钱,温胃涤痰。服药时许,又得微汗,即目开能语。续以香砂六君子汤,二剂而愈。

男病治效

【医案 13】 大升典客毛兄,素有眩证,发则昏仆不知人事,一刻即苏,起则如常,积有年矣,前医皆作痰治。近因眩跌阶石,触落门牙二个,血流不止,急招诊视。牙已落矣,而人事如常。诊脉细数,两尺尤甚。问彼眩时何状,答以头一眩,便不能自主,瞬息即苏。问素有何病,答曰:梦遗三两日一次。余曰:此虚火也。阴精竭于下,阳火逆于上,龙雷之火,一发即隐,《内经》所谓煎厥也。用生地黄、熟地黄、山萸、山药、元参、菊花、菟丝子、丹皮、石斛等药为汤,丸亦如之,日服不辍,经今数年,已不发矣。

【医案 14】 程士莘兄,朱姓家人,身体壮实,跌伤手臂,皮破出血,专科不过膏贴药敷而已。不自知谨,混堂洗浴,脱衣伤风,次日便恶寒发热,头疼身痛。先医者作伤风阳证治之,三四日后,大汗呕吐,僵卧于床,手足拘挛,角弓反张,始招予治。左右脉皆沉弦细紧,口眼抽掣,而跌伤之处反不知疼。此证初病失于温经,反行解表,致风寒内入,直伤肝经,破风反张,大汗呕吐,均属不治,幸未入少阴而下利耳。遂用桂枝、细辛、芍药、附子、干姜、当归、独活、天麻、吴萸、甘草重剂,五日汗敛身柔,呕止能食,而手反不能举,软卧于床。桂附大剂,一月方能起而立。若非年少壮实,万无生理矣。

【医案 15】 吴瞻大兄,冬月足背生疮,久溃不敛,一医者令用刀去顽皮,不无新伤。春日苦寒,跣足就医,又敷以冷膏,随即作痒,更乘舆河畔,迎面大风,遂遍身麻痒,面肿唇紫,舌强语涩,俨似中风。先医未辨何证,杂用风火痰药,服后呕哕不止。余至,诊脉则弦紧,面赤舌紫,手冷多汗,乃肝经风病,定属患处刀伤,为风寒所袭,又兼冷膏外敷,证类破伤风,不宜缓纵。急用桂枝、赤芍、独活、细辛、附子、苍术、天麻、半夏、生姜,日投三剂,夜半患足方温。又二剂,微汗身轻,疮方知痛,如斯八剂乃愈。若非急治,缓则传里,不易医矣。

女病治效

【医案 16】 汪彦玉兄令侄女,年十三岁,夏月喜食瓜果,仲秋患心内怔忡作呕。幼科作气虚治,用参术不效。又易医误认为大虚用归脾汤,本家恐其过补未服,至夜呕吐,即昏厥,手足逆冷,不知人事。用生姜汤灌下,数刻方苏。次日迎诊,六脉沉弦而紧,身疼头眩,手足冷麻,胸前嘈杂。余曰:沉弦主饮,紧则为寒,此外感风寒,内停冷饮,表里寒邪未解,脉沉怔忡皆痰饮证,非虚也。用桂枝、苍术、半夏、茯苓、炮姜、白蔻、陈皮,数剂呕止,转发呃。更加附子,则每日吐冷痰水碗许,呃乃止,怔忡亦愈。仍用前剂,则夜夜微汗,身发癍疹作痒,身痛方除。此风邪化热而外解也。继用理中、桂枝、二陈,医治月余,里寒退尽,能食不呕而痊。

胎产治效

【医案 17】 程农长兄令媳,吴宅之女也。二月大产,天气尚寒,未满月便开窗梳洗,方满月便尔洗浴,因受风寒,次日头痛身疼,遍身筋惕,汗多而热不退,脉不浮而单弦。初诊便告病家,此产后中风大病,不可轻视。用当归四逆汤:当归、赤芍、桂枝、细辛、茯苓、炮姜、甘草,姜枣为引。医治三日,因本气大虚,风邪不解,更头疼如破,筋惕肉瞤,汗出如浴,手足抽搐,时时昏厥,病甚危笃。余曰:此产后气血大虚,风邪直入肝经,已现亡阳脱证,须急用人参固里,附子温经,使里气壮,逼邪外解。否则风邪入藏,必昏厥不语,手足逆冷,呕哕不食,不可治矣! 未几果哕,病家遂信予言,重用参附,加于当归四逆汤中,更加吴萸以治哕,间加天麻、半夏,兼治虚风。如斯大剂,日服人参两许,附子六七钱,半月后方渐次而回。再去细辛、吴萸,增芪、术,四十日方能起床。此证幸病家不吝人参,而任医得专,故获收功也。

【医案 18】 英德县令王公仆妇,年三十外,本山西人,夏月恣食瓜果,八月初旬,产后积冷在腹,五日后腹痛,先泻后痢,两关紧滑,用姜桂香砂胃苓汤,四剂而愈。两三日后,因前寒未解喉痛,又开窗取凉,复受寒邪以致头痛发热,身痛、脉浮紧,用芎苏饮微汗而表解,热尚未除,继用桂枝葛根汤,二剂热即退。忽变为神昏不语,掐指剔牙,肠鸣下利,问病若聋,诊脉弦细无力。产后尚未满月,知属里虚,证类中风,用桂枝汤加白术、半夏、天麻、炮姜、附子二剂,五更后即能言,至未申即不能语,坐卧如痴。能言时谓身痛腹疼,其渴饮茶汤,日夜两大壶,随即洞泻八九次,肠鸣不食,脉弦细紧。此为风邪直入肝经,乃厥阴之病。盖厥阴病本消渴,风邪不解,内搏为泻,身痛多汗,脉不浮,断非表证,乃骨寒而痛也。且午后不语定属阴邪,准作厥阴治法,不治洞泻。用当归四逆汤:桂枝、当归、赤芍、细辛、附子、炮姜、人参、白术、茯苓、甘草,姜枣为引。服六剂渴全止,夜得微汗,腹痛身疼即解,泻止能言。自立方付彼,令其照方撮药,服十余剂即全愈。若用育神止泻,不察病名,岂不大误乎? 余每见产后不语,不治者多矣。此北人胃气本厚,故合证之药,易于取效也。前程案乃寒中少阴寒水之藏,故终日不语阴也。此证乃风中厥阴风木之藏,木中有火,午后方不语,非纯阴也。所以药亦阴阳对待,不似程案用纯阳药矣!

按语 郑重光注重阴证的论治,并提出"认经不认证";重视脉诊,主张取决于脉,尤其是在脉证不符之时;阴证施治侧重厥少二阴,善用辛热回阳而不滥。郑重光诊治中风主要体现在以下几点:

1.重视阳气

郑重光重视阳气的作用,在《素圃医案》中,其明确否定了朱丹溪的观点,认为丹溪之言有所偏颇,如果真阳已经亏损,反而还用苦寒之药来克伐真阳,此种治法不可取,会加重病情。在治疗中风时,郑重光也以"阳气为重"的观点作为指导,治疗以"温经大补"为主,擅用桂枝、附子。如方惟善翁案,认为"心掣为肾病",因心肾气虚所致,治疗应温经大补,不能从"外风"而医治。方用人参、黄芪、白术来培补正气,桂枝、附子温经通脉,天麻平息内风,当归养血活血,且每日用参两许,大补元气,改善心掣等心气虚的症状。

2.审证求脉

郑重光遇诊治分歧之时,断之于脉。"巴其臣主政令眷"昏仆不语,经医数人,主风主痰主虚,纷呈施治,而郑重光以其脉弦数,独主"火中"。同病异治,亦决之于脉。如"镇江巡江营王守戎之媳"与"吴翰臣兄令眷"均是卒然昏仆不语。前者芳香开窍以治中恶,概其脉或大或小或迟或数,全无一定,而后者温补为治,因其脉虚大无力,所谓"即或中恶,亦因其虚。"汪大扶兄案,先医者作虚治而用人参,郑重光认为脉弦而沉紧,此夙昔之风,加以雪天新中于寒,两邪并发,致昏厥而仆,风寒未解,何用补为?以桂枝、细辛、羌活、附子、赤芍、干姜、半夏、甘草小续命汤加减,温里解表。

3. 善用温阳

如竺吴绍先兄令眷,产前中风,抽搐昏厥,参附桂姜服至月余。陈圣年令眷案,用黄芪五钱,当归三钱,麦冬一钱,五味子五分,服后得寐片刻。再剂熟寐时许,醒则热退,面黄脉敛。次日往诊,惟舌黑不改,盖前姜附之余也。用前药减黄芪一半,加人参、茯苓、甘草二剂,舌苔黑退,变微黄色,遂思饮食。如此平补半月而愈。

第十四节　程国彭医论医案

程国彭(1662~1735年),字钟龄,原名山龄,号恒阳子,天都(今安徽歙县)人,清代名医。年少曾攻举子业,因体弱多病,乃立志学医,研读经难之说,潜心研究各家医著,博采众长,融会贯通,乃精岐黄,悬壶乡里,医名大噪于康熙、雍正间,四方求治者众,晚年至天都普陀寺修行,法号普明子。治学推崇仲景为制方之祖,主张学贵沉潜,审证必详,务求对医理有所悟。程国彭认为:医道自《灵素》《难经》以来,首推仲景,以为其制方之祖也。各家学说"合之则见其全,分之则见其偏"。故主张"兼总四家,而会通其微意,以各其用,则庶几乎其不偏耳",首次明确系统地提出和论述"八纲辨证"和"医门八法"。程国彭凭借"凡书理有未贯彻者,则昼夜追思,恍然有悟,即援笔而识之。历今三十载,殊觉此道精微。思贵专一,不容浅尝者问津,学贵沉潜,不容浮躁者涉猎"的治学态度并结合自己30余年临床经验及心得,于雍正十年(1732年)间,整理撰写成《医学心悟》五卷。后于歙县普陀寺修行时,将治外科病的经验结合参考《外科旨要》写成《外科十法》一卷。附于《医学心悟》书末。《医学心悟》言简平易,纲目清晰、论述全面中肯,立论明确、治法精要、方药简专,在后世得到了广泛流传。

论中风

中风之证,有中腑、中脏、中血脉之殊。中腑者,中在表也,即仲景所谓太阳中风,桂枝汤之类是也。外显六经之形证,即如伤寒三阳三阴传变之证也,其见证既与伤寒同,则其治法亦与伤寒传变无异矣。中脏者,中在里也,如不语中心,唇缓中脾,鼻塞中肺,目瞀中肝,耳聋中肾。此乃风邪直入于里,而有闭与脱之分焉。闭者,牙火紧急,两手握固,药宜疏通开窍。热闭牛黄丸,冷闭橘半姜汁汤。其热闭极甚,胸满便结者,或用三化汤以攻之。脱者,口张心绝,眼合肝绝,手撒脾绝,声如鼾肺绝,遗尿肾绝,更有发直、摇头、上撺、面赤如妆、汗出如珠,皆为脱绝之证。此际须用理中汤加参两余,以温补元气。若寒痰阻塞,或用三生饮加人参以灌之,庶救十中之二三。中血脉者,中在半表半里也,如口眼㖞斜、半身不遂之属是也。药宜和解,用大秦艽汤加竹沥、姜汁、钩藤主之,而有气与血之分。气虚者,偏于右,佐以四君子汤。血虚者,偏于左,倍用四物汤。气血俱虚者,左右并病,佐以八珍汤。此治中风之大法也。

中风寒热辨

或谓寒邪中脏,一于寒也;风邪中脏,而有寒有热。何也? 愚谓寒,阴邪也。阴主静,故其中人特为寒中而已矣。风,阳邪也。阳主动,善行而数变,故其中人或为寒中、或为热中,初无定体也。然其所以无定体者,亦因乎人之脏腑为转移耳。何者? 其人脏腑素有郁热,则风乘火热,火借风威,热气拂郁,不得宣通,而风为热风矣。其人脏腑本属虚寒,则风水相遭,寒气冷冽,水冻冰凝,真阳衰败,而风为寒风矣。为热风,多见闭证,理宜疏导为先。为寒风,多见脱证,理宜温补为急。夫同一中脏,而寒热之别相隔千里,其中所以为热为寒之故,举世皆不求解,则三化汤之寒、三生饮之热,何以同出于书而屹然并立? 是以医道贵精思审处而自得之,有非语言所能尽也。

中风不语辨

或问:不语有心、脾、肾三经之异,又风寒客于会厌,亦令不语,何以辨之? 愚谓心者,君主之官,神明出焉。若心经不语,必昏冒,全不知人,或兼直视、摇头等症,盖心不受邪,受邪则殆,此败证也。若胞络受邪,则时昏时醒,或时自喜笑。若脾经不语,则人事明白,或唇缓,口角流涎,语言謇涩。若肾经不语,则腰足痿痹,或耳聋遗尿,以此为辨。至若风寒客于会厌,不过感风声哑之属,口能收,舌能转,枢机皆利,但不发音耳,可用辛散而安。

中风类中辨证法

中风者,真中风也。类中风者,似中风而非中风也。然真中有兼类中者,类中有兼真中者,临证最难分别,小可无法以处之。大法中风之证,有中腑、中脏、中血脉之分,前论已详言矣。惟类中与真中,最宜分别,不可不审。真中风者,中于太阳,则与伤寒外感传经相符。若中血脉,必有偏枯㖞斜之证。中脏虽为在里,亦必兼有经络偏枯之证。若类中者,寒则厥冷呕泻而暴痛也;暑则赤日中行而卒倒也;湿则痰涎壅盛而闭塞也;火则面赤、烦渴、唇燥而便闭也;实则因于过饱而胸胀满闷也;气则因于盛怒而闭塞无音也;恶则因登冢入庙、冷屋栖迟而卒然头面青黯也；虚则面色㿠白、鼻息轻微也。见症各殊，与真中之偏枯㖞斜自是不同。其间或有相同者，乃真中、类中相兼也。证既相兼，必须一一辨明，察其多寡兼并之处，辨其标本缓急之情，审度得宜，用古人经验良方，随手而起矣。

中风门

中风者，真中风也。有中腑、中脏、中血脉之殊。中腑者，中在表也。外有六经之形证，与伤寒六经传变之证无异也。中太阳，用桂枝汤。中阳明，葛根汤加桂枝。中少阳，小柴胡汤加桂枝。其法悉具伤寒门，兹不赘。

中脏者，中在里也。其人眩仆昏冒，不省人事，或痰声如曳锯，宜分脏腑寒热而治之。假如其人素挟虚寒，或暴中新寒，则风水相遭，寒冰彻骨，而风为寒风矣。假如其人素有积热，或郁火暴发，则风乘火势，火借风威，而风为热风矣。为热风，多见闭证，其证牙关紧急，两手握固。法当疏风开窍，先用搐鼻散吹之，次用牛黄丸灌之。若大便闭结，腹满胀闷，火热极盛者，以三化汤攻之。为寒风，多见脱证，其证手撒脾绝，眼合肝绝，口张心绝，声如鼾肺绝，遗尿肾绝，更有两目直视，摇头上窜，发直如妆，汗出如珠，皆脱绝之症。法当温补元气，急用大剂附子理中汤灌之。若痰涎壅盛，以三生饮加人参灌之。间亦有寒痰壅塞，介乎闭、脱之间，不便骤补者，用半夏、橘红各一两，浓煎至一杯，以生姜自然汁对冲，频频灌之，其人即苏，然后按其虚而调之。然予自揣生平，用附子理中治愈者甚多，其用牛黄丸治愈者亦恒有之，惟三化汤一方并未举用。此必天时、地土、人事之不同：然寒热之剂，屹然并立，古方具在，法不可泯。故两存之，以备参酌。

中血脉者，中在经络之中也。其证口眼㖞斜，半身不遂是也。大秦艽汤主之。偏在左，倍用四物汤；偏在右，佐以四君子汤。左右俱病，佐以八珍汤，并虎骨胶丸。此治真中之大法也。

口噤、角弓反张

口噤、角弓反张，痉病也。但口噤而兼反张者，是已成痉也，小续命汤。口噤而不反张者，是未成痉也，大秦艽汤。其痉病俱见前伤寒兼证中，宜细加查核。

不 语

不语，有心、脾、肾三经之异，又有寒客于会厌，卒然无音者。大法，若因痰迷心窍，当清心火，牛黄丸、神仙解语丹。若因风痰聚于脾经，当导痰涎，二陈汤加竹沥、姜汁，并用解语丹。若因肾经虚火上炎，当壮水之主，六味汤加远志、石菖蒲。若因肾经虚寒厥逆，当益火之源，刘河间地黄饮子，或用虎骨胶丸加鹿茸。若风寒客于会厌，声音不扬者，用甘桔汤加疏散药。

遗 尿

遗尿谓之肾绝,多难救。然反目遗尿者,为肾绝。若不反目,但遗尿者,多属气虚,重用参、芪等药补之则愈。

桂枝汤 葛根汤 小柴胡汤俱见伤寒。

搐鼻散 治一切中风证不省人事。用此吹鼻中,有嚏者生,无嚏者难治。

细辛去叶 皂角去皮弦,各一两 半夏生用,五钱

为极细末,磁瓶收贮,勿泄气。临用吹一二分入鼻孔中取嚏。

牛黄丸 治中风痰火闭结,或瘾疹瘫痪,语言謇涩,恍惚眩晕,精神昏愦,不省人事,或喘嗽痰壅,烦心等症。

牛黄六钱 麝香 龙脑以上三味另研 羚羊角 当归酒洗 防风 黄芩 柴胡 白术 麦冬去心 白芍各七钱五分 桔梗 白茯苓 杏仁去皮尖 川芎 大豆黄卷阿胶各八钱五分 蒲黄 人参去芦 神曲各一两二钱五分 雄黄另研,四钱 甘草二两五钱 白蔹 肉桂去皮 干姜各三钱七分 犀角镑,一两 干山药三两五钱 大枣五十枚,蒸烂,去皮核 金箔六百五十片,内存二百片为衣

为细末,炼蜜同枣膏为丸,每两作十丸,用金箔为衣。每服一丸,温水化下。

三化汤 治中风入脏,热势极盛,闭结不通,便溺阻隔不行,乃风火相搏而为热风者,本方主之。设内有寒气,大便反硬,名曰阴结。阴结者,得和气暖日,寒冰自化,不可误用攻药,误即不复救。慎之!慎之!

厚朴姜汁炒 大黄酒蒸 枳实面炒 羌活各一钱五分

水煎服。

附子理中汤见中寒 治寒风中脏,阴冷极盛,脱证随见。此风水相遭而为寒风者,急服此药,犹可得生。夫病属脱证,设误用疏通开窍之药,如人既入井而又加之以石也,必须参附大剂饮之,方为合法。

三生饮 治寒风中脏,六脉沉细,痰壅喉响,不省人事,乃寒痰厥逆之候。

生南星 生乌头去皮尖 生附子各一钱五分 生姜五片 生木香五分

水煎服。

薛立斋云:三生饮,乃行经络治寒痰之良药,斩关夺旗之神剂。每服必用人参两许,驾驭而行,庶可驱外邪而补真气,否则不惟无益,适以取败。观先哲用芪附、术附、参附等汤,其义可见。

大秦艽汤 治风中经络,口眼歪斜,半身不遂,或语言謇涩,乃血弱不能养于筋,宜用养血疏风之剂。《经》云"治风先治血,血行风自灭"是也。

秦艽一钱五分 甘草炙 川芎 当归 芍药 生地 熟地自制 茯苓 羌活 独活 白术 防风 白芷 黄芩酒炒,各八分 细辛二分

水煎服。如或烦躁口渴，加石膏一钱五分。阴雨加生姜三片，春夏加知母八分。

窃谓本方，初时宜用，若日久，则以四物、四君为主，而以风药佐之，庶收全功。

四物汤　四君子汤　八珍汤 俱见虚劳。

虎骨胶丸 见痹证。

小续命汤 见伤寒发痉。

神仙解语丹

白附子炮　石菖蒲去毛　远志去心　甘草水泡，炒　天麻　全蝎去尾,甘草水洗　羌活　南星牛胆制多次更佳,各一两　木香五钱

上为末，面糊丸，龙眼大。每服一丸，薄荷汤下。

二陈汤

陈皮　茯苓　半夏姜汁炒　甘草炙,各一钱五分

姜一片，大枣二枚，水煎服。

六味汤 见后类中风。

地黄饮子

熟地九蒸晒,二钱　巴戟去心　山萸肉去核　肉苁蓉酒浸,焙　石斛　附子炮　五味子杵,炒　白茯苓各一钱　石菖蒲去毛　桂心　麦冬去心　远志去心,甘草水泡炒,各五分

入薄荷少许，姜一片，枣二枚，水煎服。气虚加人参二钱。

甘桔汤 见伤寒咽痛。

类中风

类中风者，谓火中、虚中、湿中、寒中、暑中、气中、食中、恶中也。共有八种，与真中相类而实不同也。然类中有与真中相兼者，须细察其形证而辨之。凡真中之证，必连经络，多见歪斜偏废之候，与类中之专气致病者自是不同。然而风乘火势，邪乘虚入，寒风相搏，暑风相炫，饮食招风，种种变证，所在多有，务在详辨精细。果其为真中也，则用前驱风法；果其为类中也，则照本门施治；果其为真中、类中相兼也，则以两门医法合治之，斯无弊耳。兹举类中诸证，详列于下，俾学者触目洞然也。

一曰火中　火之自外来者，名曰贼，实火也。火之自内出者，名曰子，虚火也。中火之证，良由将息失宜，心火暴盛，肾水虚衰，不能制之，故卒然昏倒，不可作实火论。假如怒动肝火，逍遥散。心火郁结，牛黄清心丸。肺火壅遏，贝母瓜蒌散。思虑伤脾，加味归脾汤。肾火枯涸，虚火上炎者，六味地黄汤。若肾经阳虚，火不归原者，八味地黄汤、刘河间地黄饮子并主之。此治火中之法也。或问：火中而用桂附者何也？答曰：肾阳飞越，则丹田虚冷。其痰涎上壅者，水不归原也。面赤烦躁者，火不归原也。惟桂附八味能引火归原，火归水中则水能生木，木不生风而风自熄矣。

二曰虚中　凡人体质虚弱,过于作劳,损伤元气,以致痰壅气浮,卒然昏倒,宜用六君子汤主之。中气下陷者,补中益气汤主之。

三曰湿中　湿中者,即痰中也。凡人嗜食肥甘,或醇酒乳酪,则湿从内受。或山岚瘴气,久雨阴晦,或远行涉水,坐卧湿地,则湿从外受。湿生痰,痰生热,热生风.故卒然倒无知也。苍白二陈汤主之。

四曰寒中　凡人暴中于寒,卒然口鼻气冷,手足厥冷,或腹痛下利清谷,或身体强硬,口噤不语,四肢战摇,此寒邪直中于里也。宜用姜附汤或附子理中汤加桂主之。

五曰暑中　凡人务农于赤日,行旅于长途,暑气逼迫,卒然昏倒,自汗面垢,昏不知人,急用千金消暑丸灌之,其人立苏。此药有回生之功一切暑药皆不及此,村落中各宜预备。灌醒后,以益元散清之,或以四味香薷饮去厚朴,加丹参、茯苓、黄连治之。虚者加人参。余详论伤暑门。

六曰气中　七情气结,或怒动肝气,以致气逆痰壅,牙关紧急,极与中风相似。但中风身热,中气身凉;中风脉浮,中气脉沉,且病有根由,必须细究。宜用木香调气散主之。

七曰食中　醉饱过度,或着恼怒,以致饮食填塞胸中,胃气不行,卒然昏倒。宜用橘红二两、小姜一两、炒盐一撮,煎汤灌而吐之。次用神术散和之。其最甚者,胸高满闷,闭而不通,或牙关紧急,厥晕不醒,但心头温者,即以独行丸攻之。药既下咽,其人或吐或泻,自应渐苏。若泻不止者,以冷粥汤饮之即止。

八曰恶中　登冢入庙,冷屋栖迟,以致邪气相侵,卒然错语妄言,或头面青黯,昏不知人。急用葱姜汤灌之,次以神术散调之,苏合丸亦佳。

加味逍遥散　治肝经郁火,胸胁胀痛,或作寒热。甚至肝木生风,眩晕振摇,或咬牙发痉,一目斜视,一手一足搐搦。此皆肝气不和之证,《经》云"木郁达之"是已。

柴胡　甘草　茯苓　白术　当归　白芍　丹皮　黑山栀各一钱　薄荷五分

水煎服。

牛黄清心丸　见真中门。

贝母瓜蒌散

贝母二钱　瓜蒌仁一钱五分　胆南星五分　黄芩　橘红　黄连炒,各一钱　甘草　黑山栀各五分

水煎服。

加味归脾汤

黄芪一钱五分　人参　白术　茯神　当归　枣仁炒,各一钱　远志去心,泡　甘草炙,各七分　丹皮　黑山栀各八分

圆眼肉五枚,水煎服。

六味地黄汤　滋水制火,则无上盛下虚之患。

大熟地四钱　山萸肉去核　山药各二钱　丹皮　茯苓　泽泻各一钱五分

水煎服。本方加肉桂、熟附子各五分,名八味地黄汤。若为丸,十倍其药,炼蜜丸,如梧桐子大。

地黄饮子　见真中。

六君子汤　理脾祛痰。

人参　茯苓　白术陈土炒　陈皮去白　甘草炙　半夏汤泡七次,各一钱

生姜五分,大枣二枚,水煎服。

补中益气汤　中气下陷,宜服此以升举之。

黄芪一钱五分　白术陈土炒　人参　当归　甘草炙,各一钱　柴胡　升麻各三分　陈皮五分

生姜一片,大枣二枚,水煎服。

苍白二陈汤　见中风。即二陈汤加苍术、白术各一钱。

姜附汤　见诸方补遗。

附子理中汤　见真中。

千金消暑丸　治中暑昏闷不醒。并伏暑停食,呕吐泻利。一切暑药,皆不及此。

半夏醋煮,四两　茯苓　甘草各二两

共为细末,生姜自然汁糊丸,如绿豆大。每服五六十丸,开水下。若昏愦不醒,碾碎灌之。予用此药治中暑证,累效。有一老人,厥去半日,药下即苏,随以香薷饮去厚朴加丹参、茯苓与之,遂愈。因劝各村落中预备应用,以为救济之法。并嘱同道中预制此约,以广活人之术。

益元散　通利九窍,清暑热,除烦渴,为治暑之圣药。

甘草一两　滑石六两,白腻者,水飞过

上为末。每服三五钱,新汲水调服,或用灯心煎汤待冷调服。

四味香薷饮　见伤暑。

木香调气散　平肝气,和胃气。

白蔻仁去壳,研　檀香　木香各一两　丁香三钱　香附五两　藿香四两　甘草炙　砂仁　陈皮各二两

上为细末。每服二钱,入盐少许,点服。

神术散　此药能治时行不正之气,发热头痛,伤食停饮,胸满腹痛,呕吐泻利,并能解秽驱邪,除山岚瘴气,鬼疟尸注,中食、中恶诸证,其效至速。予尝合此普送,药到病除,罔不应验。

苍术陈土炒　陈皮　厚术姜汁炒,各二斤　甘草炙,十二两　藿香八两　砂仁四两

共为末。每服二三钱,开水调下。

独行丸　治中食至甚,胸高满闷,吐法不效,须用此药攻之。若昏晕不醒,四肢僵硬,但

心头温者,抉齿灌之。

大黄酒炒　巴豆去壳、去油　干姜各一钱

研细,姜汁为丸,如黄豆大。每服五七丸,用姜汤化下。若服后泻不止者,用冷粥汤饮之即止。

苏合丸　治劳瘵骨蒸,痘忤心痛,霍乱吐利,时气鬼魅,瘴疟疫疠,瘀血月闭,疢癖疔肿,惊痫中风,中气痰厥,昏迷等证。

白术　青木香　犀角　香附炒去毛　朱砂水飞　诃黎勒煨,取皮　檀香　安息香酒熬膏　沉香　麝香　丁香　荜拨各二两　龙脑　熏陆香别研　苏合香各二两

上为细末,研药匀,用安息香膏并苏合香油,炼蜜和剂,丸如弹子大,以蜡匮固,绯绢当心带之,一切邪祟不敢近。

按语　"寒热虚实表里阴阳"八纲辨证,"汗、和、下、消、吐、清、温、补"医门八法,"伤寒主治四字论"和"杂病主治四字论",集中体现程国彭的学术思想。在论述"中风病"方面,程国彭重视"分类诊治",提出"寒热辨""不语辨""真中风类中风辨"。

1.重视"分类诊治"

程国彭根据中腑、中脏、中血脉,闭证与脱证,热闭与冷闭之不同,辨证施治。"闭者……药宜疏通开窍。热闭牛黄丸,冷闭橘半姜汁汤。脱者……此际须用理中汤加参两余,以温补元气。若寒痰阻塞,或用三生饮加人参以灌之……中血脉者……药宜和解,用大秦艽汤加竹沥、姜汁、钩藤主之,而有气与血之分。气虚者,偏于右,佐以四君子汤。血虚者,偏于左,倍用四物汤。气血俱虚者,左右并病,佐以八珍汤。此治中风之大法也"。

2."寒热辨"

程国彭继承《内经》中风的相关理论,提出"寒邪中脏,一于寒也;风邪中脏,而有寒有热"。因寒为阴邪,阴主静,故其中人为寒中;风为阳邪,阳主动,善行而数变,故其中人或为寒中、或为热中。《医学心悟》曰:"其人脏腑素有郁热,而风为热风矣;其人脏腑本属虚寒,而风为寒风矣。"程国彭治热风,主以疏导为先,方用三化汤;治寒风,主以温补为急,方用三生饮。

3."不语辨"

《医学心悟》曰:"不语有心、脾、肾三经之异,又风寒客于会厌,亦令不语。"心经不语,用疏通开窍之法,热闭用牛黄丸清热解毒,镇惊消炎;冷闭则用橘半姜汁汤驱寒清风,解痉开窍。脾经不语,肾经不语,用理中汤加参两余,以温补元气。心、脾、肾三经不语的临床症状即是辨别要点,随证治之。会厌不语,可用辛散驱寒之品祛邪则安。

4."真中风类中风辨"

程国彭根据自己丰富的临床经验提出中风有真中风、类中风,亦有真中类中相兼者。指出真中风的风邪中于表,证与伤寒同,而类中风则有寒、暑、湿、火、食、气、虚七类,需辨证施

治。类中风乃指专气致病,与真中风相类而实则大异。真中风有中腑、中血脉、中脏之殊。并之处"种种变证,所在多有,务在详辨精细",并备列辨治之法,"俾学者触目洞然"。

第十五节　罗美医论医案

罗美,字澹生,号东逸,别号东美,清代医家,新安(今安徽徽州地区)人,侨居虞山(今江苏常熟)。康熙年间(1662~1722年)名儒,贯通经史,尤明《易》理,晚年以医药济人。罗美集前贤效方及自制方,共收方剂160余首,方论180余则,成《古今名医方论》四卷(1675年),方末附明清名医方论,议方较为详尽,多所发明,析疑解惑,选方切于实用,是一部名医编辑、名医评述名方的著名实用方书。又辑录元、明、清诸名家医论、治验,而成《古今名医汇粹》八卷(1675年),分医论集、脉要集、病能集,纲目清晰,尤推重薛立斋、张景岳。后世节抄成四卷,称《名医汇编》。又精研《黄帝内经》,撰《内经博议》四卷,分天道、人道、脉法、针刺、病能、述病六部,博引诸家,阐释经旨,颇多并见。

中风证

喻嘉言曰:《金匮要略》云:夫风之为病,当半身不遂,或但臂不举者,此为痹病。脉微而数,中风使然。

又云:寸口脉浮而紧,紧则为寒,浮则为虚,虚寒相搏,邪在皮肤。浮者血虚,络脉空虚,贼邪不泻,或左或右,邪气反缓,正气即急。正气引邪,僻不遂,邪在于络,肌肤不仁。邪在于经,即重不胜。

邪入于腑,即不识人。邪入于脏,舌即难言,口流涎沫。又云:寸口脉迟而缓,迟则为寒,缓则为虚。荣缓则为亡血,卫缓即为中风。邪气中经,则身痒而瘾疹,心气不足。邪气入中,则胸满而短气。以及五脏风脉死症,语语金针。

仲景以后,英贤辈出,中风一证,方书充栋,竟鲜画一之法。世咸知仲景为立方之祖,然仲景首推侯氏黑散为主方,后人罔解其意,谨以明之。夫八风之邪,皆名虚邪,人身经络营卫素盛者,无从人之。人之者,因其虚而袭之耳。《内经》谓以身之虚,而逢天之虚,两虚相感,其气至骨,入则伤五脏,工侯禁之,不能伤也,又谓贼风数至,虚邪朝夕,内至五脏骨髓,外伤空窍肌肤。《灵枢》谓圣人避邪如避矢石,是则虚邪之来,为害最烈。然风为阳邪,人身卫外之阳不固,阳邪乘阳,尤为易入,即如偏枯不仁,要皆阳气虚馁,不能充灌所致。又如中风卒倒,其阳虚更审。设非阳虚,其人必轻矫便捷,何得卒倒耶?仲景之谓脉微而数,微者指阳之微也,数者指风之炽也。所出诸证诸脉,字字皆本阳虚为言。然非仲景之言,而《内经》之言也。《内经》谓：天明则日月不明，邪害空窍。可见风性善走空窍，阳虚则风居空窍，渐入脏腑，此惟离照当空，群邪始得毕散。若胸中之阳不治，风必不出矣。扁鹊谓虢太子尸厥之病，曰上有绝阳之络，下有破阴之纽，见五络之纵于头者，皆为阳络，而邪阻绝于上，其阳之根于阴，阴阳相纽之处，而正复破散于下，故为是病。古人立言之精若此。

仲景以后，医脉斩为中断。后贤之特起者，河间主火，是火召风入，火为本，风为标矣；东垣主气，是气召风入，气为本，风为标矣；丹溪主痰，是痰召风入，痰为本，风为标矣。然一人之身，每多兼三者而有之，曷不曰阳虚邪害空窍为本，而风从外入者，必挟身中素有之邪，或火或气或痰而为标耶？王安道谓：审其火、气、痰，则从三子；审其为风，则从《内经》。亦为无权执一。从三子固各有方论可守，从《内经》果何着落耶？中风之初，治其表里，风邪非不外出，而重门洞开，出而复入，乃至莫御者矣。又谓一旬微汗，一气微利，要亦五十步之走耳。

仲景取侯氏黑散为主方，则驱风之中兼填空窍，空窍一实，庶风出而不复入，其病瘳矣。仲景所谓心折者，原有所本，乃遵《内经》久塞其空，真切精粹。诸家中风方论，直是依样葫芦，不足观矣。

侯氏黑散

菊花　桔梗　防风　细辛　川芎　桂枝　当归　人参　白术　茯苓　牡蛎　矾石　黄芩　干姜

上十四味，杵为散。酒服方寸匕，日三服。初服二十日，用温酒调服。禁猪肉、大蒜。常宜冷食，六十日止，即药积在腹中不下也。热食即下矣，冷食自能助药力。

上治中风四肢烦重，心中恶寒不足者。《外台》用之以治风癫。仲景制方皆匠心独创，乃于中风症首引此散，岂非深服其方乎？夫立方而但驱风补虚，谁不能之？至于驱补之中，行其堵截之法，则非思议可到，方中取矾石以固涩诸药，使之留积不散，以渐填其空窍，服之日久，风自以渐填而熄。所以初服二十日，不得不用温酒调下，以开其痹着。以后则禁诸热食，惟宜冷服，如此再四十日，则药积腹中不下，而空窍填矣。空窍填则旧风尽出，新风不受矣。盖矾性得冷即止，故嘱云热食即下矣。冷食自能助药力，抑何用意之微耶。

脉　法

新中风挟旧邪，或外感，或内伤，其脉随之忽变。兼寒则脉浮紧，兼风则脉浮缓，兼热则脉浮数，兼痰则脉浮滑，兼气则脉沉涩，兼火则脉盛大，兼阳虚则脉微，亦大而空，兼阴虚则脉数，亦细如丝；阴阳两虚则微数或微细；虚滑为头中痛，缓迟为营卫衰。大抵阳浮而数，阴濡而弱，浮滑沉滑，微虚散数，皆为中风。然虚浮迟缓，正气不足，尚可补救；急大数疾，邪不受制，必死无疑。若大数未至急疾，犹得不死。

《黄帝内经》言偏枯者不一，曰汗出偏阻，曰阳盛阴不足，曰胃脉内外大小不一，曰心脉小坚急，曰肾水虚。《灵枢》亦叙偏枯于热病篇中，皆不言风，亦不言其本于何邪。岂非以七情、饥饱、房室,凡能虚其脏气,致营卫经脉痹而不通者,皆可言邪?

即河间主火,即肾水虚阳盛阴不足之一端也;东垣主气,即七情抑遏之一端也;丹溪主痰,即饮食伤脾之一端也。一病之中,每多兼三者而有之,安在举一以括其余?《素问》云:不能治其虚,安问其余?偏枯阳盛阴不足固有之,而阳气虚衰,痹而不通尤多,可问其余耶?

中络者肌肤不仁,中经者躯壳重着,中腑即不识人,中腑即舌难言,口流涎沫,然中腑必归胃腑,中脏必归心脏也。

腑邪必归胃者,风性善行空窍,水谷入胃,则胃实肠虚,风邪即进入肠中,少顷水谷入肠,则肠实胃虚,风复进入胃中,见胃风必奔迫于二肠之间也。风入胃中,胃热必盛,蒸其精液,结为痰涎,壅塞隧道,胃之支络心者,才有壅塞,即堵其神气出入之窍,故不识人也。诸脏受邪至盛,必进入于心而乱其神明,神明无主则舌纵难言,廉泉开而流涎沫也。

治中风亦如治伤寒,不但邪在三阳引入三阴为犯大禁,即邪在太阳引入阳明、少阳亦为犯禁也。故风初中络,即不可引之入经,中经即不可引之入腑,中腑即不可引之入脏。引邪深入,酿患无穷,又毋论中风浅深,但见自汗,则津液外出,小便自少。若更利之,使津液下竭,则营卫之气转衰,无以制风火之势,必增其烦热,而其阴日亡也,况阳明利小便,尤为犯禁;少阴利小便,必失溲而杀人矣。且风中经络,只宜宣之使散,误下则风邪乘虚入腑入脏,酿患无穷。若夫中风之候,多有平素积虚,脏真不守者,下之立亡。惟在腑一证,内实便闭,间有可下。然不过解其烦热,非大下也。虽中腑日久,热势深极转入脏者,此属可下,必使风与热俱去为善。若开其壅塞,反增风势,何以下之哉。

李士材曰:凡中风昏倒,先须顺气,然后治风,用竹沥、姜汁调苏合香丸。如口噤,抉开灌之。如抉不开,急用牙皂、生半夏、细辛为细末,吹入鼻中,有嚏可治,无嚏则死。最要分别闭与脱二证明白:如牙关紧闭,两手握固,即是闭症,用苏合香丸,或三生饮之类开之;若口开心绝,手撒脾绝,眼合肝绝,遗尿肾绝,声如鼾肺绝,即是脱证。更有吐沫、直视、肉脱、筋骨痛、发直、摇头上窜、面赤如妆、汗出如珠,皆脱绝之证,宜大剂理中汤灌之,及灸脐下,虽日不治,亦可救十中之一。若误服苏合香丸、牛黄至宝之类,即不可救矣。盖斩关夺门之将,原为闭证设,若施之脱症,如人既入井而又下之石也。世人蹈此弊而死,不可胜数,故特表而出之。惟中脏之症,是闭而非脱者,宜苏合丸、牛黄丸、至宝丹、活命金丹之类。若中腑与中血脉之症,断不宜用。为内有麝香入脾治肉,牛黄入肝治筋,龙脑入肾治骨,恐反引风邪深入骨髓,如油入面,莫之能出。

不　语

心脾受风,故舌强不语。风寒客于会厌,故卒然无音。若因痰迷心窍,当清心火。若因湿痰,当清脾热。

若因风热,当清肝火。若因风痰,当导痰涎。若因虚火,当壮水之主。若因虚寒厥逆,当益火之源。神仙解语丹、涤痰汤、加味转舌膏、八味丸随证选用。

手足不随

诸阳之经皆起于手足,风寒客于肌肤始为痹,复伤阳经,随其虚处而停滞,与血气相搏,故风痹而手足不随。实者脾土太过,当泻其湿;虚者脾土不足,当补其气。血枯筋急者四物汤,木旺风淫者四物汤加钩藤、秦艽、防风,多痰者加秦艽、天麻、竹沥、姜汁。

半身不遂

偏枯一症,皆由气血不周。经曰:风气通于肝,风搏则热盛,热盛则水干,水干则气不荣,精乃亡。

此风病之所由作也。故曰:治风先治血,血行风自灭。

痰涎壅盛

宜用吐法,稀涎散。或橘红一斤,运流水七碗,煎至二碗,顿服,白汤导之,吐痰之圣药也。二陈汤、星香散加竹沥、姜汁。虚者六君子同星香散。脉沉伏无热者,三生饮加全蝎。一用养正丹,可以坠下痰,镇安元气。

张子和中风论曰:口眼㖞斜,俗工于中风掉眩症一概治之,然而不愈者,盖知窍而不知经,知经而不知气故也。人之七窍,如肝窍目,目为肝之外候;肺窍鼻,鼻为肺之外候;心窍舌,舌无窍,心与肾合而寄窍于耳,故舌与耳俱为心之外候。俗工只知目病归之肝,口病归之脾,鼻病归之肺,耳病归之肾,舌病归之心,更无改张。岂之目之内,上下三纲,足太阳及阳明起于此。

目之锐,是少阳起于此,手少阳至于此。鼻之左右,足阳明、手阳明夹乎此。口之左右,亦此两经环之。此七窍有病,不可独归之五脏,当归之六阳经也。然求之世之能知十二经所起所会所交所合,与夫循环过注、上下夹贯、种种所别,千万人而不得一二人。于其所知,又不过执十二经便为病本,以阳经为热,阴经为寒,检方寻药治之而已。讵知《灵枢》经曰:足之阳明、手之太阳,筋急则口目为僻。此十二经受病之处也,非为病者也。及为病者,天之六气也。俗工不识,往往纷然。然则口眼斜治之若何? 曰:足之太阳、足之阳明,右目有之,左目亦有之;足之阳明、手之阳明,口左有之,口右亦有之,此两道也。《灵枢》又言:足阳明之筋,其病颊筋有寒则急,引颊移口;热则筋弛,纵缓不胜收,故僻。左寒右热,则左急而右缓;右寒左热,则右急而左缓。故偏于左者,左寒而右热;偏于右者,右寒而左热也。夫寒不可轻用辛热之剂,盖左中寒而迫热于右,右中风则逼热于左,阳气不得宣行故也。而况风者甲乙木也,口眼阳明皆为胃土,风偏贼之,此口眼之所以僻也。或曰七窍惟口眼㖞斜,而耳鼻独无此病者,何也? 曰动则生风,静则风息,天地之常理也。考之《易》象,有足相符者。震、巽主动,坤、艮主静。动则皆属木,静则皆属土。观卦者视之理也,视者目之用也,目之上纲则眨,下纲则不眨,故观卦上巽而下坤;颐卦者养之理也,养者口之用也,口之下颔则嚼,上颔则不嚼,故颐卦上艮而下震。口目常动,故风生焉,耳鼻常静,故风息焉。当思目虽斜而目之眶未常斜,口虽　而口之辅颊车未尝　,此经之受病而非窍之受病明矣。此病气虚风入而为偏,上不得出,下不得泄,真气为邪气所陷,此宜灸承泣、地仓,不效当灸人迎。又风火交胜,两手脉必急数弦实。

盖火胜则制金,金衰则木茂,木茂则风生,止可流湿润燥通郁为主,而用及姜、附、乌、桂、起石、硫黄之剂者,是耶? 非耶?

薛立斋曰:中风者,即《内经》所谓偏枯、风痱、风懿、风痹是也,而有中腑、中脏、中血脉之分焉。

夫中腑者为在表,中脏者为在里,中血脉者为在中。在表者宜微汗,在里者宜微下,在中者宜调荣。中腑者多着四肢,如手足拘急不仁、恶风寒。如数者病浅,皆易治,用加减续命汤之类。中脏多滞九窍,如眼瞀者中于肝,舌不能言者中于心,唇缓便闭者中于脾,鼻塞者中于肺,耳聋者中于肾。此数者病深,多难治。中血脉者,外无六经之症,内无便溺之阻,肢不能举,口不能言,用大秦艽汤主之。中腑者多兼中脏,如左关脉浮弦,而目青、左胁偏痛、筋脉拘急、目瞤、头目眩、手足不收、坐踞不得,此中胆兼中肝也,用犀角散之类。如左寸脉浮洪,面舌赤、汗多恶风、心神颠倒、言语謇涩、舌强口干、忪悸恍惚,此中小肠兼中心也,用麻黄散之类。如右关脉浮或浮大,面唇黄、汗多恶风、口语涩、身重、怠惰嗜卧。肌肤不仁、皮肉动、腹膨不食,此中胃兼中脾也,用防风散之类。如右寸脉浮涩而短、面色白、鼻流清涕、多喘、胸中冒闷、短气自汗、声嘶、四肢痿弱,此中大肠兼中肺也,用五味汤之类。如左尺脉浮滑,面目黧黑、腰脊痛引小腹、不能俯仰、两耳虚鸣、骨节疼痛、足痿善恐,此中膀胱兼中肾也,用独活散之类。此皆言真中风也,而有气血之分焉:盖气虚而中者,由元气虚而贼风袭之,则右手足不仁,用六君子汤加钩藤、姜汁、竹沥;血虚而中者,由阴血虚而贼风袭之,则左手足不仁,用四物汤加钩藤、姜汁、竹沥;气血俱虚而中者,则左右手足皆不仁,用八珍汤加钩藤、姜汁、竹沥。

其与中风相类者,则有中寒、中湿、中火、中气。食厥、劳伤、房劳等症。如中于寒者。谓冬月卒中寒气,昏冒、口噤、肢挛、恶寒、脉浮紧,用麻黄、桂枝、理中之类。中于暑者,谓夏月卒冒炎暑,昏冒痿厥,吐泻喘满,用十味香薷饮之类。中于湿者,丹溪所谓东南之人多因湿土生痰,痰生热,热生风也,用清燥汤之类,加竹沥、姜汁。中于火者,河间所谓非肝木之风内中,六淫之邪外侵,良由五志过极,火盛水衰,热气怫郁,昏冒而卒倒也,用六味丸,四君子、独参汤之类。内有恚怒伤肝,火动上炎者,用柴胡汤之类。中于气者,由七情过极,气厥昏冒,或牙关紧急,用苏合香丸之类,误作风治者死。食厥者,过于饮食,胃气自伤,不能运化,故昏冒也,用六君子加木香。劳伤者,过于劳役,耗损元气,脾胃虚衰,不任风寒,故昏冒也;用补中益气汤。房劳者,因肾虚精耗,气不归源,故昏冒也,用六味丸。凡此皆类中风也。夫《内经》主于风,河间主于火,东垣主于气,丹溪主于湿。愚之斯论,攒补前人之缺。若夫地之南北,人之虚实,固有不同,其男子女人,大约相似。

附:医案

靳阁老夫人,先胸胁胀满,后四肢不收,自汗如水,小便自遗,口紧目眴,饮食不进,十余日矣。

或以为中脏,公甚忧。余曰:非也。若风既中脏,真气既脱,恶症既见,祸在反掌,焉能延之,乃候其色,面目俱赤,而时或青。诊其脉,左三部洪数,惟肝尤甚。余曰:胸乳胀痛,肝经血虚,肝气痞塞也。四肢不收,肝经血虚不能养筋也。自汗不止,肝经风热,津液妄泄也。小便自遗,肝经热甚,阴挺失职也。大便不实,肝木炽盛,克脾土也。遂用犀角散四剂,诸症顿愈。又用加味逍遥散调理而安。后因郁结,前症复作,兼发热呕吐,饮食少思,月经不止。此木盛克土,而脾不能摄血也。用加味归脾汤为主,佐以加味逍遥散,调补肝脾之气,清和肝脾之血而愈。

非风证

张景岳曰:非风症,诸书皆云气体虚弱,邪气乘虚而入,此言感邪之由。然有邪无邪,何可不辨?

有邪者,即伤寒、疟、痹之属,寒热走注,肿痛偏枯。此病由于经,宜先扶正气,而通经逐邪之品,不得不用以为佐。无邪者,即非风衰败之属,本无寒热痛苦,肢体忽废,言语变常。此病由乎脏,故精虚则气去,为眩晕卒倒;气去则神失,为昏愦无知,此时救本不暇,尚可杂用以伤及正气乎?凡非风卒倒等症,无非气脱而然。七情酒色,先伤五脏之真阴,此致病之本也。内外劳伤,或年力衰迈,积损为颓,此发病之因也。

阴亏于前,阳损于后,阴陷于下,阳乏于上,阴阳相失,精气不交,以致卒尔昏愦倒仆,皆阳气暴绝之候。

其为病者,忽然汗出,荣卫之气脱也;或遗尿者,命门之气脱也;或口开不合者,阳明经之气脱也;或口角流涎者,太阴脏气之脱也;或四肢瘫软者,肝脾之气败也;或昏倦无知,语言难出者,神败于心,精败于肾也。此皆冲任气脱,形神俱败而然,故于中年之后,多有此症,治此若痰气阻塞。必须大剂参附峻补元气,以先其急;随用地黄、当归、枸杞之类,填补真阴,以培其本。盖精即气之根,经曰精化为气是也。若误指风痰,治从消散,必不救矣。

风厥之症,独重肝邪。肝有胃气之贼,人无胃气则死。病为强直掉眩之类,皆风木之化。病为四肢不用,痰涎壅盛,皆脾虚之候。虽曰东方之实,然以五阳俱败,肝失所养,责在脾肾之虚。使脾胃不虚,肝木虽强,必无乘脾之患;使肾水不虚,则肝木得养,何有强直之虞?夫所谓胃气者,即二十五阳也,非独阳明为言;所谓肾水者,即五脏六腑之精,非独少阴为言,阴阳一败,真脏自见。真脏者,肝邪也,无胃气也。

此即非风类风病之大本也。

非风多痰者,悉由中虚,夫痰即水也,其本在肾,其标在脾。在肾者,水不归源,水泛为痰也;在脾者,以饮食不化,土不制水也。

故人不能食者,反能生痰。此以脾虚不能化食,而食即为痰。凡病虚劳,其痰必多,正以脾愈虚则水液悉化为痰。故凡瘫痪瘛疭,半身不遂等症,虽痰在经络,使果荣卫和调,则津血自充且行,何痰之有?

惟元阳亏损,则水中无气,津凝血败,皆化为痰。若谓痰在经络,非攻不去,则安有独攻其痰,而津血无动乎?津血复伤,元气愈竭,惟宜温脾强肾,以治痰之本,使根本渐充,则痰不治而自去矣。

治痰之法,凡初病痰气不盛者,必不可疑其为痰,而妄用痰药。若果痰涎壅盛,填塞胸膈,则不得不先开其痰,以通药食之道。而开痰之法,唯吐为捷,如独圣散、茶调散、稀涎散之属。恐元气大虚,不能当此峻剂,或用牛黄丸、抱龙丸之类,但使咽喉气通,能进汤药即止。故治痰之法,必察其可攻与否,然后用之,斯无误也。若其眼直切牙,肢体拘急,面赤强劲有力者,虽见昏沉,亦为可治。如形症已定,痰气不甚,万勿治痰,当调其气血。若果痰涎,须分虚实治之。若气不甚虚,或寒或湿生痰者,六安煎、二陈汤。因火者,清膈饮及竹沥、童便。火甚者抽薪饮。脾虚兼呕多痰者,六君子汤、五味异功散,阴虚不足,兼燥而咳者,金水六君煎。阴虚水泛为痰者,六味丸、八味丸。脾胃虚寒,不能运化为痰者,但宜温补根本。中气虚者,理中汤、温胃饮。阴不足者,理阴煎。若死证已具,吐亦无益。

若痰气甚极不能吐者,皆不治之症。盖形气大虚,忌用吐法,是皆不可攻者也。

凡非风口眼㖞斜,半身不遂,及四肢无力,掉摇拘挛之属,皆筋骨之病。肝肾精血亏损,不能滋养百骸,故筋有缓急,骨有痿弱。如树木之衰,津液不到,即一枝枯槁。人之偏废,亦犹是也。经曰:足得血而能步,掌得血而能握。今偏废如此,讵非衰败之故乎?陈济川曰:医风先医血,血行风自灭。盖为肝邪之见,本由肝血之虚,肝血虚,燥气乘之矣。而木从金化,风必随之,宜养血以除燥,则真阴复而假风自散矣。若用风药,血必愈燥,大非宜也。然阴中有血亦有气,血中无气,则为纵缓废弛;气中无血,则病抽掣拘挛。盖气主动,无气则不能动,斯不能举矣;血主静,无血则不能静,斯不能舒矣。故筋缓者,当责其无气;筋急者,当责其无血。无气宜五福饮、四君子汤。十全大补汤,无血宜大、小营煎主。其与痿症之不动,痛风之不静,义稍不同。凡非风症,多因表里俱虚而病,治法当以培补元气为主。若无兼症,亦不宜攻补兼施。盖形骸之坏,神志之乱,皆根本伤败之病,何邪之有?能复其元,庶乎可愈。

(1)非风有火盛者,即阳证也。火甚者专治其火,如抽薪饮、白虎汤;火微者兼补其阴,如加减一阴煎。但使火去六七,即当调治其本。然阳胜者阴必病,故治热必从血分,甚者用苦寒,微者用甘凉。

寒甚者即阴症也,专宜益火。寒微者宜温胃饮、八味丸,寒甚者宜回阳饮、理中、四逆汤。然寒胜者阳必病,故治寒之法必从气分,如阳脱寒甚者,宜灸关元、气海、神阙,以回其阳气。

(2) 非风掉眩惑乱者,总由气虚于上而然。经曰:上气不足,脑为之不满,头为之苦倾,目为之苦眩。又曰:上虚则眩。此明训也。微觉有此,当以五福饮之类,培其中气。虚甚大补元煎。否则,卒倒之渐,所由至也。

(3) 非风麻木不仁,因气血不至,所以不知痛痒。盖气虚则麻,血虚则木,麻木不已,偏枯痿废,此魄虚之候也。经曰:痱之为病,身无痛者,四肢不收,智乱不甚,其言微知,可治,甚则不能言,不可治。

又经曰:营气虚则不仁;卫气虚则不用;营卫俱虚,则不仁且不用,肉如故也。人身与志不相有曰死。即此类也。凡遇此症,只宜培养血气,勿得误认为痰。

(4) 非风烦热自汗,小水不利,不可以药利之。盖津液外泄,小水必少,再用渗利,则阴水愈竭,无以制火,而烦躁益甚。但使热退汗止,小水自利,况自汗多属阳明,忌利小便,宜生脉散、一阴煎。

(5) 非风遗尿者,由肾气虚脱,最为危候,宜参、归、术补之。然必命门火衰,所以不能收摄,甚者须加桂、附。

论用药佐使

凡非风有兼症,则通经佐使之法,本不可废。盖脉络不通,皆由血气。血气兼症,各有所因:如因于风者必闭抑,宜散而通之,如麻、桂、柴、羌、辛、芷之属;因于寒者必凝涩,宜热而通之,如葱、椒、桂、附、甘、姜之属;因于热者必干涸,宜凉而通之,如芩,连、栀、柏、石膏、知母之属;因于湿者必壅滞,宜顺利,如苍术、茵陈、草薢、五苓之属;血滞者宜活,如芎、归、牛膝、红花、桃仁、硝黄之属;气滞者宜行,如木香、香附、乌、沉、枳壳之属;痰滞者宜开,如星、半、牛黄、天竺黄、朱砂、海石、元明粉之属;气血虚弱者惟宜温补,如参、归、术、熟地、枸杞、牛膝之属。然虚实之异,尤当详审。

盖通实者,各从其类,使无实邪,而妄用通药,必伤元气。通虚者,或阴或阳,尤当知要。如参、所以补气,而气虚之甚者,非姜、附之佐,必不能追散失之元阳;归、地所以补精血,而阴虚之极者,非桂、附之引,必不能复无根之生气。寒邪在经而客强主弱,非桂、附之勇则血脉不行;痰湿在中而土寒水泛,非姜附之暖则脾肾不健。此通经之法,实者可以用寒凉,虚者必宜温热也。但附子性刚勇而热,阴虚水亏多热燥者非所宜。但涉阳虚,非此莫达。

(1) 经病之轻症:皮毛枯涩、汗出、眩晕、鼻塞者,肺之经病。血脉不荣,颜色惟悴者,心之经病。

肌肉消瘦,浮肿不仁,肉䐜筋惕,四肢不用者,脾之经病。筋力疲困,拘急掉瘛,胁肋胀痛者,肝之经病。

口眼歪斜,足阳明及肝胆病。骨弱无力,坐立不能者,肾之经病。

(2) 经病之危症:皮腠冰冷,滑汗如油,畏寒之甚者,肺之经病。眼瞥昏黑,筋痛极者,肝肾经病,耳聋无闻,骨痛极者,肾之经病。反张戴眼,腰脊如折,膀胱经病。舌强不能言,心肾经病。唇缓口开,手撒,脾之经病。

(3) 脏病之稍轻症:咳嗽微喘短气,悲尤不已者,病在肺脏。言语无伦,神昏多笑,不寐者,病在心脏。腹满少食,吐涎呕恶,吞酸嗳气,谵语多思者,病在脾脏。胸胁气逆,多惊多怒者,病在肝脏。

小腹疼痛,二便不调,动气上冲,呻吟多恐者,病在肾脏。

(4) 脏病之危症:气大急大喘,或气脱失声,色灰白或紫赤色者,肺肾气绝。神色脱,昏沉不醒,色赤黑者,心脏气绝。痰涎壅极,吞吐不能,呃逆不止,腹胀极,色赤黑者,脾胃气绝。眼闭不开,躁急扰乱,懊憹囊缩,色青灰白者,肝脏气绝。声喑寒厥,便闭泄不禁,肾脏气绝。

按语 罗美在《古今名医汇粹》提出"截长补短,核实循名,不相抵诽,无分门户"的编选方针,汇集了古代名医巨匠的集体智慧和临证经验。在论中风中主要体现以下几个方面:

1. 防止传变

中风初期不可引邪入经、入腑,入脏,"治中风亦如治伤寒,不但邪在三阳引入三阴为犯大禁,即邪在太阳引入阳明,少阳亦为犯禁也。故风初中络,即不可引之入经,中经即不可引之入腑,中腑即不可引之入脏。引邪深入,酿患无穷"。

2. 拓展类中风范围

罗美指出"其与中风相类者,则有中寒、中湿、中火、中气、食厥、劳伤、房劳等症。凡此皆类中风也。夫《内经》主于风,河间主于火,东垣主于气,丹溪主于湿。愚之斯论,攒补前人之缺"。

3. 非风治痰之法

根据虚实而治,"凡初病痰气不盛者,必不可疑其为痰,而妄用痰药。若果痰涎壅盛,填塞胸膈,则不得不先开其痰,以通药食之道……故治痰之法,必察其可攻与否,然后用之,斯无误也……如形症已定,痰气不甚,万勿治痰,当调其气血。若果痰涎,须分虚实治之"。

4. 中腑、中脏、中血脉分治

罗美认为中腑者为在表,中脏者为在里,中血脉者为在中。其提出"在表者宜微汗,在里者宜微下,在中者宜调荣。中腑者多着四肢……用加减续命汤之类。中脏多滞九窍……多难治。中血脉者……用大秦艽汤主之"。

5. 非风治疗

根据证候与病机特点治疗,火甚者专治其火;寒甚者专宜益火;气虚于上而然,培其中气;气血不至,调理气血;小水不利,不可以药利之;非风遗尿者,由肾气虚脱,宜参、归、术补之。

6. 论用药佐使

凡非风有兼症,则通经佐使之法,虚实之异,尤当详审。血气兼症,各有所因,如因于风者必闭抑,宜散而通之;因于寒者必凝涩,宜热而通之;因于热者必干涸,宜凉而通之;因于湿者必壅滞,宜顺利;血滞者宜活;气滞者宜行;痰滞者宜开;气血虚弱者惟宜温补。盖通实者,各从其类,使无实邪,而妄用通药,必伤元气。通虚者,或阴或阳,尤当知要。"此通经之法,实者可以用寒凉,虚者必宜温热也"。

第十六节　吴楚医论医案

吴楚,字天士,号畹庵,清康熙、乾隆间安徽歙县橙塘人。名医吴正伦之玄孙,吴崑之侄孙,堪称家学渊源。吴楚自幼攻儒,一生制举业,曾 4 次应试,均落第,初视医为小道而不屑一顾。1671 年,因祖母患重疾,遍延诸医而不效,于是将家藏祖传医书翻遍,投剂获效,"始叹医之为道系人死生,岂可目为小道而忽之乎?"自此究心医理,"正业(攻儒)之暇,即捧读先高祖所著《活人心鉴》《脉症治方》《虚车录》及一切家藏未梓行世等书",为亲友诊治。1681 年岁末"始悬壶于门",公开为人治疾。"出所学以治人病,病者立愈。未几,于乡、于邑、于郡、于郡邑以外之遥远者,无不以病求治先生,先生不惮烦劳,悉治之,效俱奏"。吴楚很快名扬乡里,成为远近闻名的儒医。吴楚著有《医验录初集》《医验录二集》《宝命真诠》《前贤医案》等。

《宝命真诠》

真中风

《灵枢经》曰:虚邪偏客于身半,其入深者,内居营卫。营卫衰,则真气去,邪气独留,发为偏枯。此言邪气深,而中脏者也。其邪气浅者,脉偏痛。此言邪气浅,而中腑者,以痛为辨也。又曰:痛之为病也,身无痛者,四肢不收,志乱不甚,其言微,知可治,甚则不能言,不可治也。此亦言中脏之病。偏枯,身偏不用而痛,言不变,志不乱,病在分腠之间,巨针取之,益其不足,损其有余,乃可复也。此亦言中腑之症,浅而可复也。

天地间惟风无所不入,人受之者,轻则为感,重则为伤,又重则为中,此中风之证。卒然晕倒,昏不知人,或痰涎壅盛,咽喉作声,或口眼歪邪,手足瘫痪,或半身不遂,舌强不语。风邪既盛,气逆上壅,痰随气上,停留壅塞,昏气卒倒,皆痰为之也。五脏虽皆受风,而犯肝经为多。盖肝生筋属木,风易入之。肝受风则筋缓不营,所以有歪邪不遂,瘫痪舌强等症。治之之法,初得之即当开痰理气。经云:善治风者,顺气理风,气顺则痰消。次徐理其风,久即当养血活血。人身脏腑有俞,俞皆在背。中风多从俞入者也,而有中腑、中脏、中经经即血脉之分,条分于后。

中 腑

病在表,多著四肢,故脉浮急,肢节废,拘急不仁。外有六经之形证:太阳证,头疼身热,脊强;阳明证,目痛鼻干,不得卧;少阳证,耳聋胁痛,寒热呕,口苦;太阴证,腹满自利,咽干;少阴证,舌干口燥;厥阴证,烦满囊缩。

小续命汤 麻黄、人参、黄芩、白芍、防己、川芎、桂枝、防风、杏仁、甘草、附子。

太阳中风,无汗恶寒,加麻黄、防风、杏仁一倍。有汗恶风。加桂枝、芍药、杏仁一倍。阳明中风,无汗,身热不恶寒。加甘草、石膏、知母一倍。有汗,身热不恶风。加桂枝、黄芩、葛根一倍。太阴中风,无汗身凉。加附子、干姜、甘草一倍。少阴中风,有汗不热。加桂枝、附子、甘草一倍。少阳厥阴,或肢节挛痛,或麻木不仁,宜羌活、连翘、续命主之矣。

中 脏

病在里,多滞九窍,故脉缓,二便闭属脾,不能言属心,耳聋属肾,鼻塞属肺,目瞀属肝,以三化汤厚朴、枳实、大黄、羌活及麻仁丸厚朴、白芍、麻仁、杏仁、枳实、大黄为丸,服三钱下之。

中 经

在半表半里,外无六经之症,内无二便之闭,但见口眼㖞斜,半身作痛。不可过汗,恐虚其卫;不可大下,恐损其营。惟当养血顺气,以大秦艽汤秦艽、石膏、甘草、川芎、当归、白芍、羌活、独活、防风、黄芩、白术、白芷、茯苓、地黄及羌活愈风汤羌活、甘草、防风、麻黄、川芎、人参、知母、甘菊、厚朴、白芷、枸杞、当归、独活、细辛、枳壳、黄芪、蔓荆、骨皮、柴胡、半夏、薄荷、地黄、茯苓、秦艽、石膏、苍术、官桂、黄芩和之。

中腑者多兼中脏。如左关脉浮弦,面目青,左胁痛,筋脉拘急,目瞤,头目眩,手足不收,坐踞不得,此中胆兼中肝也,用犀角散犀角、羚羊角、石膏、甘菊花、羌活、独活、黄芪、川芎、白术、天麻、黄芩、枳壳、当归、枣仁、防风、白芷、甘草。

左寸脉浮洪,面赤汗多,恶风,心神颠倒,语言謇涩,舌强口干,怔忡恍惚,此中胞络兼中心也,加味牛黄散牛黄、麝香、犀角、羚羊角、龙齿、防风、天麻、龙脑一钱、独活、人参、沙参、茯神、川升麻、甘草、远志各二钱五分,麦冬五钱,白鲜皮、天竺黄二钱五分,铁粉、朱砂五钱,研匀为末,每服二钱,麦冬汤下。

右关脉浮缓,或浮大,面黄汗多,恶风,口㖞语涩,身重怠惰,嗜卧,肌肤不仁,皮肉瞤动,腹胀不食,此中胃兼中脾也,防风散防风、赤苓、川芎、麻黄、独活、黄芪、桂心、人参、白术、甘草、桑白皮、羚羊角、枣仁。

右寸脉浮涩而短,鼻流清涕,面白多喘,胸中冒闷,短气,自汗声嘶,四肢痿弱,此中大肠兼中肺也,五味子汤五味、杏仁、桂心、防风、炙甘草、赤芍、川芎、川椒。

左尺脉浮滑,面目黧黑,腰脊痛引小腹,不能俯仰,两耳虚鸣,骨节疼痛,足痿善恐,此中膀胱兼中肾也,独活散独活、防风、附子、当归、天麻、桂心、川芎、甘菊、枳壳、山萸、黄芪、丹参、牛膝、白术、草薢、细辛、甘草、菖蒲、姜。

此上皆治真中风也,而又有气与血之分,更须详辨,不可混治。气虚者,右手足不仁,用六君子加钩藤、姜汁人参、白术、茯苓、甘草、橘红、半夏、钩藤、姜汁。血虚者,左手足不仁,四物汤加钩藤、竹沥、姜汁熟地、川芎、白芍、当归、钩藤、竹沥、姜汁。气血俱虚者,左右手足俱不仁,八珍汤加钩藤、竹沥、姜汁合四物并四君,即八珍。

中有闭脱二证,最要分别。如牙关紧闭,两手握固,即是闭证,宜用苏合香丸或三生饮生南星、生木香、生川乌、生附子之类开之。若口开心绝,手撒脾绝,眼合肝绝,遗尿肾绝,声如鼾睡肺绝,更有肉脱筋痛,吐沫直视,发直,摇头上窜,面赤如狂,汗缀如珠,皆是脱症,皆不治之症。若诸症中止见一二症者、犹或可治,立大剂理中汤灌之,可教十中之一。若误服苏合、牛黄、至宝诸丹丸,即不可救矣。盖斩关夺门之将,原为闭证设,若施之脱证,如人既入井,而又下之石也。世人蹈此弊而死者,不可胜数。盖麝香入脾,牛黄入肝,龙脑入肾,反引风邪深入骨脑,如油人面,莫之能出。

角弓反张 即痉症。有汗不恶寒曰柔痉,无汗恶寒曰刚痉。阴阳经络,周环于身。风气乘虚人于诸阳之经,则腰背反折,挛急如角弓之状,小续命汤见前。

口噤 手三阳之筋,结人于颌颊。足阳明之筋,上夹于口。风寒乘虚人其筋则挛,故牙关急而口噤也。秦艽升麻汤秦艽、升麻、葛根、甘草、芍药、人参、白芷、防风、桂枝,用甘草二段,每段长一寸,炭火上涂麻油,炙干,抉开牙关,令咬定,约人行十里许,又换甘草一段,然后灌药,极效。或以苏合丸擦牙,或南星冰片擦之。

不语 脾脉络胃,夹咽连舌本,散舌下。心之别脉,系舌本。心脾受风,故舌强不语,亦有因督脉不上循喉咙,挟舌本者。喉咙者,气之所以上下。会厌者,音声之户。舌者,声之机。唇者,声之扇。风寒客于会厌,故卒然无音者。若因痰迷心窍,当清心火;若因湿痰,当清脾热;若因风热,当清肝火;若因风痰,当导痰涎;若因虚火上炎,当壮水之主;若因虚寒厥逆,当益火之原。神仙解语丹,涤痰汤南星、半夏、枳实、橘红、石菖蒲、人参、竹茹、甘草、茯苓,加味转舌膏连翘、远志、薄荷、柿霜各一两,菖蒲、栀子、防风、枯梗、黄芩、玄明粉、甘草、大黄各五钱,川芎、犀角各三钱,八味丸,随证选用。取龟尿少许,点舌神效。置龟于新荷叶上,以猪鬃鼻戳之即出。

手足不遂 肌肤尽痛,诸阳之经,皆起于手足,而循行于身体。风寒客于肌肤,始为痹,复伤阳经,随其虚处而停滞,与血气相搏,故风痹而手足不遂。实者,脾土太过,当泻其湿;虚者,脾土不足,当补其气。血枯筋急者四物汤,木旺风淫者四物汤加钩藤、秦艽、防风,痰多者六君子加秦艽、天麻、竹沥、姜汁。

自汗 风多者桂枝汤,若表虚者玉屏风散,防风、黄芪、白术;阳气虚芪附汤,若兼盗汗者补中益气送六味地黄丸,或当归六黄丸。

半身不遂 偏枯一证,皆由气血不周。譬如树木,一边津液不注,而枝叶偏枯。经曰:风气通于肝。风搏则热盛,热盛则水干,水干则气不荣,精乃亡,此风病之所由作也。故曰:治风先治血,血行风自灭。顺风匀气散白术、人参、天麻、沉香、白芷、紫苏、木瓜、青皮、甘草、乌药。虎骨散当归、赤芍、续断、白术、藁本、虎骨、乌蛇肉。骨中头疼加生地,脏寒自利加天雄。又虎胫骨汤石斛、石楠叶、防风、虎胫骨、当归、茵芋叶、杜仲、牛膝、川芎、狗脊、续断、巴戟。

口眼㖞斜 属胃土而有筋脉之分。经云:足之阳明,手之太阳,筋急则口目为僻,眦急不能卒视,此胃土之筋病也。又云:阳明之脉,挟口环唇,此胃土之脉为病也。先烧皂角熏之,以逐外邪。次烧乳香熏之,以顺血脉。汤煎桂枝,取汁一碗,软布浸收,左㖞揾右,右㖞揾左。服清阳汤黄芪、当归、升麻、葛根、甘草、红花、黄柏、桂枝、苏木、炒香附,熨摩紧急处。即意。及秦艽升麻汤升麻、葛根、甘草、芍药、桂枝、人参、秦艽、白芷、防风,取二方合用。外感加葱白。

小便不利 不可以药利之。白汗,则津液外亡,小便自少。清热止汗,小便自行也。

遗尿 属气虚宜参芪汤,少血加益智,频频啜之。

多食 风木盛则克脾,脾受克则求助于食,当泻肝理风以安脾,脾安则食自如常也。

痰涎壅盛 宜用吐法,稀涎散江子仁六粒,牙皂三钱(去皮炙黄),明矾一两,先将矾化开,又二味匀,矾枯为度,每用五分吹入。痰涎壅盛者,灯心汤下五分,在喉者即吐,在膈者即下。星香散南星四钱、木香五分,加竹沥、姜汁合二陈汤煎服。虚者六君子同星香散。脉沉伏无热者三生饮,加全蝎一个。又养正丹硝石、太阴玄精石、陈皮、五灵脂、青皮、舶上硫黄,可以坠下痰涎,镇安元气。或橘红一斤,逆流水七碗,煎至二碗,顿服,白汤导之,吐痰之圣药也。肥人多中气盛于外而歉于内也,治法以理气为急。

身痛 中腑者,多身痛,为风气所束,经脉不和,宜铁弹丸乳香、没药、川乌、麝香、五灵脂,丸如弹子大。虚寒者,十味到散附子、肉桂、当归、黄芪、白芍、川芎、防风、白术、茯苓、熟地。

昏冒 心神不定,痰滞于心胞络。宜至宝丹或牛黄清心丸。

舌瘖足废 不能言,不能行,其气厥,不至舌下,地黄饮子熟地、巴戟天、山萸、石斛、肉苁蓉、五味、茯苓、菖蒲、薄荷、远志、麦冬、附子、肉桂、姜、枣。一切虚寒证,宜附子理中汤人参、附子、甘草、苍术。

凡大指次指麻木者,预防中风,当养气血,节饮食,戒七情,远帏幕。若服愈风汤、天麻丸,是招风取中也。

脉候 候浮迟为吉,坚大急疾者凶。浮大为风,浮迟为寒,浮数无热亦为风。大为火,滑为痰。中风之脉,每见沉伏,亦有脉随气奔,指下洪盛者。

类中风

类中与真中,相去霄壤。治类中而亦以治真中之法治之,将重者立毙,而轻者亦终身成废疾。俗医不辨,误人不浅,诚为恨事。喻嘉言先生曰:人知阴虚惟一,而不知阴虚有二。如阴中之水虚,则病在精血。阴中之火虚,则病在神气。盖阳衰则气去,故神志为之昏乱,非火虚乎?阴亏则形坏,故肢体为之废绝,非水虚乎?今以神离形坏之症,乃不求水火之源,而犹以风治,鲜不危矣。试以天道言之,其象亦然。凡旱则多燥,燥则多风,是风木之化,从乎燥,燥则阴虚之候也。故凡治类风者,专宜培补真阴,以救根本,使阴气复而风燥自除矣。治虚者,当察其在阴在阳而直补之;治实者,但察其因痰因气而暂开之,此于内伤外感及虚实攻补之间,而酌其治也。甚至有元气素亏,卒然仆倒,上无痰,下失禁,瞑目昏沉,此厥竭之症,尤与风邪无干,使非大剂参附,破格挽回,又安望其复真气于将绝之顷哉! 倘不能察其表里,又不能期其虚实,但以风之为名,多用风药。不知风药皆燥,燥复伤阴;风药皆散,散复伤气。以内伤作外感,以不足为有余,是促人之死也。

类中风者,有类乎中风,实非中风也。兹以相类之症八种虚中、火中、湿中、寒中、气中、食中、恶中、暑中,总汇于后。

虚中　东垣以卒倒昏愦者皆为气虚,每由过于劳役,耗损真元,脾胃虚衰,痰生气壅,宜六君子汤人参、白术、茯苓、甘草、橘红、半夏。虚而下陷者,补中益气汤人参、黄芪、白术、甘草、陈皮、当归、柴胡、升麻。因于房劳者,六味地黄丸。

火中　河间曰:瘫痪者,非肝木之风,亦非外中于风。良因将息失宜,心火风甚,热气拂郁,心神昏冒,筋骨不用,卒倒无知。因喜、怒、悲、愁、恐五志过极,而为热病也。心火盛者,凉膈散连翘、栀子、薄荷、黄芩、大黄、芒硝、甘草。肝火盛者,小柴胡汤柴胡、黄芩、半夏、人参、生姜、大枣。水虚火炎者,六味地黄丸熟地、山萸、丹皮、茯苓、泽泻、山药。痰多者,贝母瓜蒌散贝母、南星、防风、黄柏、黄连、花粉、甘草、陈皮、瓜蒌、荆芥、羌活、黄芩、白术、半夏、薄荷、威灵。

湿中　丹溪曰:东南之人,多由湿土生痰,痰生热,热生风,清燥汤主之。人参、黄芪、五味、黄柏、麦冬、茯苓、泽泻、猪苓、白术、生地、当归、柴胡、升麻、甘草、陈皮、神曲、黄连、苍术。内中湿者,脾虚不能制湿,或食生冷水物,或厚味醇酒,停于三焦,注于肌肉,则湿从内中,宜渗湿汤甘草、苍术、白术、茯苓、陈皮、砂仁、泽泻、猪苓、香附、抚芎、厚朴。外中湿者,或山岚瘴气,或天雨湿蒸,或远行涉水,或久卧湿地,则湿从外中。其证头重体痛,四肢倦怠,腿膝肿痛,身重浮肿,大便泻,小便黄赤,宜除湿羌活汤苍术、藁本、羌活、升麻、柴胡、防风。虚者,独活寄生汤独活、当归、牛膝、杜仲、秦艽、熟地、防风、甘草、桑寄生。

寒中　身体强直,口噤不语,四肢战掉,卒然眩晕,身无汗者,此寒毒所中也,宜姜附汤干姜、附子,或附子麻黄汤附子、干姜、人参、麻黄、白术、甘草。

气中　七情内伤,气逆为病,痰潮昏塞,牙关紧急。极与中风相似,但风中生温,气中生冷。风中脉浮应人迎,气中脉沉应气口。以气药治风犹可,以风药治气则不可。急以苏合丸灌之,候醒,以八味顺气散白术、茯苓、青皮、白芷、橘红、乌药、人参、甘草、加香附,或木香调气散白蔻、丁香、檀香、木香、藿香、甘草、砂仁。有痰者,星香散南星、木香。气上逆,关不通,养正丹。

食中　醉饱过度,或感外寒,或着气恼,以致填塞胸中,胃气不行,忽然厥逆昏迷,口不能言,肢不能举,若误作中风、中气治之必死,宜煎姜汤探吐。吐后别无他症,只以苍术、白术、陈皮、厚朴之类调之。挟风寒者,藿香正气散藿香、紫苏、腹皮、白芷、茯苓、甘草、厚朴、白术、陈皮、枯梗、半夏。气滞者,八味正气散。

恶中　登塜入庙，吊死问丧，飞尸鬼击，卒厥客作。手足逆冷，肌肤粟起，头面青黑，精神不守，错言妄语，牙闭口噤，昏晕不知人。宜苏合丸灌之，俟少苏，服调气平胃散木香、乌药、白蔻、檀香、陈皮、砂仁、藿香、苍术、厚朴、甘草。

暑中　面垢闷倒，昏不知人，冷汗自出，手足微冷，或吐或泻，或喘或满，或渴。先以苏合丸抉开灌之，或以来复丹研末，白汤灌下，或研蒜水灌之，或剥蒜肉入鼻中，皆取其通窍也。不蛀皂角（刮去黑皮，烧通作性）一两，甘草末六钱，和匀，新汲水调下，待其苏，辨证用药。

中暑者，阴症也静而得。头痛恶寒，肢节烦疼，大热无汗。由于居广厦，袭风凉，食生冷，阴寒过抑、其阳不得发越，治暑清凉之方，不得直施。如无汗仍须透表以宣其阳。如吐利急需和解以安其中。甚者，少用温药，以从治之。轻宜香薷饮香薷、厚朴、扁豆、甘草，此暑月发散之剂。若热伤元气者，不可轻用也。重宜大顺散甘草三两（炒热），次入干姜四钱，同炒，令姜裂；次入杏仁（去皮）四钱，同炒，令杏仁不作声为度。复入桂，磨四。每服四钱，沸汤调服。

中热者，阳证也动而得之。头痛燥热，大热大渴，多汗少气。此由日中劳役，触冒暑气，宜清凉解其暑毒，主以苍术白虎汤苍术、知母、石膏、甘草、粳米，或益元散，黄连香薷饮黄连、香薷、厚朴、扁豆，三黄石膏汤黄连、黄柏、山栀、石膏、玄参、黄芩、知母、甘草。

《溯洄集》王氏云：静而得之，阳气受阴寒所遏而作者，正四时伤寒之论，不可以中暑名之。或饥饿劳动，元气亏乏，暑气乘虚而入，名曰中暑。其人元气不虚，但酷热侵伤，名曰中热。故经曰：脉虚身热，得之伤暑。盖暑气乘虚而入心脾二经，故面垢燥渴，皆恶塞，小便秘涩等症，皆不足之症也。治宜清暑益气汤人参、白术、陈皮、苍术、神曲、黄芪、茯苓、扁豆、麦冬、黄柏、当归、甘草、升麻、青皮、干葛、五味、泽泻、姜、枣，清燥汤黄芪、苍术、白术、红、泽泻、茯苓、人参、麦冬、生地、当归、黄柏、黄连、升麻、甘草、五味、柴胡，人参白虎汤人参、石膏、知母、甘草、粳米，皆补虚清热之剂。而凡发表通实之治，不得而与焉。若元气不虚，而值亢极之阳，先侵肌肤，渐入肺，故壮热头痛，肢节重痛，大渴引饮，脉洪而实，此有余之症也。丹溪用黄连香薷饮见前，黄连解毒汤见前，此皆发表清热之剂。而凡补益调养之治，不得而与焉。《活人书》云：中暑中热，疑似难明。脉虚微热，谓之中暑。脉盛壮热，谓之中热。此以脉之或虚或盛，身之微热壮热辨之也。可见中暑中热，惟有虚实之分，断无动静之别也。又夏月有中暍症，成氏谓暑脉虚，又谓太阳经气虚症，亦以虚而受热也。但暑中少阴心经，暍中太阳膀胱经，为少异耳，用药皆宜人参白虎汤。凡热死人切勿便与冷水及卧冷地，宜置日中或令近火，以热汤灌之即活。

《吴氏医验录》

中证

向杲一族兄（字尔锡），癸亥年六十有四。五月间，卒然中仆，右手足不能举动，舌强难言，口流涎沫，与下市方嘉侯先生素相知。嘉侯先生为治之，要用人参，渠家不敢用，欲往迎名医某先生。嘉侯先生曰:"某名医来,必用寒凉,决不用人参,于此病甚不相宜,余见澄塘某先生方案,甚心折,当接来一看。"因迎余视之,寸脉浮软,右关与两尺俱涩。余谓气虚当用参,渠家谓病人生平用不得参,前某年病后,用参一分,即有许多不安之处。余曰:"他证或不能服参,遇此证自然能服。生平或服不得参,当此日又自然服得。"余意中必要用附子,以行经络,揣其家既畏参,必畏附子,姑诱之曰:"人参单用,往往用不得,与附子同用就用得。"渠家信以为然。又疑有痰,恐用不得参。余曰:"非痰也,脾虚之极,故流沫,所谓脾虚不摄也。正要重用参术以补脾,脾受补,则涎自不出。"述定方,用:人参、白术、半夏、胆星、菖蒲、茯苓、甘草、陈皮、当归、熟地、山萸,恐不入俗,亦从俗略加天麻、秦艽。方上只写附子三分,药中暗投五分,人参则权用二钱,俾其相安,然后再加,盖循循善诱之意也。服二剂,能说话,夜安神,手亦能撑动。病人以服参得安为快,复迎余视之。问余:"手足可能复元,不成废疾否"余曰:只照此种药服,可包复元。若用风药、凉药及牛黄等物,不惟不能复元,性命难保矣。"照前方,去秦艽、天麻、胆星,加五加皮、枸杞、肉桂,人参加至二钱五分,附子加至八分。服四剂,言语如常,右手先自肩膊处痛起,渐痛至手腕。手痛止,再是右边背痛至腰。背痛止,又是右边前胸痛。痛止,又是腿痛,渐痛至脚。每一处痛二日,自上至下共痛八九日。共服药不上半月,半边手足便利如常,饮食较常倍进。病者自己称快,谓余云:"今日始知此药之善也。从前未病时,每每口干,药内辄用黄连二三分,服下暂觉火退,隔一日又复如是,且腹中胀闷,饮食难化,今服此药,不独新病得愈,并腹胀俱消,饮食加一倍。口中有津液,再不作干,小便亦不频数。素常有眼疾,每日下午即要涂眼药,今眼疾亦愈,眼药可无用矣。"余曰:"用附、桂以引火归元,故上部诸虚火证皆愈。若用清凉药,愈清火愈起,此理至显至明,至真至确,兄非此药实能取效? 空谈奉劝,亦必不相信也。"于是悉照前药,略一出入重轻,服药不满一月,康复胜前。

壬戌年十一月,梅村叶明楚兄令眷,是年四十三岁,因气恼遂手麻昏仆,卒中无知,口流涎沫,三昼夜不苏,眼闭不开。诸医有作风治者,有作痰治者,有作火治者,总无一人言虚。其某名医则云此种证必有些火。其方用丹参、丹皮、麦冬、贝母、百合、花粉、天麻、葳蕤、甘草,加黄连二分、牛黄半分。明楚兄自知医理,见一派缓药,既非所以治急病,而黄连大寒又未必相宜。因问曰:"必须求先生何药得使之回方好。"答曰:"药力何能使之回? 惟听其自回则可。"观其议论,又觉可笑,这不敢用其药。然终不回,举家惶惧无措。明老令舅即家眷斯兄昆仲也,再四踌躇,至第四日邀余视之。余诊其脉,不浮不滑,无真风痰可知,惟一味虚软,然却有根,谓诸公曰:"症虽重,脉尚有根,似可无虞。"时有程先生同在座,余谓程先生曰:"此证所谓得之则生,失之则死者也。原无必死之理,亦无必不死之道,视医法何如耳。苟医得其道,则一毫无恙;若不得其道,未必不可虑,即能自苏,亦成废疾,终至于不起。此症此脉,尚可图全。幸遇先生,当为彼细细筹之,不可草草忽过。"程先生意见相符。余用:茯苓、陈皮、甘草、半夏、胆星、菖蒲、煨姜,重用白术、当归、黄芪。程先生所欲用药,亦复如是。但余即欲用参,程先生欲先服一剂,次剂再用参。余思脉有根、不怕即脱,便缓一二时无碍,遂依先服一剂。坐候须臾,病者顿苏。忙撮第二剂,议用人参一钱。内传出云:"适才虽回,但语音错乱,如呓语不清,遂有欲加黄连一分者。"余曰:"此非火也,良由昏沉数日,神气几几相离,刻下初回,神尚未安耳,黄连一分也不可用,倒是人参要加一钱,俾再少睡片刻,神气自然清爽。"余坚持用参二钱,余照前,再服一剂,果然旋复得睡矣。余别去,别时仍谆嘱明楚兄曰:"脉软甚,前药参力尚轻,今晚仍加参二钱,再服一剂,勿使出汗为要。此番得睡,醒时人事自清,万勿复存黄连之见,则寒凉凝滞筋络,手足偏废难回;二则此证脾土必虚,不堪复加寒凉败胃;三则重伤元气,于急证不利。"明楚兄依言。又见醒时果然人事清白,言语应答如常,再服药一剂,加参二钱,是夜安神熟寐,至天明尚未醒。次早复迎余诊之,病人自知手足麻,且发潮热。余照前方,去胆星、半夏、菖蒲,倍当归,加熟地、山萸、枸杞、五加皮、桑枝、附子,一日仍服药二剂,共用参五钱。次日手足知痛而不麻,再照日服二剂。次日手足痛减半,手可擒碗,亦可抬起。再服二日,手可梳头,潮热尽退,饮食渐多。共服药十余日,而康复如初矣。

食 中

丙辰年八月,里中一女人,年三十二,忽尔倒仆无知,口流涎沫,胸仰,目睛上窜,厥冷,手足抽掣,症状如痫如痉,救醒后一二时,又复如是。醒时自云,适才死去,见某人某人,某人则恨我何事,某人则骂我何语,盖皆既死之人也。未几又复如是,如是者五日,每一昼夜,发五六次,饮食不进,亦不能卧倒。初延医视之,认定是痰,用利痰之药不效。次日更一医,云是风,用天麻、僵蚕、钩藤、秦艽、防风等药不效。又更一医,云是火,用芩连花粉山栀贝母之类,更剧。第四日又更一医,云此乃血虚之故,血虚不能养筋,故筋脉抽掣,非痰非火非风也。咸服其高见,谓此理确不可易矣。服养血药两日,究亦不效。举家即邻人俱谓鬼祟作祸,非药可疗。至第六日,始邀余往诊视,六脉和平,正如无病脉更奇,心窃异之。不滑不浮不洪数,又并不涩,则所谓痰也、风也、火也、血虚也,举非是矣。细一探讨,惟右关脉稍沉滞,按之有力。余思此岂得之伤食乎?因问:"病起之先,可曾食冷物否?"旁人答云:"病发之前一日,曾食一冷粽。"又问:"仍食何物?"云:"下午时吃北瓜索面亦冷了。"余曰:"是矣,此食厥也。"遂用厚朴、枳壳、枳实、陈皮、半夏、木香、砂仁、草果、煨姜一大剂。服下觉胸前气顺,是日遂不复发,晚间亦能卧。次早觉胸前高起一块,扪之甚痛。余曰:"此食积方现耳。"仍令照前药再服一剂。次早高处亦平,痛亦减十之六七。仍照前药,倍炮姜,加大黄少许。微利一二行,胸腹泰然,诸症顿失。可见凡治病,虚得病情。欲得病情,不过消导药一剂立效,再剂顿愈,易如拾芥,何其轻快也!然非从脉上审辨,不但猜痰、猜风、猜火、猜血虚,再猜百十件,亦猜不到食上。每见医人诊脉时,手指一搭便起,果遂已审脉无差,神异若此乎?是未敢信也。

恶　中

甲子岁暮，自郡中归。于郑村桥头，见一人顿足垂泪，情景可怜，因询其故。答云某姓赵，休宁人，年五十有七，只有一子，甫十三岁，平素最颓野，近因邻家造屋上梁，屋旁立有神坛，安五猖神脾位五个，每脾位上带一黄纸。童子无知，戏以石击其帽，击中则相与耍笑，击之不已，纸相俱碎。此子忽尔昏晕仆地，不审人事，手足冰冷，面色青，牙关紧闭。抬回家，已经三日，一身虽热，宽如死人不动。有医谓是中风，用防风、羌活、天麻、僵蚕等药。有医谓是火，用黄连、黄芩等药。又一医谓是痰，用胆星、半夏、贝母等药。总因牙关不开，药不能入，故诸药皆未曾服。今特访来见名医某先生，又不在家，因想莫非是数该死，故遇不着名医，所以悲恸。余曰："且勿伤感，或者正是令郎数不该死，亦未可知。"因问余云："贵县除某先生，再算何人高明，敢求指教。"余曰："这却不知。不政妄荐，我轿中倒有一药，可以救得此病。此病名为中恶。因取苏合丸一丸予之。嘱携归，先将病人抬放板地上，或以草荐衬之。将热尿浇其面，无论鼻中口中悉以尿浇入尿毕，又换一人如前浇之。频浇四五回，再为抹净面孔。此时牙关必然稍松，再以甘草一段，约三四寸长，抉开牙缝，用姜汤化此丸灌下。一丸分作二次服，服毕定即苏醒。如果验，再至我家，送药一二剂，可痊愈矣。"其人欢喜感激，问余姓字地方而去。越一日，访至小馆，叩首称谢，云昨归如法服药，果立刻开眼叫唤，吐出冷痰碗余，手足转动，人事清白，但仍作呕，体倦不能坐立，不肯饮食。昨救活后，即同贱荆向空拜谢，疑是途遇仙人点化。今日来在路上，仍作此想，恐未必访得着先生，今率访着先生，先生也就是仙人。言毕又要拜，因复予药二剂，用六君子汤，重用姜、半，略用参三四分以回其正气，加虎骨、鹿角屑诸兽物以驱邪祟，加麝香二分以开窍辟邪。服尽二剂，顿起如常。又复来谢。

食　中

又同时一老仆之内侄在镇中，年二十余，忽尔晕倒，手足厥冷，悉如前童子病状。有医云是中痰，用皂荚刺吹入鼻中，令打喷嚏，竟无嚏，医谓肺绝不治矣。其母嘱家仆转悬余。余曰："少年人安有中痰之证？此想是食伤，或多食冷物不消化，而成食厥证也。"询之，果多吃冷猪头肉及冷牛血。余曰："无虑，可用姜汤一盅，抉开牙关灌下，再以指探其喉间令吐。"如法行之，果吐出宿食若干，人即立苏。又来告余，再以温中快气、健脾消食药，如干姜、半夏、陈皮、木香、白术、茯苓、厚朴、神曲、山楂、草果等件。一剂服下，立刻痊愈。

食　厥

庚辰二月，槐塘唐君文野新娶令媳，甫七八日，临卧时忽尔语言昏乱，扬手掷足，目睛上窜，牙关紧闭，手足俱冷，正似死去，百种挽救，至五更方苏。自言夜来有三个人将彼扯去，扯至城隍庙前，因大门关闭，其两人从庙后旁门入，再来开前门，门未开时，又遇两老人，一男妇,将彼送归,送至门前,嘱其归家,老人自去,于是遂醒。问其两老人是何等样人,答云即拜堂时所悬挂画像上人,乃太公、太婆面相也。于是饮汤水,吃稀粥,精神爽朗,其家谓祖宗送归,是吉兆,谅必无恙矣。至天明,又复死去,接连数回。延数医诊视,或云是痰,或云是火,或云是中证,或云是痫证,或云受惊吓,或云是邪祟,纷纷聚讼,莫知适从。其令弟在鲁兄告之曰,当请某来决疑,诸说纷纭,各出主见,恐反要医坏了,所以午后方来迎余。余到时,已薄暮,云是日已发过五回。急为诊视,六脉俱弱,惟气口脉盛。问病人每一发时,胸前可作痛否,答云:"腹中觉有一股气顶上胸来,胸前便痛,口内不知不觉噫声叫一二声,即晕去不知人事。"余问:"昨日可曾食滞气物或饮食冷了否?"答云:"年饭稍冷,下午吃笋点心。"因伴嫁之妇归母家,不无辛酸堕泪。余曰:"是矣。此食厥也,一剂可愈。"用厚朴、枳壳、山楂、麦芽、陈皮、半夏、木香、砂仁、干姜、肉桂,虽予二剂,嘱其一剂既愈,则次剂可不必服,如要服,亦无碍。余别后,急煎一剂服下,胸顿宽,遂不复发,一昼夜死去五六次之症,立地冰释矣。次日,闻其宅中医人于次剂药内,必要加黄连少许。噫!此近日医家好用苦寒之弊深入骨也。如此证猛然昏倒,口内必叫一二声,酷似羊风,无怪其误认为痫证也。昏倒则喉间必有痰声,口角有涎,无怪其误认为痰证、为中证也。醒后说神说鬼,亦无怪其误疑为邪祟也。闻其前一日,待新娘子席上,被病妇惊吓,犹无怪其误疑为惊吓也。至于火则无一毫相似处,而亦必认为火,必欲加连,则可怪之甚矣。初或不知而误猜,今则明说破是食,又明明见服药已愈,而犹必力争欲加黄连。温则食化,岂寒凉亦能消食乎? 真不知是何肺肠,是何见解也!

食 厥

甲申夏秋间,里中一族叔之子,十九岁,吃晚饭后,忽尔晕倒,人事不知,牙关紧闭,手足俱冷,至下半夜稍回,以为必是鬼邪所触。天未明,即专人往卜,卜之大凶,命不能保。其父痛哭不可解,嘱其令侄邀余视之。脉平和无恙,询知昨日吃鸭起,余慰其父曰:"不必哭,亦不必虑,只一剂包愈。"用山楂、麦芽、厚朴、枳壳、半夏、木香、陈皮、肉桂,一剂而愈。

《医家四要·卷二·病机约论·
卒中风因有两端治分四中》

中风之病,其因有二:一曰直中,因风邪从外而入,伤人四肢躯体,轻则顽麻不仁,重则瘫痪不用;一曰痰火,因痰火从内而发,病人心主之官,轻则舌强难语,重则痰神昏。当其初中之时,先用通关散取嚏细辛、薄荷、南星、半夏、皂角,再用小续命汤桂枝、附子、人参、甘草、防风、防己、杏仁、川芎、白芍、麻黄、黄芩,加减治之,还当别其中络中经,中腑中脏,庶不致误。中络者,口眼㖞斜,肌肤不仁,宜用乌药顺气散乌药、白芷、川芎、天麻、姜炭、橘红、枳壳、桔梗、僵蚕、炙草、姜、葱。中经者,左右不遂,筋骨不用,宜用大秦艽汤秦艽、熟地、生地、当归、白芍、石膏、羌活、独活、防风、川芎、茯苓、白术、甘草、细辛、黄芩、白芷，中腑者，昏不知人，便溺阻隔，宜用三化汤枳实、厚朴、大黄、尾活。中脏者，神昏不语，唇缓涎流，宜用牛黄丸牛黄、蝉蜕、胆星、全蝎、天麻、附子、麝香、防风，虚者用参附煎汤送下可也。如左肢不遂，血虚也；右肢不遂，气虚也；左瘫右痪者，气血两虚也。须分治之。倘口开、目合、手撒、鼻鼾、遗溺，及摇头气喘，汗出痰响，皆死症也，犹有暑中、湿中、寒中、火中、虚中、气中、食中、恶中，皆类中也，慎勿误为真中，当细辨之。

按语 吴楚力倡温补，擅用附子；发挥阴证伤寒说，详辨阴证，尤精阴火；提出伤寒不宜久饿辨；发明"寒入血室"；完善食厥辨治；指出服药内伤论，"病伤犹可疗，药伤最难医"；善治虚劳，倡用补养。对于中风类中风等诊治，继承发挥基础上，也独居特色。

1. 类中风认识

类中风之概念，首倡于元代医家王履（字安道），吴楚作为朱丹溪弟子，并不泥于师说，而是认为刘河间、李东垣、朱丹溪三人对于中风从火、从内伤气虚、从湿热的立论，实际上是"以相类中风之病，视为中风而立论"，他概括归纳三人学说，提出了"因于风者，真中风也；因于火、因于气、因于湿者，类中风而非中风也"的观点，即从病因角度将真中风与类中风区分开来，对后世医家影响较大，如张景岳、李士材、喻嘉言、吴谦、程钟龄等医家皆从其说。李士材扩大了类中风的范围，将类中风分为虚中、火中、湿中、寒中、气中、食中、恶中、暑中八种，吴楚采纳其说，将之载入《宝命真诠》之中。

2. 倡甘温之法治类中

吴楚认为"类中与真中，相去霄壤，治类中而亦以治真中之法治之，将重者立毙，而轻者亦终身成残废"，他同意张景岳的观点，认为"风药皆燥，燥复伤阴，风药皆散，散复伤气"。故而不可以风药治疗类中风，对于气虚类中，即虚中者，吴楚并不仅仅如李士材所论，仅以六君子汤、补中益气汤等治疗，而是结合患者实际情况，采用甘温药参芪与温阳、化痰药相配伍的方法。如诊治叶明楚43岁的妻子医案，吴楚意图重用参、芪、当归、白术，佐以茯苓、陈皮、半夏、南星、菖蒲等化痰之品；诊治吴楚族兄吴尔锡一案，遂以六君子汤加胆南星、菖蒲、熟地、当归、山萸肉，又依俗见稍加天麻、秦艽，暗加附子五分。

3. 理气消导治食厥

由于食厥发作时，患者多呈现晕倒昏仆、牙关紧闭、口眼歪斜等症状表现，故亦称为类中风之中的"食中"，不少医者都误作中风进行治疗，导致误治的发生，而吴楚通过脉诊、腹诊和问诊等方法，能够准确区分食厥与中风，并通过消导、攻下、涌吐等治法治疗，最终获得良好的治疗效果。如诊治"乙丑夏月"一女子患病医案，吴楚遂以消食导滞之品如厚朴、枳壳、山楂、陈皮、麦芽、神曲等，加煨姜、大黄，意图使宿食速去，"宿食去而胸膈宽舒，筋脉俱通利"。

4. 从脾论治口流涎沫，配合"心理暗示"法

吴楚在诊治向果一族兄医案中，认为这是气虚引起的中风，当用人参。但是患者家属却以某年前患者用参感觉不适的理由来反对用人参。吴楚深知患者家属的担忧之处，于是补充到："人参不可单用，与附子一起用就不会感到不适了。"家属信以为然。可见吴楚在临床治疗上的灵活性，从心理学的角度得到家属的信任，从而为下一步准确诊治患者提供了条件。吴楚认为，患者口流涎沫，是脾虚之极，脾不摄涎而致，故应从脾脏论治，重用参术以补脾摄涎，涎自不出。患者自述服人参后觉安适，问吴楚手足不适之症是否可复原，吴楚答曰："照此服药，可包复元。"吴楚的回答一是体现了其辨证论治的准确性；二是增加患者对自身身体康复的信心。可见，吴楚再次巧用"心理暗示"，以帮助患者达到最佳的治疗效果。

第十七节　叶天士医论医案

叶天士（约 1667～1746 年），名桂，字天士，号香岩，别号南阳先生，晚年又号上津老人，祖籍安徽歙县，行医于江苏吴县（今苏州市），清代著名医学家，四大温病学家之一。叶天士出身世医，祖父叶紫帆、父叶朝采均为新安名医，处方以轻、清、灵、巧见长，均源于新安医学时方轻灵派，成为江南中医辨证遣药的一大特色。叶天士精研古籍，十分善于运用古方，首倡温病"卫、气、营、血"辨证，主张养胃阴，提出中风久病入络等观点，精于内科，对幼科、妇科、外科等也多有建树，其学说也广为流传。史籍称他"切脉、望色、听言，病之所在，如见五脏"。石韫玉在《叶氏医案存真》序中说："至今谈方术者，必举其（天士）姓字，以为仲景、元化一流人也。"《清史稿》称谓："大江南北，言医者，辄以桂为宗，百余年来，私淑者众。"叶天士著有《温热论》，门人取其方药治验，分门别类集为一书，取名《临证指南医案》。

《临证指南医案·卷一·中风》

钱：偏枯在左，血虚不萦筋骨，内风袭络，脉左缓大。肝肾虚，内风动。

制首乌四两，烘　枸杞子去蒂，二两　归身二两，用独枝者，去梢　淮牛膝二两，蒸　明天麻二两，面煨

三角胡麻二两，打碎，水洗十次，烘　黄甘菊三两，水煎汁　川石斛四两，水煎汁　小黑豆皮四两，煎汁

用三汁膏加蜜，丸极细。早服四钱，滚水送。

陈：四七，肝血肾液内枯，阳扰风旋乘窍。大忌风药寒凉。

炒杞子　桂圆肉　炒菊花　炙黑甘草　黄芪去心　牡蛎

金：失血有年，阴气久伤，复遭忧悲抑郁，阳挟内风大冒，血舍自空，气乘于左，口㖞肢麻，舌暗无声，足痿不耐行走。明明肝肾虚馁，阴气不主上承。重培其下，冀得风熄，议以河间法。

熟地四两　牛膝一两半　萸肉二两　远志一两半，炒黑　杞子二两　菊花二两，炒　五味一两半

川斛二两四钱 茯神二两 淡苁蓉干一两二钱

加蜜丸,服四钱。

沈:四九,脉细而数,细为脏阴之亏,数为营液之耗。上年夏秋病伤,更因冬暖失藏,入春地气升,肝木风动,遂令右肢偏痿,舌本络强,言謇,都因根蒂有亏之症。庸俗泄气降痰,发散攻风,再劫真阴,渐渐神惯如寐。倘加昏厥,将何疗治?议用仲景复脉法。液虚风动。

复脉汤去姜、桂。

又 操持经营,神耗精损,遂令阴不上朝,内风动跃,为痱中之象。治痰攻劫温补,阴愈损伤,枯槁日甚,幸以育阴息风小安。今夏热益加发泄,真气更虚。日饵生津益气勿怠,大暑不加变动,再商调理。固本丸去熟地加北味。

天冬 生地 人参 麦冬 五味

金:六九,初起神呆遗溺,老人厥中显然,数月来夜不得寐,是阳气不交于阴。勿谓痰火,专以攻消,乃下虚不纳,议与潜阳。

龟腹甲心 熟地炭 干苁蓉 天冬 生虎胫骨 淮牛膝 炒杞子 黄柏

卢:瞋怒动阳,恰值春木司升,厥阴内风乘阳明脉络之虚,上凌咽喉,环绕耳后清空之地,升腾太过,脂液无以营养四末,而指节为之麻木。是皆痱中根萌,所谓下虚上实,多致巅顶之疾。夫情志变蒸之热,阅方书无芩连苦降、羌防辛散之理。肝为刚脏,非柔润不能调和也。阳升热蒸液亏。

鲜生地 元参心 桑叶 丹皮 羚羊角 连翘心

又 生地 阿胶 牡蛎 川斛 知母

汪:五三,左肢麻木,膝盖中牵纵,忽如针刺。中年后精血内虚,虚风自动,乃阴中之阳损伤。阴中阳虚。

淡苁蓉干二两 枸杞三两 归身二两 生虎骨二两 沙苑二两 巴戟天二两 明天麻二两
桑寄生四两

精羊肉胶、阿胶丸,早服四钱,交冬加减,用人参丸服。

钱:五八,用力努挣,精从溺管沥出,已经两耳失聪,肾窍失司,显然虚象。凡肾液虚耗,肝风鸱张,身肢麻木,内风暗袭,多有痱中之累。滋液息风,温柔药涵养肝肾。经言肝为刚脏,而肾脏恶燥,若攻风劫痰,舍本求末矣。阴阳并虚。

熟地 枸杞 苁蓉 石菖蒲 当归 沙苑 巴戟 远志

张:四九,中风以后,肢麻言謇,足不能行,是肝肾精血残惫,虚风动络,下寒,二便艰阻。凡肾虚忌燥,以辛润温药。

苁蓉 枸杞 当归 柏子仁 牛膝 巴戟 川斛 小茴

陈:五九,中络舌暗不言,痛自足起渐上,麻木瞋胀,已属痼疾。参、苓益气,兼养血络,仅堪保久。

人参　茯苓　白术　枸杞　当归　白芍　天麻　桑叶

周:大寒土旺节候,中年劳倦,阳气不藏,内风动越,令人麻痹,肉瞤心悸,汗泄烦躁。乃里虚欲暴中之象,议用封固护阳为主,无暇论及痰饮他歧。阳虚卫疏。

人参　黄芪　附子　熟术

某:阳明脉络空虚,内风暗动,右肩胛及指麻木。胃虚表疏。

玉屏风散加当归、天麻、童桑

俞:寡居一十四载,独阴无阳,平昔操持,有劳无逸。当夏四月,阳气大泄主令,忽然右肢麻木,如堕不举,汗出麻冷,心中卒痛,而呵欠不已,大便不通。诊脉小弱。岂是外感?病象似乎痱中,其因在乎意伤忧愁则肢废也。攻风劫痰之治,非其所宜。大旨以固卫阳为主,而宣通脉络佐之。卫虚络痹。

桂枝　附子　生黄芪　炒远志　片姜黄　羌活

唐:六六,男子右属气虚,麻木一年,入春口眼歪邪。乃虚风内动,老年力衰。当时令之发泄,忌投风药,宜以固卫益气。气虚。

人参　黄芪　白术　炙草　广皮　归身　天麻　煨姜　南枣

凡中风症有肢体缓纵不收者,皆属阳明气虚,当用人参为首药,而附子、黄芪、炙草之类佐之。若短缩牵拏,则以逐邪为急。

胡:五六,阳明脉络已空,厥阴阳气易逆,风胜为肿,热久为燥,面热,喉舌干涸,心中填塞。无非阳化内风,胃受冲侮,不饥不纳矣。有年久延,颇虑痱中。风阳燥热。

羚羊角　连翘　丹皮　黑山栀　青菊叶　元参　花粉　天麻

张:五七,痱中经年,眩晕汗出,阳气有升无降,内风无时不动,此竟夜不寐,属卫阳不肯交于营阴矣。沉痼之症,循理按法,尚难速效,纷纷乱药,焉望向安?议用固阳明一法。胃虚阳升。

桂枝木　生黄芪　川熟附　炒远志　龙骨　牡蛎　姜　枣

刘:七三,神伤思虑则肉脱,意伤忧愁则肢废,皆痿象也。缘高年阳明脉虚,加以愁烦,则厥阴风动,木横土衰。培中可效。若穷治风痰,便是劫烁,则谬。

黄芪　于术　桑寄生　天麻　白蒺藜　当归　枸杞　菊花汁

加蜜丸。

包:老年隆冬暴中,乃阴阳失交本病。脉左大右濡,内风掀越,中阳已虚,第五日已更衣,神惫欲寐。宗王先生,议阳明厥阴主治法以候裁。肝胃同治。

人参　茯苓　白蒺藜　炒半夏　炒杞子　甘菊

某:阳明虚,内风动,右肢麻痹,痰多眩晕。

天麻　钩藤　半夏　茯苓　广皮

沈:风中廉泉,舌肿喉痹,麻木厥昏,内风亦令阻窍,上则语言难出,下则二便皆不通调。

考古人吕元膺每用芳香宣窍解毒,勿令壅塞致危也。_{胞络热邪阻窍。}

至宝丹四丸,匀四服。

葛: 三八,年未四旬,肌肉充盈,中病二年,犹然舌强言謇,舌厚边紫,而纳食便溺仍好。乃心胞络间,久积之热弥漫,以致机窍不灵,平昔酒肉助热动风为病。病成,反聚于清空之络,医药之治痰治火,直走肠胃,是以久进多投无效。

至宝丹。

程: 脉濡无热,厥后右肢偏痿,口喎舌歪,声音不出。此阴风湿晦中于脾络,加以寒滞汤药蔽其清阳,致清气无由展舒。法宗古人星附六君子汤,益气仍能攻风祛痰。若曰风中廉泉,乃任脉为病,与太阴脾络有间矣。_{风湿中脾络。}

人参　茯苓　新会皮　香附汁　南星_{姜汁炒}　竹节白附子_{姜汁炒}

吕: 五九,阳邪袭经络而为偏痹,血中必热,艾灸反助络热,病剧废食。清凉固是正治,然须柔剂,不致伤血,且有息风功能。_{艾灸络热。}

犀角　羚角　生地　元参　连翘　橘红　胆星　石菖蒲

杨: 中后不复,交至节四日,寒战汗泄,遂神昏不醒。是阴阳失于交恋,真气欲绝,有暴脱之虑。拟进回阳摄阴法。_{脱。}

人参　干姜　淡附子　五味　猪胆汁

又　人参_{三钱}　附子_{三钱}

又　人参　附子　五味　龙骨　牡蛎

龚: 五七,厥症,脉虚数,病在左躯。肾虚液少,肝风内动,为病偏枯,非外来之邪。_{肾阴虚肝风动。}

制首乌　生地　杞子　茯神　明天麻　菊花　川斛

徐: 四一,水亏风动,舌强肢麻,中络之象。当通补下焦,复以清上。

熟地　淡苁蓉　杞子　牛膝　五味　远志　羚羊角　茯苓　麦冬　菖蒲　蜜丸

丁: 大寒节,真气少藏,阳挟内风旋动,以致痹中,舌边赤,中有苔滞。忌投攻风劫痰,益肾凉肝,治本为法。

生地　元参　麦冬　川斛　远志　石菖蒲　蔗浆

曾: 五二,脉弦动,眩晕耳聋,行走气促无力,肛痔下垂。此未老欲衰,肾阴弱,收纳无权,肝阳炽,虚风蒙窍,乃上实下虚之象。质厚填阴,甘味息风,节劳戒饮,可免仆中。

虎潜去锁阳、知母,加大肉苁蓉,炼蜜丸。

张: 脉细小带弦,冬季藏纳少固,遂至痹中,百余日来诸患稍和,惟语言欲出忽謇,多言似少相续。此皆肾脉不营舌络,以致机窍少宣,乃虚象也。早用地黄饮子煎法以治下,晚用星附六君子以益虚宣窍。

某姬: 今年风木司天,春夏阳升之候,兼因平昔怒劳忧思,以致五志气火交并于上,肝胆内风鼓动盘旋，上盛则下虚，故足膝无力。肝木内风壮火，乘袭胃土，胃主肌肉，脉络应肢，绕出环口，故唇舌麻木，肢节如痿，固为中厥之萌。观河间内火召风之论，都以苦降辛泄，少佐微酸，最合经旨。折其上腾之威，使清空诸窍毋使浊痰壮火蒙蔽，乃暂药权衡也。至于颐养工夫，寒暄保摄，尤当加意于药饵之先。上午服。

金石斛三钱　化橘红五分　白蒺藜二钱　真北秦皮一钱　草决明二钱　冬桑叶一钱　嫩钩藤一钱　生白芍一钱

又　前议苦辛酸降一法，肝风胃阳已折其上引之威，是诸症亦觉小愈，虽曰治标，正合岁气节候而设。思夏至一阴来复，高年本病，预宜持护，自来中厥最防于暴寒骤加，致身中阴阳两不接续耳。议得摄纳肝肾真气，补益下虚本病。

九制熟地先用水煮半日，徐加醇酒、砂仁，再煮一日，晒干再蒸，如法九次，干者炒存性，八两　肉苁蓉用大而黑色者，去甲切片，盛竹篮内，放长流水中浸七日，晒干，以极淡为度，四两　生虎胫骨另捣碎，研，二两　淮牛膝盐水蒸，三两　制首乌四两，烘　川萆薢盐水炒，二两　川石斛八两，熬膏　赤白茯苓四两　柏子霜二两

上药照方制末，另用小黑稆豆皮八两煎浓汁，法丸，每早百滚水服三钱。

建议晚上用健中运痰，兼制亢阳。火动风生，从《外台》茯苓饮意。

人参二两　熟半夏二两　茯苓四两，生　广皮肉二两　川连姜汁炒，一两　枳实麸炒，二两　明天麻二两，煨　钩藤三两　白蒺藜鸡子黄拌擦，洗净炒，去刺，三两　地栗粉二两

上末，用竹沥一杯，姜汁十匙，法丸，食远开水服三钱。

又　近交秋令，燥气加临，先伤于上，是为肺燥之咳。然下焦久虚，厥阴绕咽，少阴循喉，往常口燥舌糜，是下虚阴火泛越。先治时病燥气化火，暂以清润上焦，其本病再议。

白扁豆勿研，三钱　玉竹三钱　白沙参二钱　麦冬去心，三钱　甜杏仁去皮尖，勿研，二钱　象贝母去心，勿研，二钱　冬桑叶一钱　卷心竹叶一钱

洗白糯米七合，清汤煎。

又　暂服煎方。

北沙参三钱　生白扁豆二钱　麦冬三钱　干百合一钱半　白茯神一钱半　甜杏仁去皮尖，一钱半

又　痰火上实，清窍为蒙。于暮夜兼进清上方法。

麦冬八两　天冬四两　苡米八两　柿霜四两　长条白沙参八两　生白扁豆皮八两　甜梨汁二斤　甘蔗浆二斤

水熬膏，真柿霜收，每服五钱，开水送下。

又　夏热秋燥，阳津阴液更伤，口齿咽喉受病，者属阴火上乘，气热失降使然。进手太阴清燥甘凉方法甚安。其深秋初冬调理大旨，以清上实下，则风熄液润，不致中厥。至冬至一阳初复再议。

燕窝菜洗净，另熬膏，一斤　甜梨去皮核，绢袋绞汁，熬膏，二十个　人参另熬收，三两　九制熟地水煮，四两　天冬去心蒸，二两　麦冬去心，四两　黄芪皮生用，四两　炙黑甘草二两　五味二两，蒸　云茯神三

两,蒸

又 左关尺脉独得动数,多语则舌音不清,麻木偏着右肢,心中热炽,难以名状。此阳明脉中空乏,而厥阴之阳挟内风以纠扰,真气不主藏聚,则下无力以行动,虚假之热上泛,为喉燥多咳,即下虚者上必实意。冬至后早服方,从丹溪虎潜法。

九制熟地照前法制,八两 肉苁蓉照前制,四两 天冬去心,蒸,烘,四两 当归炒焦,二两 生白芍三两 川斛熬膏,八两 黄柏盐水炒,二两 淮牛膝盐水蒸,三两

上为末,另用虎骨胶三两溶入,蜜捣丸,服五钱,滚水送。

又 太太诸恙向安,今春三月,阳气正升,肝木主乎气候,肝为风脏,风亦属阳,卦变为巽,两阳相合,其势方张,内风挟阳动旋,脂液暗耗而麻痹不已。独甚于四肢者,风淫末疾之谓也。经云:风淫于内,治以甘寒。夫痰壅无形之火,火灼有形之痰,甘寒生津,痰火风兼治矣。

天冬四两 麦冬八两 长白沙参八两 明天麻四两,煨 白蒺藜照前制,四两 甜梨汁一斤 芦根汁流水者可用,八两 青蔗浆一斤 鲜竹沥八两 柿霜四两

先将二冬、沙参、天麻、白蒺藜加泉水煎汁滤过,配入四汁同熬成膏,后加柿霜收,每日下午食远服五钱,百滚水调服。

又 下虚上实,君相火亢,水涸液亏,多有暴怒跌仆之虞。此方滋液救焚,使补力直行下焦,不助上热。议铁瓮申先生琼玉膏方。

鲜生地水洗净,捣自然汁二斤,绵纸滤清,随和入生白沙蜜一斤。另置一铅罐或圆铅球,盛前药封坚固,用铁锅满盛清水,中做井字木架,放罐在上,桑柴火煮三昼夜,频添水,不可住火,至三日后,连器浸冷水中,一日顷取出,入后项药。

人参蒸,烘,研细末六两 白茯苓蒸,研粉,十六两 真秋石银罐内煅,候冷研,一两

三味拌入前膏,如干豆沙样,收贮小口瓷瓶内,扎好,勿令泄气,每早百滚水调服五六钱。

又 立冬后三日,诊得左脉小弦动数,右手和平略虚。问得春夏平安,交秋后有头晕,左目流泪,足痿无力,不能行走,舌生红刺,微咳有痰。此皆今年天气大热已久,热则真气泄越,虚则内风再旋。经言痿生大热,热耗津液,而舌刺、咳嗽、流泪者,风阳升于上也,上则下焦无气矣。故补肝肾以摄纳肾气为要,而清上安下,其在甘凉不伤脾胃者宜之。

制首乌四两 杞子炒,一两半 天冬去心,二两 芜蔚子蒸,二两 黄甘菊一两半 黑稆豆皮二两 茯苓蒸,二两 川石斛熬膏,八两 虎骨胶二两,水溶

上末,以川斛膏同溶化,虎骨胶捣丸,早上滚水服三四钱。

又 久热风动,津液日损,舌刺咳嗽。议以甘药养其胃阴,老年纳谷为宝。

生扁豆四两 麦冬四两 北沙参三两 天花粉二两 甘蔗浆十二两 柿霜二两 白花百合四两

熬膏,加饴糖两许,每服时滚水调服三四钱,晚上服。

又　液燥下亏，阳挟内风上引，阴不上承，舌络强则言謇，气不注脉则肢痿乏力步趋。凡此皆肝肾脏阴本虚。镇补之中，微逗通阳为法，以脏液虚，不受纯温药耳。

水制熟地四两　阿胶二两　女贞实二两　稆豆皮二两　淡肉苁蓉一两　茯神二两　旱莲草二两　川石斛三两

用精羯羊肉胶为丸，早上滚水服四五钱。

又　暂服煎方。

生地　沙参　茺蔚子　黑稆豆皮　川斛　牛膝

又　晚服丸方。

九蒸桑叶八两　三角胡麻四两　九制首乌三两　白茯神三两　人参二两　炙甘草一两　酸枣仁二两,炒　苡仁二两

上为末，桂圆肉三两煎汤，法丸，每服三钱，百滚水下。

又　今年天符岁会，上半年阳气大泄，见病都属肝胃，以厥阴为风脏而阳明为盛阳耳。阴阳不肯相依，势必暴来厥中。过大暑可免，以暑湿大热，更多开泄，致元气不为相接耳。然此本虚标实，气火升腾所致，经旨以苦寒咸润酸泄，少佐微辛为治，议进补阳明泄厥阴法。

人参一钱　生牡蛎五钱　生白芍二钱　乌梅肉四分　川黄连盐水炒,六分　熟半夏醋炒,清水漂洗,一钱

上午服。

丸方　人参二两　茯苓三两,生　黄连盐水炒,五钱　半夏醋炒,水洗净,一两半　广皮盐水炒,二两　枳实麸炒,一两半　白蒺藜鸡子黄制,一两半　生白芍一两半　乌梅肉蒸,一两

为末，竹沥法丸，早上服三钱，百滚汤下。

又　夏月进酸苦泄热，和胃通隧，为阳明厥阴治甚安。入秋凉爽，天人渐有收肃下降之理。缘有年下亏，木少水涵，相火内风旋转，熏灼胃脘，逆冲为呕。舌络被熏，则绛赤如火。消渴便阻，犹剩事耳。凡此仍属中厥根萌，当加慎静养为宜。

生鸡子黄一枚　阿胶一钱半　生白芍三钱　生地三钱　天冬去心,一钱　川连一分,生

上午服。

又　心火亢上，皆为营液内耗，先以补心汤理心之用。

人参同煎,一钱　川连水炒,六分　犀角二钱,镑　元参二钱　鲜生地五钱　丹参一钱　卷心竹叶二钱

又　苦味和阳，脉左颇和，但心悸少寐，已见营气衰微。仿《金匮》酸枣仁汤方，仍兼和阳，益心气以通肝络。

酸枣仁炒黑,勿研,五钱　茯神三钱　知母一钱　川芎一分　人参六分,同煎　天冬去心,一钱

陈：脉左数，右弦缓，有年形盛气衰。冬春之交，真气不相维续，内风日炽，左肢麻木不仁，舌歪言謇，此属中络。调理百日，戒酒肉，可望向愈。痰火阻络

羚羊角　陈胆星　丹皮　橘红　连翘心　石菖蒲　钩藤　川斛

又　羚羊角　元参　连翘　花粉　川贝母　橘红　竹沥

又　丹溪云：麻为气虚，木是湿痰败血。诊左脉濡涩，有年偏枯，是气血皆虚。方书每称左属血虚，右属气虚，未必尽然。

人参　半夏　广皮　茯苓　归身　白芍　炙草　桑枝

又　经络为痰阻，大便不爽，昨日跌仆气乱，痰出甚艰。转方以宣经隧。

炒半夏　石菖蒲　广橘红　茯苓　胆星　枳实　竹沥　姜汁

叶：初春肝风内动，眩晕跌仆，左肢偏痿，舌络不和，呼吸不爽。痰火上蒙，根本下衰。先宜清上痰火。

羚羊角　茯苓　橘红　桂枝　半夏　郁金　竹沥　姜汁

又　风热烁筋骨为痛，痰火气阻，呼吸不利。照前方去郁金、竹沥、姜汁，加白蒺藜、钩藤。

又　炒半夏　茯苓　钩藤　橘红　金石斛　石菖蒲　竹沥　姜汁

又　人参　半夏　枳实　茯苓　橘红　蒺藜　竹沥　姜汁

风为百病之长，故医书咸以中风列于首门。其论症，则有真中，类中，中经络、血脉、脏腑之分；其论治，则有攻风劫痰、养血润燥、补气培元之治。盖真中虽因风从外来，亦由内虚，而邪得以乘虚而入。北方风气刚劲，南方风气柔和，故真中病，南少北多。其真中之方，前人已大备，不必赘论。其类中之症，则河间立论云因烦劳则五志过极，动火而卒中，皆因热甚生火，东垣立论因元气不足，则邪凑之，今人僵仆卒倒如风状，是因乎气虚，而丹溪则又云东南气温多湿，由湿生痰，痰生热，热生风，故主乎湿，三者皆明类中之由也。类者伪也，近代以来医者不分真伪，每用羌、防、半、乌、附、细辛以祛风豁痰，虚证实治，不啻如枘凿之殊矣。今叶氏发明内风乃身中阳气之变动，肝为风脏，因精血衰耗，水不涵木，木少滋荣，故肝阳偏亢，内风时起。治以滋液息风，濡养营络，补阴潜阳，如虎潜、固本、复脉之类是也。若阴阳并损，无阳则阴无以化，故以温柔濡润之通补，如地黄饮子、还少丹之类是也。更有风木过动，中土受戕，不能御其所胜，如不痮不食，卫疏汗泄，饮食变痰，治以六君、玉屏风、茯苓饮、酸枣仁汤之属。或风阳上僭，痰火阻窍，神识不清，则有至宝丹芳香宣窍，或辛凉清上痰火。法虽未备，实足以补前人之未及。至于审症之法，有身体缓纵不收，耳聋目瞀，口开眼合，撒手遗尿，失音鼾睡，此本实先拨，阴阳枢纽不交，与暴脱无异，并非外中之风，乃纯虚症也，故先生急用大剂参、附以回阳，恐纯刚难受，必佐阴药，以挽回万一。若肢体拘挛，半身不遂，口眼㖞斜，舌强言謇，二便不爽，此本体先虚，风阳夹痰火壅塞，以致营卫脉络失和，治法急则先用开关，继则益气养血，佐以消痰清火宣通经隧之药，气充血盈，脉络通利，则病可痊愈。至于风痱、风懿、风痹、瘫痪，乃风门之兼症，理亦相同。案中种种治法，余未能尽宣其理，不过略举大纲，分类叙述，以便后人观览。余门仿此。华岫云。

按语 叶天士将前人对中风一病的认识融会贯通,临证之时灵活运用,有独到见解。《临证指南医案·中风》共载医案32则,记录和体现了叶天士诊治中风病的学术观点与临证特色。

1. 病因病机

叶天士认为阴液不足、经脉失养是中风发病的主要原因及风、痰、火等的病理因素。肝肾精血亏虚,水不涵木,阴虚动风,风从内生,导致患者肢体麻木,屈伸不利。叶天士治以补肝肾,益精血,强腰膝之法。情志内伤,气滞生热,热扰肝胆,热变风动。如叶,初春肝风内动,眩晕跌仆,左肢偏痿,舌络不和,呼吸不爽案。为痰火上蒙,根本下衰。先宜清上痰火。

2. 创立"阳化内风"学说

叶天士认为肝肾阴虚、肝阳化风为中风的主要病机特点,完善了"阳化内风"理论。叶天士在《临证指南医案·肝风》中曰:"内风,乃身中阳气之变动。"又曰:"肝为风木之脏,因有相火内寄,体阴用阳。其性刚,主动主升。"

3. 辨证论治

叶天士重视阴阳辨证及培补中焦,同时兼顾风、痰、火等病理因素,治疗以"补虚息风"为总则,以涵养肝肾,补虚养阴为治疗大法,创立滋阴息风、镇阳息风、和阳息风、缓肝息风、养血息风、介类潜阳、甘温益气、芳香开窍、辛凉清火的息风九法,内外合治,疗效显著。叶天士用药强调辨证,急证以固护阳气为先,缓证以补肾化痰为本。用药轻灵,讲求温柔濡润,寒热平调;喜用滋阴补肾、健脾化痰、咸寒清热之品;忌过补攻伐助邪伤正;更注重顾护脾土,健运中焦。

第十八节　汪文绮医论医案

汪文绮,字蕴谷,安徽海阳(今安徽休宁县海阳镇)人,生卒年代失于详考,约生于清康熙年间(1662~1722年),卒于乾隆中,清代著名医家。出生于中医世家,其父汪十洲、堂兄汪广期,皆以医名于当时。生平"好读书,博涉如举子业,尤喜为诗"。汪文绮幼承家学,研读《黄帝内经》及历代各家著作,尤其推崇张景岳之学说,治病强调扶阳抑阴。并对读书求理,深思求"意",尝谓:"医者,意也。不得其意则虽博及群书,而于医茫然莫辨,得其意守其法而非苟同,变古法而非立异,引申触类,起斯人于陷危,跻生民于寿域。""古人不能以意告今人,今人当以意会古人也。"汪文绮对于古人的学术经验强调"明其理而不必泥其问,会其神而不必袭其迹"。其在医理、临床方面多有建树,凡贫病求诊,视同亲人,或症须参芪而患者家属无力购求者,亦能解囊相赠。他晚年著《杂症会心录》,另有《脉学注释汇参证治》,又名《卫生弹求集《秋香馆求集汇参证治》现有刻本行世。《杂症会心录》两卷,成书于乾隆十九年(1754 年),是汪文绮数十年研究古典医籍心得及临床经验总结的汇辑,其中有 3 篇医学总论,50 余篇有关内科、妇科、杂症症治的论述,辨证析因细致,不乏独特见解,并列医方、医案。治法宗张介宾,以扶阳养心为主。此书收入《珍本医书集成》中,现存乾隆自余堂刻本。

《杂症会心录》

窃怪中风一症,古法相传,皆谓六淫之邪,外风之袭,药投表散清凉,如三化、续命、愈风等汤,议论纷纭,训示谆谆。后人守定此法,以为先贤必不我欺,岂料指鹿为马,遵法奉行,药下咽而即毙。呜呼!何医学之不明,而人心之愚昧如是耶。即一二有识之士,以类风辨之,以真风目之,然类风者,犹不离乎风,而有似于风;真风者,则实指为风,不能舍六淫之外,而又有所谓风也。今中风之症,其果六淫之风乎哉?又谓中风须分闭脱两种,闭则有六经之症,脱则有五绝之险。夫脱为五绝之险是矣,而闭兼六经之症。

亦不外仲景《伤寒》之所谓中风脉浮缓,自汗出而发热也。今中风之症,其果仲景之所谓中风乎哉?盖外风为阳邪,其中人也,必先皮毛而人,决不比阴寒之邪,不从阳经而直中三阴之速。设中属外风之说,则当人伤寒门,何必于伤寒之外,而又立中风之条?风邪最轻,从无直中伤人之患。

何中风疾发有顷刻垂绝之危?仲景《伤寒》于中风症脉,言之极详,何未闻将中病同发明于伤寒中风之内。以此辨之,则向之所谓风,为真风,谓症兼六经者,其何说之辞?况经谓虚邪偏客身半,未尝云实;营卫衰则真气去,明是云虚,其言微,知可治,甚则不能言,不可治,从根本而验生死,又何尝言及外风与六经之形症耶。即言及外风者,亦不过外感之表邪,自有头痛身痛寒热之兼症耳。明张景岳直辟前人之误,断以非风之名,可谓发千古之未发。奈病家卒不知信,医家卒不知从,旁人卒不知解,有令人读是书而不禁三叹者矣。夫风自内生,属东方之木气,气动便是火,火动便是风,是气也,火也,风也。分而言之,有三者之名;合而言之,则有一无二之别。且风亦不过气之逆,火之炽耳,并非气之外而别有火,火之外而别有风也。第此火发于肾,虚多而实少;此风根于气,阴亏而阳弱。是以中症之发,大约精血内亏,元气内败者,为此症之大旨。如亏在阴则虚火无制,亏在阳则真气无根,当此之际,必有一股虚气从肾中间,上挟脊,穿昆仑,过泥丸,直到命门。而三阴三阳之气,突然而散,脏腑之气,亦随之而去,此所谓五绝之脱候也。若症之轻者,乃一半精气未败,尚可挽回于万一,苏后必半身不遂,经所谓偏枯之症者此也。其口眼歪斜者,筋无精血荣养也。其舌暗不能言者,脾肾元亏不能上达舌本也。其口流涎沫者,脾亏不能摄津液,肾亏不能藏津液也。其口噤不开者,阳明之筋,虚火灼而劲急,真气寒而拘挛也。治法五绝症见,宜用参附汤、参术汤、大补元煎之类,以救垂绝之危险;偏中症见,宜用地黄饮子、八味生脉汤、六君子汤之类,以扶余生之岁月。脾肾大败,宜用六君子汤、四君子汤、归脾汤之类,以回中焦之谷气。肝血大亏,宜用人参养营汤、归芍地黄汤、八味生脉汤之类,以生肝木之汁少。倘内有燥热,风火相煽,亦令人暴厥,虽古法有白虎之方,然不若壮水补阴为稳。盖火之有余,乃水之不足;阳之有余,乃阴之不足也。噫! 中年之后,始有是症,三旬以前,从无是患;形体丰肥,每遭此祸,质弱清癯,仅见此厄,不亦精血亏,真气衰之明效大验乎! 倘庸医必以外风强辨,试问此风何不及于幼少,而必及于老壮;少及于清癯,而多及于丰肥者? 又将何说以解之耶? 故临川陈先生曰:治风先治血,血胜风自灭,旨哉言乎!

秀川师台,生来不凡,非僧道转世,即土神堕落。四五龄时,夜喜点灯,灯隐则啼哭不止,灯复亮便酣睡天明,人亦不知其何故也。及长自云:灯隐时则有无数金衣神人,时时往来于床前,而顾之见其形象,心惊胆怕,是以啼哭不已。灯明则全无踪影矣。行道之初,率川有妇,梦二僧人告之曰:尔姑之恙,寻汪某医可得生。妇醒语姑,姑信之,访至屯市,果有汪某焉。师用药四剂,喘病全瘳。又大上示抱村汪星聚之妻,有病当求汪某医治,汪帝示戴僎病,速求汪某活命。如此怪异,前韧决非庸庸之辈。是以聪明过人,玄机常露也。门人敏识

中风之论,随方书所载,人云亦云,不几误乃公事乎。本经酌议洗尽谬说,方属上工见解,后学遵而行之,阳春满眼矣。

参附汤

人参—两　川附子五钱

姜水煎服。

参术汤

人参二钱　白术炒,二钱　黄芪炙,二钱　陈皮—钱　白茯苓—钱　甘草炙,一钱

水二盅,煎八分,食远服。

大补元煎

熟地五钱　人参三钱　山药二钱　枸杞子二钱　杜仲二钱　当归二钱　甘草炙,一钱　山萸肉一钱

水二盅,煎八分,食远服。

地黄饮子

熟地　巴戟肉　山萸肉　肉苁蓉酒洗　石斛　川附子　五味子　白茯苓　石菖蒲　肉桂　远志肉　麦冬

上各等分,每服五钱,人薄荷少许,生姜同大枣煎服。

八味生脉汤

熟地五钱　人参—二钱或五七钱　麦冬二钱　山药—钱五分　山萸肉—钱五分　丹皮—钱　茯苓—钱　肉桂五分　泽泻五分　五味子五分　川附子五分

水二盅,煎七分,食远温服。

四君子汤

人参二钱　白术炒,二钱　茯苓二钱　甘草炙,二钱

加姜、枣,水煎服,或加粳米百粒。

六君子汤

即四君加陈皮一钱五分,半夏一钱五分,或加锅心焦三钱,如前煎服。

归脾汤

人参二钱　白术炒,二钱　茯神二钱　枣仁二钱　黄芪炙,二钱　当归一钱　远志一钱　木香五分　甘草炙,五分　龙眼肉七枚

煎七分,食远服。

人参养营汤

人参一钱　白术炒,一钱　黄芪炙,一钱　白芍炒,一钱五分　当归一钱　陈皮一钱　肉桂一钱　甘草炙,一钱　熟地七分　茯苓七分　远志五分

加姜、枣,水煎服。

归芍地黄汤

熟地五钱　当归三钱　山药炒,二钱　萸肉一钱　白芍炒,一钱五分　茯苓一钱五分　丹皮一钱　泽泻五分

水二盅,煎七分,食远服。

三化汤

厚朴姜制　大黄　枳实　羌活各等分

每服三两,水三升,煎至一升,终日服,以微利即止。

《金匮》续命汤　治中风肢体不收,口不能言,冒昧不知痛处,拘急不能转侧,并治伏不得卧,咳逆上气,面目浮肿。

麻黄去节　人参　当归　石膏　桂枝　川芎　干姜　甘草各三两

上九味,以水一斗,煮取四升,温服一升,当小汗,薄覆脊,凭几坐,汗出即愈。不汗更服,无所禁忌,勿当风。

《千金》大续命汤

即前方内去人参加黄芩。荆沥元戎方用竹沥。

小续命汤(《千金》)　通治八风五痹痿厥等疾,以一岁为总,六经为别,春夏加石膏、知母、黄芩,秋冬加官桂、附子、芍药,又于六经别药内随症细分加减,自古名医不能越此。

麻黄去节　人参去芦　黄芩去腐　芍药　甘草炙　川芎　杏仁去皮尖,炒　防己　官桂各一两　防风一两五钱　附子炮,去皮脐,五钱

上除附子、杏仁外为粗末,后人二味和匀。每服五钱,水一盏半,加姜五片,煎至一盏去渣,稍温,食前服。

愈风汤 治中风诸症,当服此药以行道诸经,则大风悉去。纵有微邪,只从此药加减治之。若初觉风动,服此不致倒仆,此乃治未病之要药也。

羌活 甘草 防风 当归 蔓荆子 川芎 细辛 黄芪 地骨皮 独活 秦艽 黄芩 芍药 枳壳 人参 麻黄 白芷 甘菊 薄荷 枸杞子 知母各三两 生地黄 苍术各四两 肉桂一两

上㕮咀,每服一两,水二盏,生姜三片,煎七分,空心临卧服。空心一服,吞下二丹丸,谓之重剂,临卧一服,吞下四白丹,谓之轻剂。假令一气之微汗,用愈风汤三两,加麻黄一两,作四服,加姜七片,空心服,以粥投之,得微汗则佳。

便不通利,用愈风汤三两,加大黄一两,亦作四服。每服加生姜五七片,临卧煎服,得利为度。

张景岳曰:中风一症,病在血分,多属肝经。肝主风水,故名中风,奈何自唐宋名家以来,竟以风字看重,遂多用表散之药,不知凡病此者,悉由内伤,本无外感。既无外感,而治以发散,是速其危耳。若因其气血留滞,而少佐辛温以通行经络则可,若认风邪而必用取汗以发散则不可,倘其中抑或有兼表邪而病者,则诸方亦不可废,录之亦以存古人之法耳。

偏 中

偏风一症,名曰类中。类中者,有类于风,而实非风也。譬如树木一边叶枯,则不能灌溉而欣欣向荣,人身之四末,亦犹是也。经曰:虚邪偏客于身半,其入深者,内居营卫,营卫衰则真气去,邪气独留,发为偏枯。可见《内经》谓邪为虚邪,而非外袭之风也明矣。盖肝肾精亏,经脉失荣,血不运行,气不贯通,气血两虚,不仁不用,是以脉中脉外,皆少生动之机,或左或右,无非气血之败。善医者补肾生肝,掌得血而能握,足得血而能步矣。填实下元,肾气回而经脉通,上达舌本,语不謇涩矣。益气生精,筋脉得血滋养,而营卫之气不失常度,口无歪斜矣。培补脾土,为胃行其津液,灌溉四藏,口涎收摄矣。夫肝邪之为害,实由肝血之亏虚,血虚则燥气生而木从金化,风必随之,血虚则火性烈,而津为热灼,痰自生焉。治此者,当养血以除燥,则真阴复而假风自灭;补水以制火,则肾气充而虚痰自化;补阳以生阴,则元阳回而水泛自消。风痰之药不可用,断断如也。设也误认内生之风,为外入之风,而竟以外风之药进之,则枯者益枯;误认内生之痰,非津化为痰,而竟以攻痰之药进之,则亏者愈亏,诚如是也,则一边之废,已难恃其无虞,而耗气败血,势必龙火无制,从命门丹田之间,直冲髓海,斯时五绝见而人事昏,大汗出而元神散。群医皆曰:此复中也,不可救也,药之误也,真可畏也。噫,晚矣!

透发《内经》营卫衰则真气去之旨,足以昭示来兹。

补肾生肝饮 治肝肾精亏,经脉失荣,血不营运,气不贯通,气血两虚,不仁不用。

当归二钱 熟地三钱 白芍炒,二钱 女贞子二钱 山药炒,一钱五分 人参一钱 枸杞子一钱五

分　丹参一钱　炙甘草一钱

水二盅,煎七分,食远温服。

按语　汪文绮论治中风病继承了《黄帝内经》及景岳之学,驳斥外风缪说,力主风自内生,为气之逆火,赞成"非风"之说,在病机上认为肾、肝、脾虚是中风病发生的根本因素,强调精血内亏,元气内败是其病机特点,辨阴阳虚实轻重,治疗上以扶正为主,重视补益肝肾与脾,慎用攻邪药。

1. 力倡内风论

汪文绮对于中风,明确否定了中风的"外风直中"之说,在《杂症会心录·中风》中,汪文绮指出:"风邪最轻,从无直中伤人之患,何中风疾发有顷刻垂绝之危?"汪文绮表明了自己"内风论"的观点,独尊张景岳"非风"之论,谓"风自内生,属东方之木气,气动便是火,火动便是风。是气也、火也、风也,分而言之有三者之名,合而言之,则有一无二之别。且风亦不过气之逆、火之炽耳!并非气之外而别有火,火之外而别有风也","此火发于肾,虚多而实少,此风根于气,阴亏而阳弱"。认为内风病位在肾,与气和火有关。

2. 强调"精血内亏,元气内败"病机

汪文绮提出"肾间虚气说",对于中风发病的主要病机,汪文绮认为"大约精血内亏,元气内败者,为此症之大旨",可见,精血亏损,元气衰败,气血俱虚,阴亏阳弱是本病的主要病机特点,而当人体具备了这些条件时,"必有一股虚气从肾中间,上夹脊,穿昆仑,过泥丸,直到命门"。认为人在阴阳俱虚之后,会引起虚气从肾间上至命门,从而导致中风发病。中风病源自年老体衰"精血内亏,元气内败",病本在肾,"火发于肾",由于肝肾同源,肾脾为先后天之本,与肝脾密切相关。同时汪文绮在分析病因病机时,善于从阴阳虚实轻重辨治,阴阳为辨证总纲,虚实察邪正盛衰,知轻重,决病势,辨阴阳、虚实、轻重相互穿插其间,阐明奥旨,指导治疗。

3. 以肾为中心,从肝脾论治

汪文绮论治中风病以肾为中心,从肝脾论治,临证灵活用药,权衡利弊,贯穿中风病治疗始终,阳虚者回阳益气、阴虚者壮水补阴为阴阳辨治总纲。在遣方用药方面,挽救五绝症见危证,谓"宜用参附汤、参术汤、大补元煎之类,以救垂绝之危险";对偏中症见,宜用补肾生肝饮及"地黄饮子、八味生脉汤、六君子汤之类,以扶余生之岁月";若辨证属脾肾大败,"宜用六君子汤、四君子汤、归脾汤之类,以回中焦之谷气";如肝血大亏,宜用"人参养营汤、归芍地汤、八味生脉汤之类,以生肝木之汁少"。

4. 慎用攻散之药

汪文绮论中风病病机虚多实少,临床多见于"精血内亏、元气内败者"病机特点,为此病治用补法。因而在治疗上施祛风、祛痰、攻下诸法时尤为谨慎。如认为风痰,乃因虚致实,所以主张"当养血以除燥,则真阴复而假风自灭,补水以制火,则肾气充而虚痰自化"。对于中风病常伴有大便不通,汪文绮用三化汤,"以微利即止",或以愈风汤加减,"得利为度",中病即止。"奈何自唐宋名家以来,竟以风字看重,遂多用表散之药……若认风邪而必用取汗以发散则不可",主张慎用辛散发汗之法。

第十九节　程文囿医论医案

程文囿(约 1761～1833 年),字观泉,号杏轩,安徽歙县东溪人,清代著名医学家。程文囿出生于中医世家,少业儒,博学工诗,造诣颇高,同时代人鲍桂星称其诗风清而逸,婉而裁,可与潘岳、陆机媲美。20 岁时,程文囿开始专心学医,24 岁正式在歙县岩寺挂牌行医,首例即为产后感邪,高热不退的垂危患者,他不囿于"产后宜温"之说,重用白虎汤合玉竹散清下,挽救了患者生命,一时名声大震,四乡求医者络绎不绝。程文囿认为医术蔑古则失之纵,泥古则失之拘,应以古人为师。其不仅医术精妙,学验颇丰,而且医德高尚,对待患者和蔼真诚,不分贫富贵贱,求诊接踵,医名显卓,被患者誉为"有杏轩则活,无杏轩则殆。"程文囿治学态度严谨,著述颇丰,曾历 34 年之久,采撷名家医著 300 多种,参合心得,编著成《医述》十六卷,这部巨著将中医理论精华荟萃为一,曾被列为中国十大医学全书之一。程文囿另一重要著作是《程杏轩医案》三卷,为其一生临床经验的总结,也是他学术观点的集中体现,全书分初集、续录、辑录 3 集,其中初集、续集为他本人所写,辑录为其弟子所著。《程杏轩医案》载案 192 例,其中不少病案中还夹有类案,实际载案数 226 例。病案涉及内、外、妇、儿各科病证,记录真实完整,采取边叙边议的形式,介绍了典型验案和误治失治案例,具有较高学术和临床应用价值,素来为中医界推崇。

《医述·中风》

经　义

《素问》:风中五脏六腑之俞,亦为脏腑之风;各入其门户所中,则为偏风。三阳三阴发病,为偏枯痿易,四肢不举。汗出偏沮,使人偏枯。偏枯、痿厥,肥贵人,高粱之疾也。内夺而厥,则为喑痱。胃脉沉鼓涩,胃外鼓大,心脉小坚急,皆鬲偏枯。男子发左,女子发右。不喑舌转,可治,三十日起。其从者,喑,三岁起。年不满二十者,三岁死。急虚身中卒至,五脏绝闭,脉道不通,气不往来,譬于堕溺,不可为期。

《灵枢》:邪之中于人也,无有常。中于阴,则溜于腑;中于阳,则溜于经。中于面,则下阳明;中于项,则下太阳;中于颊,则下少阳。其中于膺、背、两胁,亦中其经。中于阴者,常从臂始,其阴皮薄,其肉淖泽,故俱受于风,独伤其阴。虚邪客于身半,其入深,内居营卫,营卫稍衰,则真气去,邪气独留,发为偏枯,其邪气浅者,脉偏痛。痱之为病,身无痛者,四肢不收,智乱不甚,其言微知,可治;甚则不能言,不可治也。偏枯,身偏不用而痛,言不变,志不乱,病在分腠之间。巨针取之,益其不足,损其有余,乃可复也。

哲　言

《金匮》:夫风之为病,当半身不遂,但臂不遂者,此为痹。脉微而数,中风使然。寸口脉浮而紧,紧则为寒,浮则为虚,寒虚相搏,邪在皮肤。浮者血虚。络脉空虚,贼邪不泻,或左或右,邪气反缓,正气即急,正气引邪,㖞僻不遂。邪在于络,肌肤不仁;邪在于经,即重不胜;邪入于腑,即不识人;邪入于脏,舌即难言,口吐涎。侯氏黑散,治大风四肢烦重,心中恶寒不足者。

《医学正传》:《内经》曰:风者,百病之长也,至其变化,乃为他病。故有偏风、脑风、目风、漏风、首风、肠风、泄风,又有肺风、心风、肝风、脾风、肾风、胃风、劳风等证。

《古今医鉴》:风中于人,曰卒中,曰暴仆,曰暴喑,曰蒙昧,曰口眼㖞僻,曰手足瘫痪,曰不省人事,曰言语謇涩,曰痰涎壅盛。

《得效方》:卒然仆倒者,《经》称为击仆,世称为卒中,乃国中之证也。口眼㖞斜,半身不遂,《经》称为偏枯,世称为瘫痪及腿风,乃中倒后之证也。舌强不言,唇吻不收,《经》称为痱病,世称为风懿,亦中倒后之证也。

《证治准绳》:《宝鉴》云:凡人初觉大指、次指麻木不仁,或不用者,三年内有中风之疾。宜先服愈风汤、天麻丸,此治未病之法也。薛己云:预防之理,当养气血、节饮食、戒七情、远帏幕可也。若服前方,以为预防,适所以招风取中也。

《赤水玄珠》:自古论中风者,悉主于外感,而刘、李诸子,则主于内伤。今详此病,盖因先伤于内,而后感于外,相兼成病者也。但有标本轻重不同耳。百病皆有因有证,因则为本,证则为标。古论中风者,言其证也;诸子论中风者,言其因也。岂可以一证歧而为二哉?故古人所论外感风邪者,未必不由本体虚弱,营卫失调之所致;诸子所论火盛、气虚、湿痰者,未必绝无风邪外侵之所作。若无风邪外侵,则因火、因气、因湿,各为他证,岂有暴仆、暴喑、口㖞㖞斜、手足不遂、昏不识人之候乎?治法,外感重者,宜先祛外邪,而后补正气;内伤重者,宜先补正气,而后祛外邪。或以风药为君,而补药为佐使;或以补药为君,而风药为佐使。全在活法,量标本轻重而治之。

喻嘉言:风为阳邪,人身卫外之阳不固,阳邪乘阳,尤为易入。即如偏枯不仁,要皆阳气虚馁,不能充灌所致。又如中风卒倒,其阳虚更审。设非阳虚,其人必轻矫便捷,何得卒倒耶?仲景之谓脉微而数,微者,指阳之微也;数者,指风之炽也。所出诸脉、诸证,字字皆本阳虚为言。然非仲景之言,乃《内经》之言也。《内经》谓:天明则日月不明,邪害空窍。可见风性善走,空窍阳虚,则风居空窍,渐入腑脏,此惟离照当空,群邪始得毕散。若胸中之阳不治,风必不出矣。扁鹊谓虢太子尸厥之病曰:上有绝阳之络,下有破阴之纽。见五络之络于头者,皆为阳络,而邪阻绝于上,其阳之根于阴,阴阳相纽之处,而正复破散于下,故为是病。古人立言之精若此。仲景以后,医脉斩焉中断,后贤之特起者,如河间则主火为训,是火召风入,火为本,风为标矣;东垣则主气为训,是气召风入,气为本,风为标矣;丹溪则主痰为训,是痰召风入,痰为本,风为标矣。然一人之身,每多兼三者而有之,曷不曰阳虚邪害空窍为本,而风从外入者,必挟身中素有之邪,或火、或气、或痰而为标耶? 仲景所重在驱风之中,兼填空窍,为第一义也。空窍一实,庶风出而不复入,其病瘳矣。古方有候氏黑散深得此意,张仲景取为主方,后人目睹其方,心炫其指,讵知仲景所为心折者,原有所本,乃遵《内经》久塞其空是良工之语耶?

中络,邪止入卫,犹在经脉之外,故但肌肤不仁;中经,则邪入于营脉之中,骨肉皆失所养,故躯壳为之重着,然犹在躯壳之间;至入腑入脏,则离躯壳而内入,邪中深矣。腑邪必归于胃者,胃为六腑之总司也。风入胃中,胃热必盛,蒸其津液,结为痰涎,壅塞隧道,堵其神气出入之窍,故不识人。诸脏受邪至盛,必迸入于心,而乱其神明,神明无主,则舌纵难言,廉泉开而流涎沫也。

风邪从外入者,必躯之使从外出。然挟虚者,非补虚则风不出;挟火者,非清热则风不出;挟气者,非开郁则风不出;挟湿者,非导湿则风不出;挟痰者,非豁痰则风不出。河间、东垣、丹溪各举一端,以互明其治,后学不知变通,但宗一家为主治,倘一病兼此五者,成方果安在哉? 况不治其所有,反治其所无,岂不伤人乎?

治中风,一如治伤寒,不但邪在三阳,引入三阴,为犯大禁,即邪在太阳,引入阳明、少阳,亦为犯禁也。故风国中络,即不可引之入经;中经,即不可引之入腑;中腑,即不可引之入脏。引邪深入,酿患无穷。

《赵氏医贯》:人有卒暴僵仆,或偏枯,或四肢不举,或不知人,或死,或则不死者,世以中风呼之,方书以中风治之。余考之《内经》,则曰:风之伤人也,或为寒热,或为寒中,或为热中,或为疠风,或为偏枯,或为风痫。其卒暴僵仆、不知人、四肢不举者,并无所论。及观《千金方》,则引岐伯曰:中风大法有四:一曰偏枯,二曰风痱,三曰风懿,四曰风痹。《金匮》中风篇云云。由是观之,知卒暴僵仆、不知人、偏枯、四肢不举等证,固为因风而致者矣,故用大、小续命诸汤散治之。及河间、东垣、丹溪出,所论始与昔人异矣。河间主乎火,东垣主乎气,丹溪主乎湿,反以风为虚象。以予观之,昔人三子之论,皆不可偏废,但三子以相类中风之病,视为真中风而立论,故使后人狐疑耳。殊不知因于风者,真中风也;因于火、气、湿者,类中风也。望、闻、问、切之间,辨之为风,则从昔人以治之;辨之为火、气、湿,则从三子以治之。如此庶乎析理明而用法当矣。

程钟龄：中风有三：中腑、中脏、中血脉也。中腑者，中在表也。外有六经之形证，治与伤寒同。中脏者，中在里也。其证眩仆昏迷，痰如曳锯，治分闭、脱二证。闭证，切牙握手，治当疏通；脱证，手撒脾绝，眼合肝绝，口张心绝，声如鼾肺绝，遗尿肾绝，治当温补。间有寒痰壅塞，介乎闭、脱之间，不便骤补者，用半夏、橘红浓煎，以姜汁对冲，灌之即苏，然后按证调之。中血脉者，中在经络之中，口眼㖞斜，半身不遂，方书虽有左右之分，然总皆血气之虚，计惟补益，不必泥也。

《吴医汇讲》：《病机机要》云：中腑宜汗，中脏宜下。此腑、脏二字，实是指经、腑言。腑无汗法，入脏亦岂有下法？五脏者，藏精气而不泻，故满而不能实；六腑者，传化物而不藏，故实而不能满。此脏宜补腑宜通之要旨也。考长沙三百九十七法，邪归中土，乃可议下。其少阴急下三条，指转入阳明腑者言，仍是土郁夺之之义。如已脏真失守，而复泻之，是虚虚也。古于汗、下之法，禁例綦严，岂宜如是之倒行逆施乎？观其论中腑曰脉浮恶风寒，则明是中经；论中脏曰大便秘结，则明是中腑。辨明正误，庶于立言之旨有合云。

张景岳：风邪中人，本皆表证，考之《内经》所载诸风，皆指外邪为言，并无神魂昏愦、直视僵仆、口眼㖞斜、牙紧言謇、失音烦乱、摇头吐沫、痰涎壅盛、半身不遂、瘫痪拘挛、抽搐遗尿等说。可见此等证候，原非外感风邪，总由内伤血气也。夫风自外入者，必有表证，方可治以疏散。而今之所谓中风者，但见卒倒昏迷，无论有无表邪，有无寒热，及有无筋骨疼痛等证，便皆谓之中风，误亦甚矣。虽《热病篇》有偏枯一证，曰：身偏不用而痛。此以痛痹为言，非今之所谓中风也。《阴阳别论》曰：三阴三阳发病，为偏枯痿易，四肢不举。此以经病为言，亦非所谓风也。继自越人、仲景，亦皆以外感言风，初未尝以非风言风也。迨至华元化所言五脏之风，稍与《内经》不同，始有吐沫、身直、口噤、筋急、舌强不能言、手足不遂等说。然犹不甚相远。再自隋唐以来，巢氏《病源》，孙氏《千金》，以至宋元诸家，所列风证日多日详，是风非风，始混乱莫辨，而愈失其真矣。

风，有真风、类风，不可不辨。凡风寒之中于外者，乃为风邪，如《九宫八风篇》之风占病候，《岁露论》之虚风实风，《金匮真言论》之四时风证，《风论》之脏腑中风，《玉机真脏论》之风痹、风瘅，《痹论》《贼风篇》之风邪为痹，《疟论》《岁露论》之疟生于风，《评热病论》之风厥、劳风，《骨空论》之大风，《热病篇》之风痉，《病能论》之酒风，是皆外感风邪之病也。其有不由外感，而亦名为风者，如病机所云诸暴强直，皆属于风；诸风掉眩，皆属于肝之类，是皆属风而实非外中之风也。夫既无所中，何谓之属？此以五运之气，各有所主，如诸湿肿满，皆属于脾；诸寒收引，皆属于肾。是皆以所属为言，而风之属于肝者，即此谓也。盖肝藏血，其主风，肝病则血病而筋失所养，筋病则掉眩强直之类无所不至。夫中风者，真风也；属风者，木邪也。真风者，外感之表证；属风者，内伤之里证，即厥逆内夺之属也。后世不能明辨，遂致方论混传，表里误治，千古之弊，莫此为甚。

历代相传治中风之方，皆以续命等汤为主，考其所自，则始于《金匮要略》附方中，然必宋时校正所增，而非仲景本方也。隋唐以来，孙氏《千金》乃有小续命、大续命、西川续命、排风等汤，后世宗之。夫续命汤以麻黄为君，姜、桂并用，本发散外邪之佳方也；至小续命等汤，则复加黄芩以兼桂、附，虽曰相制，而水火冰炭，道本不同。其他无论，独怪乎河间、东垣、丹溪三子者，既于中风门皆言此病非风矣，而何于本门皆首列小续命汤，而附以加减之法？何前后之言不相应耶？

非风一证，实时人所谓中风也。此证多见卒倒昏愦，本皆内伤积损而然，原非外感所致，而古今相传，咸以中风名之，其误甚矣。余欲易去中风二字，拟名类风，又拟名属风，然类风、属风仍与风字相近，故竟以非风名之，庶乎使人易晓。

今人之所谓中风者，则以《内经》之厥逆悉指为风，延误至今，未有辨者。虽丹溪云今世所谓风病，大率与痿证混治。此说固亦有之，然何不云误以厥逆为风也？惟徐东皋云痉厥类风，言若近之，殊亦未善。使果风、厥相类，则临是证曰风可也，曰厥亦可也，疑似未决，将从风乎？从厥乎？不知《经》言风自风，厥自厥，风之与厥，一表一里，岂得相类？后人不察《经》义，悉以厥为风而从风治，以风药而散厥证，所散者非元气乎？因致真气愈伤，真阴愈耗，是速其死矣。若知厥非外感，与风无涉，此名之不可不正，而证之不可不辨也。凡非风等证，其为强直掉眩者，皆肝邪风木之化也；其为四肢不用，痰涎壅盛者，皆胃败脾虚之候也。然虽曰东方之实，又岂果肝气之有余耶？正以肝邪之见，本由脾肾之虚。使脾胃不虚，则肝木虽强，必无乘脾之患；使肾水不虚，则肝木得养，又何强直之虞？所谓胃气者，即二十五阳也，非独指阳明为言也；所谓肾水者，即五脏六腑之精也，非独指少阴为言也。然则真阳败者，真脏见；真阴败者，亦真脏见。所谓真脏者，即肝邪也，即无胃气也。此即非风、类风病之大本也。

河间曰：此非肝木之风，亦非外中于风。东垣亦曰：此非外来之邪，乃本气自病。

夫既皆曰非风，而又皆曰中腑、中脏，不知所中者为何物，则分明又指为风矣。夫曰将息失宜，又曰气衰所致，本皆言其虚也，而治法皆用汗下，则分明又作实邪矣。名目混乱，泾渭不分，曰是曰非，含糊可否，致后学茫然不得其要，反滋千古疑窦，深可慨也！

凡非风卒倒等证，无非气脱而然。何也？盖人之死生，全由乎气，气聚则生，气散则死。凡病此者，多以素不知慎，或七情内伤，或酒色过度，先伤五脏之真阴。此致病之本也。

再或内外劳伤，复有所触，以损一时之元气；或以年力衰迈，气血将离，则积损为颓。此发病之因也。盖其阴亏于前，而阳损于后，阴陷于下，而阳乏于上，以致阴阳相失，精气不交，所以忽而昏愦，卒然仆倒。此非阳气暴脱之候乎？故其为病，或为汗出者，营卫之气脱也；或为遗尿者，命门之气脱也；或口开不合者，阳明经气之脱也；或口角流涎者，太阴脏气之脱也；或四肢瘫软者，肝脾之气败也；或昏倦无知，言语不出者，神败于心，精败于肾也。凡此皆冲任气脱，形神俱败而然。故必于中年之后，乃有此证。何今人见此，无不指为风痰，而治从消散？不知风痰实邪为病，何遽暴绝若此？且既暴绝如此，尚堪几多消散？人犹不悟，良可哀也！

凡治此证,若无痰气阻塞,必须大剂参、附峻补元气,以先其急;随用地黄、当归、枸杞之类,填补真阴,以培其本。盖精即气之根,《经》曰精化为气,舍是他求,无实济矣。

《会心录》:窃怪中风一证,古法相传,皆谓六淫之邪,外风之袭,药投三化、续命、愈风等汤。后人守定此法,岂料指鹿为马? 何医学之不明而愚昧如是耶? 即有识之士,以类风辨之,以真风目之。然类风者,犹有似于风,真风者,则实指为风,不能舍六淫之外,而又有所谓风也。今中风之证,其果六淫之风乎哉? 又谓中风,须分闭、脱两种,闭则有六经之证,脱则有五绝之险。夫脱为五绝之险是矣,而闭兼六经之证,亦不外仲景《伤寒》之所谓中风,脉浮缓,自汗出,而发热也。今中风之证,其果仲景之所谓中风乎哉? 盖外风为阳邪,其中人也,必先皮毛而入,决不比阴邪不从阳经而直中三阴之速。设中属外风,则当入《伤寒》一门,何必于伤寒之外而又立中风之条? 风邪最轻,从无直中伤人之患,何中风疾发有顷刻垂绝之危? 仲景《伤寒》,于中风证脉言之极详,何未闻将中病同发明于伤寒中风之内? 以此辨之,则向之所谓风为真风,谓证兼六经者,其何说之辞。

况《经》谓虚邪偏客身半,未尝云实;营卫衰则真气去,明是云虚;其言微知可治,甚则不能言,不可治,从根本而验生死。又何尝言及外风与六经之形证耶? 明张景岳直辟前人之误,断以非风之名,可谓发千古之未发。

奈病家卒不知信,医家卒不知从,旁人卒不知解,有令人读是书而不禁三叹者矣。风自内生,属东方之木气,气动便是火,火动便是风。分而言之,有三者之名,合而言之,则有一无二之别。且风亦不过气之逆、火之炽耳,并非气之外别有火,火之外别有风也。第此火发于肾,虚多而实少;此风根于气,阴亏而阳弱。是以中证之发,大约精血内亏,元气内败者,为此证之旨。亏在阴,则虚火无制;亏在阳,则真气无根。若证之轻者,乃一半精气未败,尚可挽回于万一,苏后必半身不遂,《经》谓偏枯者此也。口眼㖞斜者,筋无血养也;舌暗不能言者,脾肾元亏,不能上达舌本也;口流涎沫者,脾亏不能摄津,肾亏不能藏液也;口噤不开者,阳明之筋虚,火灼而劲急,真气寒而拘挛也。治法:五绝证见,用参附汤、参术汤、大补丸煎之类,以救垂绝;偏中证见,用地黄饮子、八味、生脉汤之类,以扶余生。脾肾大亏,用六君子汤、四君子汤、归脾汤之类,以回中焦之谷气;肝血大亏,用人参荣养汤、归芍地黄汤之类,以生肝木之汁。倘内有燥热,风火相煽,亦令人暴厥。盖火之有余,水之不足;阳之有余,阴之不足。中年之后,始有是证;三旬以前,从无是患;形体丰肥,每遭此祸;质弱清癯,仅见此厄。不亦精血亏、真气衰之明验乎。

《己任编》:类中风者,乃真阴不守,水衰火盛,风从火出,离其故宫,飞扬飘越,卒然仆倒,其人两肾腰胯及脐下必冰冷如铁。盖别病必他脏先病,穷到肾经,惟中风竟是肾经与命门无形之水火自病。当其发病之际,必有一股虚气,从两肾中间上夹脊,穿昆仑,过泥丸,直到命门。命门为三阴三阳聚处,此气一冲,三阴三阳之气突然而散,遂外不省人事,而在五内腑之气亦随之而去,手撒、眼合、遗尿、声、口开等证,相随而来矣。

每验小儿惊证、产后痉证、类中风证,悉属火燥生风。风从内出,非自外来,所谓风淫末疾也。医家不知风从火出,杂用羌、防、辛、芷,劫风燥血,则火得风而转烈,阴被燥而必亡。

《冯氏锦囊》:中风之风,乃内虚暗风,系阴阳两虚,五脏本气自病,为内夺暴厥也。与外来风邪迥别。急者,参、术、附固本为先;缓者,顺气化痰以治其标,补阳养阴以固其本。阴虚甚者偏于阴,阳虚甚者偏于阳,阴阳两虚甚者,气血峻补。虽外有风候之假象,不治自愈。

中脏阴寒之证,药宜纯阳,忌用阴药。盖略兼阴药,则阳药便难见效,甚有益令阳亡。试思无阴则阳无以化,当此根据希之阳,能经阴药之化乎? 所以参、术、附等汤,不入地黄、当归者此耳。

有少壮中风不治者,男子乃色欲过多,下元水亏,不能制火;女人乃产后、经后,去血过多,不能配气,适因忿怒动火,气无所附,故随火而发越矣。阴也,血也,岂不为阳气之根本乎?《经》曰:肾气内夺,则舌喑足废。

大概以气药治风犹可,以风药治气则不可;以血药治风、以气药治痰均可,以风药治血、以痰药治气均不可也。

《临证指南》:风为百病之长,证有真中、类中、中经络、血脉、脏腑之分;治有攻风、劫痰、养血、润燥、补气、培元之法。盖真中之病,南少北多。其类中之证,河间立论:因烦劳则五志过极,动火而卒中。东垣立论:因元气不足,则邪凑之。丹溪云:东南气温多湿,由湿生痰,痰生热,热生风。三者皆辩明类中之由也。类者伪也,近代不分真伪,每用祛风豁痰,虚证实治,不啻枘凿之殊矣。今叶氏发明内风,乃身中阳气之变动。肝为风木之脏,因精血衰耗,水不涵木,木少滋荣,故肝阳偏亢,内风时起。治以滋液息风,濡养营络,补阴潜阳,如虎潜、固本、复脉之类。若阴阳并损,无阴则阳无以化,故以温柔濡润之通补,如地黄饮子、还少丹之类。

更有风木过动,中土受戕,不能御其所胜,如不寐不食,卫疏汗泄,饮食变痰,治以六君、玉屏风、茯苓饮、酸枣仁汤之类。或风阳上僭,痰火阻窍,神识不清,则有至宝丹芳香宣窍,或辛凉清上痰火。至于审证,有体纵不收,耳聋目瞀,口开眼合,撒手遗尿,失音鼾睡,此本实先拨,阴阳枢纽不交,与暴脱无异,并非外中之风,乃纯虚证也。故急用大剂参附以回阳,恐纯刚难受,必佐阴药,以挽回万一。若肢体拘挛,半身不遂,口眼㖞斜,舌强言謇,二便不爽,此本体先虚,风阳夹痰火壅塞,以致营卫脉络失和。急则先用开关,继则益气养血,佐以消痰清火,宣通经隧,气充血盈,脉络通利,则病可愈。

《折肱漫录》:风自火出,故热则风生。试观天道,每遇伊芳郁之极,则发大风,必然之理。故中风之证,多生于内热。若血凉水足,风自何生? 风不必皆由外感,常从内生,不可不知。

戴复庵:中风大纲有三:曰气衰,曰火暴,曰痰逆。河间之地黄饮子,为下虚上盛,阴火暴逆而设;东垣之三生饮,为脾肺气衰,痰积于中而设;丹溪之星香、二陈,为形盛气阻,痰盛于外而设。总皆阳虚邪害空窍所致。

肥人多中风者,以其气盛于外而歉于内也。肺为气出入之道,人胖气必急,急则肺气盛,肺金克肝木,胆为肝之腑,故痰涎壅盛,治法先须理气。

治风之法,初当顺气,久当活血。若不顺气遽用乌、附,若不活血遽用羌、防,未见其能治也。然顺气则可,破气、泻气则不可。

汪双泉:中风,大便必然结燥,盖由痰热郁结于中。宜服润肠丸,使大便常润,则风亦易愈。此釜底抽薪之法,屡试验者。

张洁古:中风自汗,小便不利,不可利之。既已自汗,则津液外亡,小便自少。若复利之,使营卫枯竭,无以制火,则烦热愈甚。当俟热退汗止,小便自行。

中风多食,其因有二:一由肝木盛,木盛则克脾土,脾受敌,故求助于食,当泻肝安脾;一因脾气盛,脾盛则克肾水,水亏不能制火,故食多,宜安土滋水。

薛立斋:中风多痒,《经》曰:诸痒为虚,血不荣于肌腠故也。当服滋补药以养阴血,血和肌润,痒自不作。

《见闻录》:中风之证,成于跌后者居多。凡中风,不可有呵欠之证,有之多死。

《医门法律》:凡治外中于风,不辨内挟何邪,误执一家方书,冀图弋获,其失必多,医之过也。凡风国中经络,不行外散,反从内夺,引邪深入者,医之过也。凡治中风,四肢不举,不辨虚实,妄行补泻者,医之过也。

半身不遂

《医学纲目》:痱,废也,即偏枯之邪气深者也。痱与偏枯是二疾:偏枯,身偏痛,言不变,志不乱,邪在分腠之间,即中腑也;痱病,身无痛,手足不遂,言喑志乱,邪入于里,即中脏也。

娄全善:偏枯,与痿异。偏枯者,手足脉道为邪气阻塞而然;痿则阳明虚,宗筋纵,带脉不引而然。痱有言变、志乱之证,痿则无之。盖痱发于击仆之暴,痿发于怠惰之渐,是两证也。

喻嘉言:《内经》言偏枯者不一,曰汗出偏沮;曰阳盛阴不足;曰胃脉内外大小不一;曰心脉小坚急;曰肾水虚。《灵枢》叙偏枯于《热病篇》中,皆不言风,皆不言其本于何邪,岂非以七情、饥饱、房室,凡能虚其脏气,致营卫经脉痹而不通者,皆可以言邪耶? 四肢不举,有虚有实。阳明虚,则宗筋失润,不能束骨而利机关;阳明实,则腠理致密,加以风邪内淫,正气自不周流也。

张景岳:朱丹溪曰:半身不遂,大率多痰,在左属死血与无血,在右属痰与气虚。其说似乎近理,而不知其有不然也。夫人身气血,本不相离,焉有以左为血病右为痰气耶? 盖丹溪之意,以为肝属木而位左,肺属金而位右,肺主气也;脾属土而寄位西南,故亦在右而脾主湿与痰也。然此以五行方位之序言其理耳,岂曰西无木,东无金乎? 且各经皆有左右,五脏皆有血气,即如胃之大络,乃出于左乳之下,则脾胃之气亦出于左,又岂左非脾,右非肝,左必血病,右必痰气乎?

《证因脉治》按：半身不遂，与四肢不举大有分别。四肢不举者，有虚有实；半身不遂，悉作实邪。夫一人之身，岂有半边虚而半边不虚者乎？此证当与口眼㖞斜同看，非外感六淫之邪，即内伤痰火死血。

《赵氏医贯》人之四肢，如木之枝干也；人之气血荣养，如木之浆水灌溉也。人有半身不遂而迁延不死者，如木之根本未坏，而一边之枝干先萎耳；人有形容肥壮，忽然倒仆即毙者，如木之根本已绝，枝叶虽荣，犹枯杨生华，遇风摧折矣。

戴复庵：卒仆、偏枯之证，虽有多因，未有不因真气不周而病者，故黄芪为必用之君药，防风为必用之臣药。黄芪，助真气者也；防风，载黄芪，助真气以周于身者也，亦有治风之功焉。

汪双泉：凡偏枯半身不遂之证，虽属痰滞经络，然其原大抵本于气虚。盖气不营运，故痰因之而滞也。治宜重用参芪大补为主，以行痰药佐之，久服自效。常见此证服参芪多者，迟以岁月，必然复旧，否则终身不痊。

口眼㖞斜

《证治准绳》口目㖞斜者，多属胃土，然有筋、脉之分焉。《经》云：足之阳明、手之太阳筋急，则口目为僻急，不能卒视，此胃土之筋为㖞斜也。又云：胃足阳明之脉，挟口环唇，所生病者，口㖞唇斜，此胃土之脉为㖞斜也。

卢不远：口眼㖞斜，有筋病，有脉病，且形骸之病，有拘处必有缓处，有缓处必有拘处，要见病在缓处与拘处，明白不得混也。而筋病在拘处，脉病在缓处，筋病则左以左治，右以右治；脉病则左以右治，右以左治，失之则千里矣。大都脉病之㖞斜，人皆知之，筋病之㖞斜，识者鲜矣。

《儒门事亲》七窍，惟口目㖞斜，而耳鼻独无此病者，何也？盖动则风生，静则风息，天地之常理也。考之易象，有足相符者，震巽主动，坤艮主静，动者皆属木，静者皆属土。观卦者，视之理也。视者，目之用也。目之上纲则眨，下纲则不眨，故观卦上巽而下坤。颐卦者，养之理也。养者，口之用也。口之下颔则嚼，上颔则不嚼，故颐卦上艮而下震。口目常动，故风生焉；耳鼻常静，故风息焉。当思目虽斜，而目之眶未尝斜；口虽㖞，而口之辅车未尝㖞，此经之受病，非窍之受病明矣。

喻嘉言：肝木主风，脾湿为痰，风与痰之中人，原不分于左右，但过损精血，左半先亏，而右半饮食所生之痰，与皮毛所入之风，以渐积于空虚之府，而骤发始觉耳。风脉劲疾，痰脉软滑。惟劲疾，故病则大筋短缩，即舌筋亦短而謇于言；小筋弛长，故从左而㖞于右，从左㖞右，即可知左畔之小筋弛而不张也。若左之筋张，则左㖞矣。凡治一偏之病，法宜从阴引阳，从阳引阴，从左引右，从右引左。盖观树木之偏枯者，将溉其枯者乎？抑溉其未枯者使其荣茂，而因以条畅其枯者乎？

口　噤

《冯氏锦囊》：口噤者，足阳明之病也，颊车穴主之。盖阳明经络，挟口环唇，循颊车。而诸阳筋脉，皆上于头，三阳之筋，并络颔颊，夹于口。风寒乘虚而客其经，则筋挛急，牙关紧，因而口噤；又有风热太甚，风喜伤肝，热能燥物，是以筋燥劲迫，因而口噤。此皆实邪为病，中风门之闭证也。若在脱证，即诸阳之气脱去，形骸管束无主，故口开舌纵不收矣。

不　语

《冯氏锦囊》：喑者，不能言也。心脉系舌根，脾脉系舌旁，肝脉络舌本，少阴之脉循喉咙挟舌本。四经之脉，皆上于舌，邪中其经，则痰涎闭其脉道，舌本不能转运而为之喑矣。有喉喑者，劳嗽失音，喉中声嘶，舌本无患也；中风而喑者，舌喉俱病，音声不能发于会厌也。盖心为声音之主，肺为声音之户，肾为声音之根。《经》云：三焦之气，通于喉咙，气弱则不能上通矣。治者能于根本用力，则丹田之气自能振作，故古人每以独参汤、地黄饮子奏效也。然中风不语之证有六：有失音不语者；有舌强不语者；有神昏不语者；有口噤不语者；有舌纵语涩者；有舌麻言謇者；可不详欤？

《证治准绳》：太阴所谓入中为喑者，阳盛已衰，故为喑也。内夺而厥，则为喑痱，此肾虚也。少阴不至者厥也。夫肾藏精，主下焦，地道冲、任二脉系焉。二脉与少阴肾之大络同出肾，下起于胞中，为十二经脉之海。冲脉之上行者，渗诸阳，灌诸经；下行者，渗诸阳，灌诸络。因肾虚而肾络与胞络内绝，不通于上，则喑；肾脉不上循喉咙挟舌本，则不能言；二络不通于下，则痱厥矣。

《医学入门》：凡中暑、中寒、中湿、痰厥、气厥、食厥、热厥、虚晕等证，皆卒倒不语，但中风必有㖞斜、搐搦、偏枯之证为异。

痰

《景岳全书》：凡非风之多痰者，悉由中虚而然。夫痰即水也，其本在肾，其标在脾。在肾以水不归原，水泛为痰也；在脾以饮食不化，土不制水也。强壮之人，任多饮食，则随食随化，未见为痰；不能食者，反能生痰，此脾虚不能化食，而食即化痰也。故凡病虚劳者，其痰必多，病至垂危，其痰益甚，正以脾气愈虚，则食不能化，而水液尽为痰耳。可见病之实痰无几，而痰之宜伐者亦无几。故治痰者，必当温脾强肾以治其本，使根本渐充，则痰将不治而自去矣。

俗云：痰在周身，为病莫测。凡瘫痪、瘈疭、半身不遂等证，皆伏痰留滞而然，不去痰滞，病何由愈？余曰：汝知痰之所自乎？凡经络之痰，即津血之所化也，使果营卫调和，则津自津，血自血，何痰之有？惟是元阳亏损，神机耗败，则水中无气，津凝血败，皆化为痰耳。此果痰也，果精血也，岂精血之外而别有所谓痰者耶？若谓痰在经络，非攻不去，则必并精血而尽去之可乎？否则安有独攻其痰，而精血不损者乎？精血复伤，元气愈竭，随去随生，痰必愈甚。此治痰者不能尽，而所尽者惟元气耳。

《医补》：人参续元气于垂绝，附子返真火于须臾，力可回天。方中益以干姜，所谓霹雳者，形其力之速也。喻子非之，似亦过矣。人之有生，全赖一点真阳，病既急虚暴绝，敢不亟援乎？世之卒中，而以开痰利窍成功者，有几人哉？幸而有此汹涌之痰，元气尚未尽绝，必欲令其与命相根据之痰去尽，然后始行补救，则不可得之数也。

万无痰去气存之事也。请问果由痰而致中乎？由中而致痰乎？因痰为患而致急虚乎？因急虚命绝而致痰上气尽乎？常见急虚卒中者，二便更迭遗出，然则必将曰中尿矣、中屎矣。是则急虚卒中，及阴寒真中者，非大施温补，无能为也。但患其势急骤，煎烹犹恐不及，术附、姜附、参附，皆可备急一时。平素阳虚者，即以肉桂、杜仲、故纸继之；阴虚者，即以熟地、当归、枸杞、山萸继之；至于鹿茸、河车、鹿胶、蛤蚧血肉之属，皆可阴阳双补，消息迭进。总以温补大剂，顾其脾肾，自然水到渠成。略有疑畏，则不可与言至德至巧也。

脉　候

《金匮》：寸口脉迟而缓，迟则为寒，缓则为虚。营缓则为亡血，卫缓则为中风。

张景岳：非风之脉，迟缓可生，急数弦大者死。

张路玉：中风之脉，最忌伏涩不调，尤忌坚大急疾。

选　案

许胤宗：唐柳太后病风，脉沉欲脱，汤药无及。以黄、防风煮汤数十斛，置床下熏之，得苏。更药而愈。

王克明：王守道风噤不语，以炽炭烧地，洒以药汤，置病者于上，须臾小苏。

薛立斋：王用之卒中昏愦，口眼㖞斜，痰涌脉伏。此真气虚而风邪所乘。以三生饮一两，加人参一两，煎服即苏。若遗尿手撒、口开鼾睡，为不治。用前饮亦有得生者，前饮行经络，治寒痰，有斩关夺旗之功。然必用人参驾驭其间，补助真气，否则不为无益，适足取败。观先哲术附、参附等汤，其义可见。

《医宗必读》：徽商汪华泉，忽然昏仆，遗尿手撒，汗出如珠。众皆以绝证既见，决无生理。余曰：手撒脾绝，遗尿肾绝，法在不治，惟大进参附，或冀万一。遂以人参三两，熟附五钱，煎浓灌下，至晚汗减。复煎人参二两，术、附各五钱，是夜服尽，身体能动。再以参附膏加姜汁、竹沥，连进三日，神气渐爽，调养百日而安。

附　方

治中风口噤方　用苏合香丸，或南星、冰片末，或乌梅肉擦牙。

皂角、生半夏末，搐鼻。

又用　甘草，比中指节数截，油浸火炙，以物斡开牙关，令咬定甘草，可人行十里许时又换一截，灌药极效。

治中风口眼㖞斜方　用酒煮桂，取汁，布浸拓面，左㖞拓右，右㖞拓左。

又法　先烧皂角烟熏之，逐去外邪；次烧乳香熏之，顺其血脉。

又方　用大鳝鱼一条，针刺头上血，右㖞涂左，左㖞涂右，正即洗去。其鳝取血后放之。

类　中

中　寒

王安道：中寒之证，不拘冬夏，或外中天地之寒，或内伤饮食之冷。元阳既虚，肤腠空豁，寒邪直入三阴之经，其病骤发，非若伤寒之邪循经渐入之缓也。

《医门法律》：肾中真阳，得水以济之，留恋不脱，得土以堤之，蛰藏不露，除施泄之外，屹然不动。手足之阳，为之役使，流走周身，固护腠理而捍卫于外；脾中之阳，法天之健，消化饮食，传布津液而营运于内；胸中之阳，法日之驭，离照当空，消除阴噎而宣布于上。此三者丰亨有象，肾中真阳，安享太和。惟在外在上在中之阳，衰微不振，阴气乃始有权。或肤冷不温，渐至肌硬不柔，卫外之阳不用矣；或饮食不化，渐至呕泄痞胀，脾中之阳不用矣；或当膺阻碍，渐至窒塞不开，胸中之阳不用矣。乃取水土所封之阳，出而任事，头面得阳而戴赤，肌肤得阳而　燥，脾胃得阳而除中，即不中寒，其能久乎？

每见病者阴邪横发，上乾清道，必显畏寒腹痛、下利上呕、自汗淋漓、肉𥄉筋惕等证，即忙把住关门，行真武坐镇之法，不使龙雷升腾霄汉，其人获安。倘失此不治，顷之，浊阴从胸而上入者，咽喉肿痹，舌胀睛突；浊阴从背而上入者，颈筋粗大，头项若冰，转盼浑身青紫而死，谓非地气加天之劫厄乎？惟是陡进附子、干姜纯阳之药，亟驱阴邪下从阴窍而出，非与迅扫浊阴之气返还地界同义乎？然必尽驱阳隙之阴，不使少留，乃得收功再造，非与一洗天界余氛，俾返冲和同义乎？

寒中少阴，行其严令，埋没微阳，肌肤冻栗，无汗而丧神守，急用附子、干姜加葱白以散寒，加猪胆汁引入阴分。然恐药力不胜，熨葱、灼艾，外内协攻，乃足破其坚凝。少缓须臾，必无及矣。此一难也。

若其人真阳素扰，腠理素疏，阴盛于内，必逼其阳亡于外，魄汗淋漓，脊项强硬，用附子、干姜、猪胆汁，即不可加葱艾熨灼，恐助其散，令气随汗脱，而阳无由内返也。宜扑止其汗，陡进前药，随加固护腠理。不尔，恐其阳复越。此二难也。

用附子干姜，胜阴复阳，取飞骑突入重围，搴旗树帜，使既散之阳，望帜争趋，顷之复合耳。不知此义者，加增药味，和合成汤，反牵制其雄入之势，必至迁缓无功。此三难也。

再次，前药中须首加当归、肉桂兼理其营，以寒邪中入，先伤营血故也。不尔，药偏于卫，弗及于营，与病即不相当，必非胜算。此四难也。

其次，前药中即须加人参、甘草，调元转饷，收功帷幄。不尔，姜附之猛，直将犯上无等矣。此五难也。

用前药二三剂后，觉其阳明在躬，运动颇轻，神情颇悦，更加黄芪、白术、五味、白芍，大队阴阳平补。盖重阴见，浪子初归，斯时摇摇靡定，怠缓不为善后，必堕前功。此六难也。

用群队之药，以培阴护阳，其人即素有热痰，阳出早已从阴而变寒，至此，无形之阴寒虽散，而有形之寒痰阻塞窍隧者，无由遽转为热，姜、附固可勿施，其牛黄、竹沥一切寒凉，断不可用。若因其素有热痰，妄投寒剂，则阴复用事，阳即躁扰，必堕前功。此七难也。

前用平补后，已示销兵放马，偃武崇文之意，兹后纵有顽痰留积经络，但宜甘寒助气开通，不宜辛辣助热壅塞。盖辛辣始先不得已而用其毒，阳既安堵，即宜休养其阴，何得喜功生事，转生他患？此八难也。

凡治阴寒暴病，恣用清凉药者，百无一活。医杀之也。

凡治暴寒病，胸无真见，虽用辛热，或以渐投，或行监制，时不待人，倏然而逝。医之罪也。

凡医起一阴病，即可免一劫厄。其不能起人卒病，而求幸免劫厄，自不可得。世有蔼蔼吉人，其择术当何如耶？

《己任编》：薛氏治寒淫于内，神脱脉绝，药不能下，炒盐艾附子熨脐，以散寒回阳。又以口接气，附子作饼，热贴脐间，所谓蒸脐法。

中　暑

张子和：暑风者，夏月卒倒，不省人事者是也。有因火者，有因痰者。火，君相二火也；暑，天地二火也；痰者，人身之痰饮也。因暑气鼓激其痰，塞碍心之窍隧，以致手足不知动掉而卒倒也。

张路玉：中暑卒倒如中风者，乃暑气鼓激其痰，壅塞心包，肾水素亏，不胜时火燔灼也。其证喘喝而无痰声。若中风，则必手足搐引，痰涌喉中，甚则声如曳锯。以此辨之，庶无差误。

《临证指南》：面垢闷倒，昏不知人，冷汗自出，手足微冷，或吐或泻，或喘或渴，先以苏合丸或来复丹研末，白汤灌下，或研蒜水灌之，皆取其通窍也。俟其稍苏，更以香薷、扁豆、浓朴之属煎服。

夏令受热，神迷若惊，此为暑厥，热邪闭塞窍隧所致。其邪入络与中络同法，牛黄丸、至宝丹，芳香利窍可效。醒后，清凉血分，如连翘、竹叶、元参、生地、二冬之属。此证大忌风药。初病暑热伤气，竹叶石膏汤，或清肺轻剂。大凡热深厥深，四肢厥冷，但看面垢齿燥，二便不通,或泻不爽,勿误认为伤寒而用温药。

中　湿

《证治准绳》:风、寒、暑、湿,皆能中人,惟湿气积久,留滞关节,非如风、寒、暑之暴也。其证关节重痛,浮肿喘满,腹胀烦闷,昏不知人,其脉沉缓,或沉微细。治宜除湿。

《医门法律》:凡治中湿之候,即当固护其阳。若以风药胜湿,是为操刃;即以温药理脾,亦为待毙。医之罪也。

中　恶

《证治准绳》:中恶之证,因冒犯不正之气,忽然手足逆冷,肌肤粟起,头面青黑,精神不守,或错言妄语,牙紧口噤,或头旋晕倒,昏不知人。此是卒厥。客忤、飞尸、鬼击、吊死问丧、入庙登冢,多有此病。先以苏合香丸灌之,苏后再以调气散和平胃散与服。

中　气

《证治准绳》:中气之证,气逆为病也。盖七情皆能为中,因怒而中者尤多。大略与中风相似,风与气亦自难辨。但风中身温,气中身冷;风中多痰涎,气中无痰涎;风中脉浮应人迎,气中脉沉应气口。先以苏合香丸灌之,候醒继进八味顺气散、木香调气散;余痰未平,宜四七汤、星香散。若其人体实痰气上逆,关格不通,或大便结秘者,宜三和丸。

中　食

《证治准绳》:中食之证,忽然厥逆昏迷,口不能言,肢不能举,状似中风。此因饮食过伤、醉饱之后,或感风寒,或着气恼,以致填塞胸中,胃气不行,阴阳痞隔,升降不通。人多不识,误作中风、中气,投以祛风行气之药,重伤胃气,死可立待。先煎姜盐汤探吐其食,视其风寒尚在者,以藿香正气散解之;气滞不行者,以顺气散调之。吐后别无他证,只用平胃散加苓、夏、曲调理。如遇此病,须审问明白,如是饮食所伤,但觉胸膈痞闷,吞酸嗳腐,气口脉紧盛者,作食滞治。

中七情

罗赤诚:因喜所伤而卒倒无知者,名曰中喜。
因暴怒而卒中者,名曰中怒。《经》曰:阳气者,大怒则形气绝而血菀于上,使人薄厥。
因忧思过度而神冒卒倒者,名曰中忧。《经》云:忧思不乐,遂成厥逆。
因思想过度而神昧卒倒者,名曰中思。
因悲哀而卒中者,名曰中悲。

骤因恐惧而志暴脱,神无所根据而昏冒卒倒者,名曰中恐。

因惊骇而卒倒者,名曰中惊。

选　案

吴天士:一人忽昏晕仆地,手足冰冷,面色青惨,牙关紧闭。此中恶也。先令以热尿浇其面,尿毕又换一人,频浇四、五回,抹净面孔,抉开齿缝,以甘草一段,令其咬住,用姜汤化苏合丸灌之。醒后,再用六君子汤,加姜汁以回正气;加虎威骨、鹿角霜以驱邪祟;麝香以开窍辟邪。寻愈。

在湄兄令姐,忽昏晕仆地,口眼微㖞,左手抬不上头,口角交涎。医作中风治,不效。诊气口脉盛坚。问初起曾吃冷物否?答云:某日吃面冷了,便觉腹中不舒,次早即晕倒。问此日腹仍痛否?答曰:仍痛。余曰:此非中风,乃食厥也。方用麦芽、枳、朴、陈皮、半夏、香砂、炮姜。在兄问伤食何以口眼㖞斜,手不能提,与中风无二?余曰:食填太阴,必生痰涎,随气而升,壅塞心包,心乃一身之主,包络受伤,则周身脉络俱闭而不流行,故五官、四肢俱着而为病也。服药嗳气,胸膈顿宽,不复昏晕,口眼俱正,手亦便利如常。

《程杏轩医案》

洪楚峰孝廉中脏殆证再生奇验

洪楚峰孝廉病,遣使延诊。问其使曰:何候?曰:中风。问年几何。曰:耋矣。予曰:殆证也。辞不往,使者强之。将及门,闻邻人语云:病将就木,医来何为。若能起之,其卢扁乎。入视,身僵若尸,神昏不语,目阖口张,声鼾痰鸣,遗尿手撒,切脉虚大,歇至。予曰:此中脏也。高年脏真已亏,况见五绝之候,不可为矣。其弟曰:固知病不可为,然尚有一息之存,安忍坐视,求惠一七,姑冀万一。勉处地黄饮子合大补元煎,以为聊尽人事而已,讵意服药后,痰平鼾定,目开能言,再剂神清食进,复诊更加河车鹿茸,脉证大转。续订丸方付之,半载后因视他病,过其家,见翁矍铄如常矣。

周司马痹风病后足膝软弱

前患痹风,调治小愈。案牍劳形,元虚未复,腰膂虽能转侧,足膝尚觉软弱,肝肾真元下亏,八脉不司约束。参归地,仅可益其气血,未能通及八脉。古人治奇经精髓之伤,必用血肉有情,岂诸草木根,可同日而语。推之腰为肾府,膝为筋府,转摇不能,行则振掉,不求自强功夫,恐难弥缝其阙。恬澹虚无,御神持满。庶几松柏之姿,老而益劲也。

拟河车、鹿茸、虎胫骨、虎膝骨、牛骨髓、猪骨髓、羊骨髓、阿胶、海参之属。

某妪本病风痹加感暑邪

本证风痹，近加受暑，脉虚身热，倦怠口渴。经云：脉虚身热，得之伤暑，暑伤气是以倦怠。夫暑乃六淫标邪，虽无大害，特恐质亏不胜病耳。商仿清暑益气汤大意，以俟消息。脉仍虚急，热甚心烦，夜不安寐，方内酌除术，加以玉竹，本草言其用代参，不寒不燥，且能治风淫湿毒，寒热疟，大便五日未圊，小溲数热，肺与大肠相表里，又与膀胱通气化。

古人治暑证，每用生脉散者，以其有保肺清金之能也。病躯加受暑邪，恙经六日，两进清暑益气，辅正涤邪，形倦肤干，热仍，心烦口渴，溲数便闭。张景岳云：干锅赤裂，润自何来，但加以水，则郁蒸畅然，而气化四达。宗玉女煎。早服玉女煎，薄暮复视，病势依然。暑邪留着，原难急驱。今日已服药两渣，未便再进，暂与荷蜜煎代茶。便通肤泽，往日早晨热缓，交午复甚，心内如焚，今午热势平和，无焦烦辗转之状，病躯治标，亦不得已。兹既势平，自当斟酌，无使过也。前药退松，昨午其热复甚，溲数口渴，心如煎熬，质虚恶重，况加反复，切虚更改。揣诸病情，得无心营胃液，为热灼伤，以致焦烦嘈杂者欤。宗阿胶鸡子黄汤法。

按语　程文囿"以古为师，间出新意"，既汲取古代医家的宝贵经验，又结合自己的临床实践，敢于创新，灵活运用。

1. 选其精要，分证辨方

程文囿手辑古今医书 320 余家，选其精要，分类排比，历时 34 年，而成《医述》十六卷。《医述》序四云："《医述》十六卷，上自《灵枢》《素问》，下迄国朝名家，无不分证辨方，集其说而比附之。取先哲之刀圭，为后人之津逮。虽曰述而不作，功过作者远甚。"如类中风中寒节选《医门法律》云："凡治阴寒暴病，患用清凉药者，百无一活，医杀之也。"强调寒中少阴，用附子干姜，胜阴复阳，切勿妄加药味，而反牵制其雄入之势，必至迁缓无功。又选徽商汪华泉论治中风偏枯不语，"凡偏枯半身不遂之证，虽属痰滞经络，然其原大抵本于气虚。盖气不运行，故痰因之而滞也。治宜重用参芪，大补为主，以行痰药佐之，久服自效。常见此证服参芪多者，迟以岁月，必然复旧，否则终身不痊"。此论独具慧眼，切合病机。

2. 治法灵活，多有创新

程文囿宗《黄帝内经》以及张仲景、张景岳、李东垣、叶桂诸家之长，多有创新，治法灵活。《程杏轩医案》体现其临证诊治，深谙《黄帝内经》；明辨病因病机；推崇张仲景，多循经方施治，凭以脉证；法于张景岳，尤重温补脾肾；遵从李东垣，培补脾胃之本；效法叶桂，清邪热养胃阴。宗古创新、相辅相成，载失败案、警示后者；妇病调冲任奇经，重补养气血；情志之病，未可全凭药力，宜结合精神调摄。诊治急危证时，程文囿强调"医当医人，不当医病"。中风病，有中脏腑中经络之分，其中脏腑来势迅猛，症情危急，若抢救不力，则危殆生命。历代医家对此论治颇为重视，一般内治法多是开窍、豁痰、息风、固脱、回阳。程文囿则独辟蹊径，重视肾在该病发生发展中的重要作用。治疗以肾为主，辅以其他治法，收效甚捷。如洪楚峰孝廉中脏殆证再生奇验。患者寿至耋年，起病即见身僵若尸，神昏不语，目阖口张，声鼾痰鸣，遗尿手撒，脉虚大歇至。诊断为中脏，属高年肾气大衰、脏真已亏所致。程文囿以为此病绝候已见，不可为也。勉处地黄饮子合大补元煎，讵意服药后，痰平鼾定，目开能言，再剂则神清食进，复诊更加血肉有情之鹿茸、紫河车峻补肾阳精血，至此脉证大转，终而化险为夷。经云："疾虽久，犹可毕也。言不可治者，未得其术也。"从本案论治过程可以看出，程文囿自始至终抓住高年脏真已亏、肾阳精血不足之根本，即便初起已见闭脱之象，却一破豁痰开窍、醒脑固脱之常法，针对肾脏亏损，而投以大补肾阳精血为主之地黄饮子、大补元煎，使病得救治。

第二十节　吴亦鼎医论医案

吴亦鼎，字砚丞，安徽新安歙县人，清代医家，生平事迹已无从可考。吴亦鼎遵从《黄帝内经》《难经》，平时留心医药，遂精于医理，又鉴于历代医家均重药疗、针疗而忽略灸治，故精研灸法，善于总结，乃收集王焘《外台秘要》及西方子之灸法，汇总整理了灸法在临床治疗上的方法，并在个人经验的基础上提出了自己的观点，著有《神灸经纶》和《麻疹备要方论》，现均有刊印本行世。其中，《神灸经纶》是一部具有总结性质的灸法治疗专著，集中体现了吴亦鼎灸法治疗的学术思想和临床经验，书中采用了分部灸法治疗，并涉及中医内、外、妇、儿等科临床病症 400 余种的治疗方法和经验总结。

《神灸经纶·中风证略》

经曰：风为百病之长，善入数变。其中人也，有中腑、中脏，真中、类中之不同。后之论治者，有主痰、主火、主气虚之各异。要求其所自，无不由中气之虚，外邪乃得乘其虚而袭之。

真中之症，西北方风高往往有之，故客于脉者则为厉风，客于脏腑之俞则为偏风；风气循腑而上则为脑风；自脑户而合于太阳则为目风；饮酒汗出见风则为漏风；入房汗出当风则为内风；入于肠胃则为肠风；外客腠理则为泄风。其名不同，其治亦异。

类中者，状如中风，但无痛苦寒热，而肢节忽废，神气言语倏忽失常。此非外风所致，乃肝邪风木所化，伐贼中土，故忽然卒倒昏不知人，口眼㖞僻，痰涎上壅，甚则口开心绝，手撒脾绝，目合肝绝，遗尿肾绝，声如鼾睡肺绝，五症全者，死不治。又见有吐沫，直视，面色如妆者，肉脱筋痛者不治。若非预防于平时，而欲图功于末路，则幸而生全者，良亦苦矣。

中风诸病　灸治

气寒痰涌，昏危不知人事

百会　风池　大椎　肩井　间使　曲池　足三里　肩髃　环跳　绝骨

手足挛痹，心神昏乱　将有中风之候。不论是风与气，可依次灸此则愈。

合谷　风市　昆仑　手三里　关元　丹田

卒中风

神阙　凡卒中风者，此穴最佳。罗天益云：中风服药，只可扶持，要收全功，灸火为良。盖不惟追散风邪、宣通血脉，其于回阳益气之功，真有莫能尽述者。

风痫

前神聪　去前顶五分，自神庭至此穴共四寸，灸三壮。

后神聪　去百会一寸，灸三壮。

口禁不开

机关　在耳下八分近前，《千金翼云》云：凡中风口禁不开，灸此二穴五壮，即愈。一云：灸颊车　承浆　合谷。

偏风半身不遂：左患灸右，右患灸左

肩髃　肩井　百会　客主人　承浆　地仓　三里　三间　二间　阳陵泉　阳辅

口歪

列缺　风市　曲池　环跳　足三里　绝骨　昆仑

手足髓孔　《千金》云：手髓孔在腕后尖骨头宛宛中，足髓孔在足外踝后一寸，俱主治萎追风，半身不遂，灸百壮。

口眼㖞斜

颊车　地仓　水沟　承浆　听会　合谷

凡口㖞向右者，是左脉中风而缓也，宜灸左㖞陷中二七壮，㖞向左者，是右脉中风而缓也，宜灸右㖞陷中二七壮，炷如麦粒。

喑哑

天突　灵道　阴谷　复溜　丰隆　然谷

戴眼

神庭　脊骨三椎　五椎

各灸五七壮，齐下火，立效。

瘫痪

肩髃　合谷　曲池　环跳　风市　足三里　绝骨　阴陵泉　昆仑　肩井　中渚　阳辅

角弓反张

百会 神门 间使 仆参 命门

风痹不仁

天井 尺泽 少海 阳辅 中渚 环跳 太冲

预防中风

风池 百会 曲池 合谷 肩髃 风市 足三里 绝骨 环跳

按语 《神灸经纶》集中体现吴亦鼎"明证善治""针重手法,灸重穴法"的观点。吴亦鼎认为,病证治疗不可刻板执一,脉证不明,岂能施治,故而指出:"取证未确,必至病在阴而反灸其阳,病在阳而反灸其阴,以此之治,贻误人矣。"因天有运气之异,地有方宜之别,人有强弱之差,病有传变之性,故诊治中不可不察。同时指出明证亦应善治:"宜灸多者反与之少,则火力不及,而病不能除,宜灸少者反与之多,则火力太过,而病反增剧。"吴亦鼎重针亦重灸,且极重择穴,指出:"灸法亦与针并重,而其要在审穴,审得其穴,立可起死回生。"此处"审穴",即指"辨明经络,指示荣俞";若非熟知经络、脏腑、筋经走向,则如盲人瞎马,其意危矣。吴亦鼎重针,视手法为其要,指出:"用针之要,先重手法,手法不调,不可以言针。"这些观点也充分应用于中风病诊疗中。

1. 外邪乃得,乘其虚而袭之的病机观

吴亦鼎认为"气虚"乃中风病的主要病因,"气虚"乃指中气之虚,故而指出:外邪乃得,乘其虚而袭之。"

2. 辨证分型,言简扼要

吴亦鼎阐述中风致病特点和真中风、类中风的鉴别,提出了"五绝"之症预后不良。将中风分为"真中"与"类中"两大类,真中风包括风邪客于脉的厉风,客于脏腑之俞的偏风,风气循脏而上的脑风,以及目风、漏风、内风、肠风、泄风。吴亦鼎提出由于病因不同,所用灸法也不一样。在类中风中,则以肝木化风、伐贼中土为致病因素。吴亦鼎又提出了症见"五绝",为预后不良。在灸疗组方方面,根据中风五脏所损,"经脉所过,主治所及"等原则,吴亦鼎多选相关腧穴,体现了辨证施治和预防为主的原则。

3. 重灸任督,调和气血

吴亦鼎详论气寒痰涌等11种中风或与风邪有关疾病的灸治腧穴处方。如中风诸病之气寒痰涌,昏危不省人事,在辨证审查的基础上,多灸百会、大椎并配以大椎、风池、肩井、曲池等穴予以治疗;对于口眼㖞斜,对选水沟、承浆、听会、合谷等穴。

4. "预防于平时"的"治未病"观

吴亦鼎重视中风预防,指出:"若非预防于平时,而欲图功于末路,则幸而生全者,良亦苦矣。"所载预防治疗的穴位有风池、百会、曲池、合谷、肩髃、风市、足三里、绝骨、环跳九穴。其"预防中风"的灸治经验及预防为主的原则,值得后世借鉴。

第二十一节　程林医论医案

　　程林,字云来,号静观居士,约生活在清代顺治、康熙年间,具体生卒年不详,安徽歙县槐塘人。程林是新安名医程衍道的族孙,与程应旄同族,年少时从程衍道习医 10 余载,尽得其真传,其医学成就应当在一定程度上得益于程衍道。程林有巧思绝艺,善绘画,精刻篆,工文章,尤擅长于医,流寓西泠(杭州),钻研医学近 30 年,闭门著书。程林撰有《金匮要略直解》三卷、《即得方》《圣济总录纂要》二十六卷、《本草笺要》《一屋微言》《医暇卮言》二卷。《金匮要略直解》刊于 1673 年,主要征引《黄帝内经》《神农本草经》《伤寒论》《脉经》《甲乙经》等古典医籍,并参考六朝、唐、宋有关著作,对《金匮要略》加以诠解。所谓直解,即"以经证经,要在直截简明,义理详明,期于取用"。这种以经解经的注释方法避免了以往某些注家囿于主观臆测。程林对《圣济总录》的研究,按《圣济总录》原书门类,撮其旨要,精选实验证方,重为辑纂,于 1681 年编成《圣济总录纂要》,经程林的整理,所录诸方,临证适用,便于刊行、流传。

《圣济总录纂要》

诸风统论

　　论曰:《易》曰挠万物者,莫疾乎风。夫以吹嘘鼓舞,巽而易入,枯者荣者,成物之功,实在于是。然而分四时,位八方,适应其时则为正,弗循其方则为邪。人惟万物之灵,能察诸此,观冬至之日有从南方来,必曰贼风,其他可类推矣。感之浅者留于肌肤,感之深者,达于骨髓,而况仓卒顷刻于间,大可畏惧,因有治疗所不逮者。盖祸患之机,藏于细微,非常人所预见,及其著也,虽智不能善其后,是以上古圣人之教下,皆谓之虚邪贼风,避之有时。不然,何以言风者百病之始、风者百病之长、风者善行而数变? 先圣之言,可深思之。

中　风

　　论曰:风邪中人,以春甲乙得之为肝风,以夏丙丁得之为心风,以季夏戊己得之为脾风,为秋庚辛得之为肺风,以冬壬癸得之为肾风。若中其五脏六腑之腧,则各随其证而治之。人生自幼稚至于老耄,率多因风而致疾。或嗜食伤饱,或不食失饥,或渴而失饮,或饮而过量,或因五味之伤,或冒热冲风,或大寒近火,或暴露寒湿,或刺损肌肤,扑伤肢体,或失节宜,或多嗜欲,缘此风趋诸窍。或留一偏,遂使手足不随,言语謇涩,或痛连骨髓,或痹袭皮肤,瘙痒如虫行,顽痹如钱石,或多痰好睡,或健忘多嗔,血脉不行,肉色干瘦,久在床枕,起便须人,语涩面浮,精神困耗,皆其证也。

附子汤方　治中风欲死,身体缓急,目不得开,舌强语涩。

附子破,去皮脐制,一枚　芍药　甘草　麻黄去根节,先煎,掠去沫,焙　白术各一两　防风去叉　防己各一两半　人参　黄芩去心　桂去皮　独活去芦　芎䓖各一两　天雄炮制,去皮脐,一枚

右一十三味,锉如麻豆。每服五钱匕,水一盏半,入生姜半分切,煎至八分,去滓。空心、日午、夜卧各温服,如人行五里,以热生姜粥投之。微汗出,慎外风。

麻黄汤方　治中风,肢体弛缓,言语謇涩,精神昏愦。

麻黄去根节,先煎,掠去沫,焙,三两　桂去粗皮　独活去芦　羚羊角镑,各三分　姜蕤切,焙,一两　葛根剉,三两　升麻　防风去叉,各半两　石膏碎,六两　甘草炙,剉,三分

右一十味,粗捣筛。每服五钱匕,水一盏半,煎至八分,去滓。温服,如人行五里再服,用热生姜粥投。汗出,慎外风。

薏苡仁汤方　治中风,肢体缓纵,精神恍惚,言语謇涩。

薏苡仁炒,五两　姜蕤切,焙　茯神去木,各三两　犀角镑,二两　乌梅七枚,去核　麦门冬去心,焙,三合

右六味,粗捣筛。每服五钱匕,水一盏半,入生姜半分(切),煎至八分,去滓,入竹沥白蜜各少许,再煎三五沸。食后、日午、夜卧各一服。

吐痰白矾散汤　治初中风,失音不语,昏昧不知人。先宜吐风痰令省觉,次可服诸汤散。

白矾二两,生用　生姜一两,连皮捣碎

水二升,煎取一升二合。

右二味,先细研白矾如末,入浓煎生姜汤研滤。分三服,旋旋灌。须臾吐出痰毒,眼开风退,方可救治。若气衰力弱,不宜猛性药吐之。

防风汤方　治中风不语,两目不开,手足抽掣,发歇往来,昏塞涎潮。

防风去叉　羚羊角镑　独活去芦　赤箭即天麻苗,无,以天麻代之　当归切,焙　麻黄去根节　杏仁汤浸,去皮,麸炒　桂去皮各一两　前胡去芦　秦艽去苗　甘草各半两

右一十一味,粗捣筛。每服四钱匕,以水一大盏,生姜半分切,煎至七分,去滓。不计时温服。

取涎丸方　治中风不语,喉中如曳锯,口中沫出。

天南星大者一枚,去浮皮,剜中作坑,入醋令八分满,四面用火,逼醋干黄色,锉　藜芦一分

右二味,捣研为末,用面糊丸如桐子大。每服三丸,温酒下。良久吐出痰难为效,吐不止,用冷葱汤呷即止。

羚羊角丸方　治中风,手足顽痹,行履艰难。

羚羊角屑　桂去粗皮　白槟榔煨,剉　五加皮剉　杏仁去皮尖,炒黄　人参　丹参　柏子仁

枳壳_{去瓤,焙,炒}　附子_{制炮,去皮脐各两半}　茯神_{去木}　防风_{去叉}　熟干地黄_焙　麦门冬_{去心,焙,各二}两　南木香　牛膝_{酒浸,切,焙,各一两}　薏苡仁_{二两半}

右一十七味,捣罗极细,炼蜜为丸梧桐子大。每服空心温酒下三十丸,日二。

卒中风

论曰:《内经》谓:邪风之至,疾如风雨。言邪之迅速如此。卒中风之人,由阴阳不调,腑脏大虚,气血衰弱,荣卫乏竭,故风之毒邪尤易乘间,致仆倒闷乱,语言謇涩,痰涎壅塞,肢体顽痹,不识人事者,此证也。

夺命散方　治中风卒倒,不省人事,口面㖞斜,失音不语,但吐涎沫,或口噤不开,目昧垂死,一切风疾。

黑豆_{一合}　乌鸡粪　马牙硝_研　龙胆_{去芦头,剉碎,一分}

共四味。先将鸡粪及豆同炒熟,次入龙胆马牙硝拌匀,以酒三盏,煎二盏,去滓。分三服,不拘时,温服。

救生散方　治卒中风。

白矾　半夏　天南星_{三味等分}

同为细散。每服以好酒一盏,药末二钱匕,生姜二片,煎七分。通温灌之。当吐涎,扶令正坐,经一复时,不得令卧,如卧则涎难出。良久再依法煎药一钱,后常服,只半钱。

箽竹沥饮方　治卒中风倒闷,口噤不能语,昏不知人,针不知痛。

竹沥_{五合}　防风　甘草　桂_{各一两}　防己　麻黄　白术　人参　黄芩　细辛　茵芋　秦艽_{去土}　附子_{去皮脐,各一两}　生姜_{焙干,三两}

除竹沥外剉麻豆。每服五钱匕,水一盏半,竹沥一合,同煎至一盏,去滓。温服,不拘时。

羌活汤方　治卒中风闷乱,语言謇涩,牙关紧急。

羌活　桑根白皮　麻黄　天雄_{去皮脐}　当归_{各二两}　桂　旋复花_炒　远志_{各一两}　大腹皮　甘草　芎藭　威灵仙　枳壳_{去瓤,麸炒}　菖蒲_{各一两}　杏仁_{汤浸,去皮,二十一枚}

剉如麻豆。每服五钱匕,水一盏半,入生姜三片,煎至八分,去滓。温服,不拘时。

阿胶丸方　治腑脏久虚,气血衰弱,卒中风邪,及摊缓等疾。

阿胶_{炙令燥}　蝉壳_{去土}　犀角屑　麝香_{三钱}　白花蛇_{三分}　桂_{一两}　白鲜皮　白僵蚕_炒　天南星　半夏_{酒浸三日,麸炒}　天麻　桔梗　黄芪　当归　羌活　虎头骨_{酥炙}　海桐皮　白芷　白茯苓　附子_{去皮脐}　防风　芎藭　麻黄_{各一两}　干蝎_{去尾,用糯米炒,四十二枚}　人参　没药_{各半两}　木香_{一两}　羚羊角屑_{半两}　干姜_{四钱}　乌蛇_{酒浸,去皮骨,三分}

共细剉,焙干,捣为末,炼蜜为丸如弹子大。每服一丸,生姜酒嚼下。中风甚者,拗开口,或先以药嚏,化药灌下一丸,立省。

牛黄丸方　治卒中风,仆倒闷乱,语言謇涩,涎痰壅盛。

牛黄　卢会　天竺黄　血竭　没药　丹砂俱研　续随子　皂荚灰各半两　丁香　木香　干蝎去土,炒　粉霜　雄黄　甘遂各一分　麝香二钱　肉豆蔻二枚　槟榔二枚　龙脑一字

共捣研为末,每抄药末四钱,入轻粉三钱,再研匀,面糊为丸如黍米大。每服五丸,金银薄荷汤下,随大小加减。一方,添天麻一两(酒浸,炙),为末,研匀,丸如小弹子大。凡中风,用冷水化下一丸,立效。些小风寒,每服半丸;小儿惊风,一丸分作六服,并用冷水化下。与后牛黄丸并局方牛黄丸不同。

肝中风

论曰:《内经》谓以春甲乙中风为肝风。肝风之状,多汗恶风,善悲,嗌干善怒,时憎女子者,有头目眴,两胁痛,行常伛偻,嗜甘如阻妇状者;有但踞坐,不得低头,两目连额色微青,唇青面黄者。治法宜灸肝腧,后以药治之。

排风羌活散方　肝脏中风,筋脉拘挛疼痛。

羌活去芦头,一两半　天麻二两　芎藭一两　酸枣仁炒,一两半　薏苡仁一两　鹿角胶炙燥,一两　蔓荆实去皮,三分　羚羊角镑,一两半　桂一两　人参一两　白附子制,一两　牛膝酒浸,焙,二两　乌蛇三寸酒浸,炙,用肉　犀角镑,三分　白鲜皮剉,一两　地骨皮剉,一两　柏子仁生用,一两五钱

右一十七味,捣罗为散。以豆淋酒调下一钱比,渐加至二钱比,日三夜一。

升麻汤方　治肝虚中风,头痛目眩,胸中客热,气壅冲心烦闷。

升麻　前胡去芦头,各一两五钱　玄参　地骨皮各一两　羚羊角屑　葛根各二两

右七味,粗捣筛。每服五钱比,以水一盏半,煎至八分,去滓;入竹沥半合,重煎三两沸。放温,食后服,如人行五六里,更进一服。

心中风

论曰:心中风之状,多汗恶风,焦躁,善怒吓,赤色,病甚则言不快。诊在口,其色赤。夫心受风,风盛则生热,热盛则汗不止,心之液为汗故也。汗多则腠理疏,疏则真邪相薄,是以恶风。更以恶热,热极则唇焦内躁多怒。心之声为言,病甚则言不快,心气通于舌故也。又其证胸背拘急,不可倾侧,面赤头痛,翕翕发热,不能安卧,以心主血脉,其风日久随荣卫行,内外相搏,蕴积而然也。

辰砂天麻丸方　镇养心神,擒截诸风,和流荣卫,滋润筋络,开通关膈,肥密表腠。

丹砂半两　天麻一两　半夏汤者软,焙干　天南星各半两　蝎稍炒,一分　白附子半两　白僵蚕炒　牛黄研,各半两　蓬砂研入,一分　麝香一分研入

共为末,水煮面糊,为丸如梧桐子大。每服三十丸,荆芥汤下,不计时候。

乌犀散方　治心中风,精神冒闷,语声错误,恍惚多惊。

乌犀角镑,二两　丹砂研　独活去芦头　丹参　远志去心　人参　海荆子各一两　防风去叉一

两半

共捣罗为散。每服二钱匕,食后酒调下,日三。

人参丹砂丸方 治中风恍惚惊悸。安神志,化痰涎。

人参 丹砂研,各二两 紫石英研 白石英 龙脑 细辛去枝叶 赤箭 天门冬焙,去心 远志生,去心 干地黄焙 菖蒲九节者,米泔浸,切,焙,各一分 白茯苓去皮,三两 犀角镑 沙参 散风去叉,各半两 麝香研,半分

共捣研为末,炼蜜丸如小鸡头大。每服一丸,温酒嚼下,不拘时候。

脾中风

论曰:脾风之状,多汗恶风,身体怠惰,四肢不欲举,色薄微黄,不嗜食。诊在鼻上,其色黄。又曰:踞而腹满,身通黄,吐咸汁。又曰:翕翕发热,形如醉人,腹中烦重,皮肉瞤动,短气。脾,神诸脏,灌四旁者也,所主四肢,故脾中风,则身体怠惰,四肢不欲动。脾者,仓廪之官,故病则不嗜食。诊在鼻中央之位也,其色黄,黄土之色也,烦重发热,风之候也。形如醉人者,邪气之甚也。

独活汤方 治脾脏中风,肢体缓弱,言语不利,翕翕发热。

独活 麻黄去节,先煎,掠去沫,焙干 防风去叉,各一两 白茯苓去皮 人参 羚羊角镑 前胡去芦头 沙参去芦头 旋复花 黄芪 半夏汤洗七遍,切,焙 附子炮制,去皮脐,三分 甘草炙,半两

共锉如麻豆。每服三钱匕,以水一盏半,入生姜汁半分,同煎取七分,去滓。温服,不拘时,日三。

秦艽汤方 治脾脏中风,身体拘急,舌强不能语。

秦艽去苗土 麻黄去根节,沸汤,掠去沫,焙干 石膏各一两 独活 赤茯苓去皮 山萸 芎藭 防风 桂 白术 人参 防己 附子炮制,去皮 杏仁去皮尖,麸炒,各三分 干姜 甘草炙 细辛去苗叶,各半两

共锉如麻豆。每服五钱匕,水一盏半,煎取八分,去滓。温服,不拘时候。

羚羊角丸方 治脾脏中风,口面偏斜,语言謇涩,虚烦,手臂腰脚不随。

羚羊角屑 防己 白芍药 独活去芦头 白茯苓去黑皮 防风 酸枣仁微炒 杏仁去皮尖双仁,炒黄 麦门冬去心,焙,各三分 人参 芎藭 柏子仁炒 槟榔剉 桂去粗皮 当归切,焙,各半两 附子 薏苡仁 熟干地黄焙,各一两

共捣罗为末,炼蜜和丸如梧桐子大。每服空心温酒下三十丸。

肺中风

论曰:肺中风之状,多汗恶风,色皎然白,时咳短气,昼日则瘥,暮则甚。诊在眉上,其色白。又曰,燥而喘,身运而重,冒而肿胀,偃卧则胸满短气,冒闷汗出。夫热生风,风盛则热。

膝理开,多汗者,热甚故也。风薄于内,所以恶风。皎然而白,金之色也。在变动,为咳,又肺主故时咳短气。风,阳也。阳,昼则在表,暮在里。阳里而风应之,故暮则甚也。诊在眉上,其色白,肺之色也。身运而重,则使然也。喘而肿胀,偃卧而胸满短气,以肺主气故也。

羚羊角丸方 治肺中风气急,背项强硬,语声嘶败。

羚羊角二两　白鲜皮五钱　升麻　蔓荆实　恶实炒　枳壳一两　天麻白者　秦艽

共捣罗为末,炼蜜和丸如梧桐子大。食后煎桑白皮汤下十五丸,日三服。

荠苊汤方 治肺中风,项强鼻塞,语声不出,喘鸣肩息,胸满短气。

荠苊二两　防风　人参各一两五钱　独活　细辛　赤箭　芎䓖　羚羊角各五钱　麻黄二两桔梗剉,炙,三分　前胡去芦头　蔓荆实　白鲜皮各五钱　甘草　石膏各一两

共细捣筛。每服三钱匕,水一盏,煎至七分,去滓。温服,食后、临卧服。

肾中风

论曰:肾风之状,多汗恶风,脊痛不能正立,其色炲,隐曲不利。诊在肌上,其色黑。夫身之本在肾,受五脏六腑之精气,以养百骸九窍。肾受风,则诸阳之气不上至于头,故有面庞然浮肿之证。阳气虚者,则多汗恶风。肾主骨,骨不强则脊痛不能立。精神衰弱,则隐曲之事不利。肌上黑如炲色。又踞而腰痛,不可俯仰,或为冷痹,或为偏枯,耳鸣声浊,志意昏沉,善恐多忘,皆肾风证也。

海桐皮散方 治肾中风,踞而腰痛,脚肿疼重,耳鸣面黑,志意不乐。

海桐皮锉　五加皮去粗皮,剉　草薢炒　薏苡仁各一两　虎骨真,酥炙令黄　枳壳　赤芍药牛膝去苗,酒浸,切,焙,各一两　恶实炒,半两　散风　续断　杜仲,去皮,剉,炒　郁李仁汤退去皮尖双仁,炒　熟干地黄各一两

共捣罗为散。每服二钱匕,温酒调下,渐加至三钱匕,空腹、食前各一服。

杜仲丸方 治肾中风,腰脚不随,骨节酸疼,筋脉拘急,行履艰难,两胁牵痛。

杜仲去皮,剉,炒,三分　牛膝去苗,酒浸,切,焙,一两　萆薢一两半　酸枣仁一两　当归三分　防风一两　丹参三分　赤芍药三分　桂半两　肉苁蓉酒浸,切,焙,一两　石斛三分　附子五钱　郁李仁汤浸,去皮,三分　槟榔煨,一两

共捣罗为末,炼蜜和丸如梧桐子大。每服空腹用温酒下三十丸。

防风汤方 治肾中风,腰脚痛痹不仁,骨髓酸疼,不能久立,渐觉消瘦。

防风一两五钱　羌活一两　黄芪二两五钱　五加皮一两五钱　牛膝去苗,酒浸,切,焙,一两五钱　丹参一分　酸枣仁一合　桂一两五钱　赤芍药一两五钱　麻黄去节,煎,掠沫,焙,一两　槟榔煨,一两　当归切,焙,一两　木通一两五钱

共捣粗筛,每服三钱匕,水一盏,至七分,去滓,空心服及晚食前服。

石斛浸酒方 治肾中风注,腰脚痹弱,利关节,坚筋骨,除头面游风,补虚劳,益气力。

石斛去根苗,四两　黄芪一两五钱　丹参二两　牛膝去苗,二两　人参一两五钱　杜仲去粗皮,炒

五加皮　白茯苓各二两　枸杞子炒,一升半　山茱萸　山药　萆薢炒,各二两　防风一两五钱　天门

冬去心,焙,三两　生姜三两　细辛去苗叶,轻炒,一两　薏苡仁半升

共细剉如麻豆,用生绢囊盛,以酒五斗,于净瓷器中浸七宿。初温服三合,日三夜一,渐加至六七合,一升许,令常有酒气不至大醉。

摊缓俗名瘫痪

论曰:摊缓之辨,摊则懈惰而不能收摄,缓则弛纵而不能制物。故其证四肢不举,筋脉关节无力,不可收摄者,谓之摊;其四肢虽能举动,而肢节缓弱,凭物不能运用者,谓之缓。或以左为摊,右为缓,则非也。但也左得之,病在左;右得之,病在右耳。推其所自,皆由气血内耗,肝肾经虚,阴阳偏废而得之。或有始因他病,服吐,下之药过度,亦使真气内动,荣卫失守,一身无所禀养而致然也。

紫金天麻丸方　治中风摊缓,手足弹曳。

天麻　没药研　乳香研　牛膝酒浸　白术　当归各半两　牛黄研,三分　犀角一两　附子去皮脐,三分　五灵脂二两

共十味。为末,取三家井华水,丸如樱桃大。每服一丸,先用生姜汁化开,次用酒调下。如中风摊缓,手足弹曳謇涩,口眼㖞斜,不省人事,口吐涎沫,或手足搐掉,骨筋疼痛,皮肉麻痹,并宜服之。

天麻浸酒方　治摊缓风,不计深浅,久在床枕。

天麻半两　松节剉,一两　龙骨　虎骨酒浸　骨碎补半两　败龟板醋炙,一两　乌蛇酒浸,去皮骨　白花蛇酒浸,去皮骨　恶实根各半两　附子去皮脐,一枚　羌活　独活去芦头　牛膝酒浸,各半两　当归　芎劳各一两　大麻仁二两　熟干地黄焙,半两　茄子根二两　原蚕沙炒,二两

共十九味,咬咀如麻豆,用酒二斗浸,密封,春夏三日,秋冬七日。每服一盏,不拘时,温服。

虎骨丸方　治摊缓风,手足不随,口眼㖞斜,头目昏重,腹膝少力,及风气凝滞,筋骨疼痛。

虎胫骨酥炙,半两　当归一两　赤箭半两　安息香酒研,半两　海桐皮　独活　牛膝酒浸,各一两　肉苁蓉酒浸,一两　金毛狗脊去皮　续断各半两　萆薢　乌头去皮脐　芎劳各一两　甜瓜子　仙灵脾　乳香研,各半两　散风　天麻　石斛去根,各一两　酸枣仁去皮,研　黄松节酒炒　细辛各半两

共二十二味。除别研外为末,酒煮面糊,丸如梧桐子大,每服十五丸,酒下,或荆芥汤,不拘时。

天麻丸方　治风气摊缓等疾。

天麻二两　玄参　散风　地榆　干浮萍紫背者,洗,焙　干薄荷　乌头去皮脐　牛膝酒浸,各一

两　不蚛肥皂荚五挺,就地坑内烧成黑灰,瓷碗合定侯冷,用半两,细研,入诸药　牛黄　龙脑别研,各一钱

共十一味,除别研外为细末,和匀,炼蜜,和杵百余下,丸如鸡头大,每服一丸,温酒下。

牛黄丸方　治一切风及摊缓,言语謇涩。搜风镇心。

牛黄一分　龙脑一钱　麝香一钱　雄黄一分　丹砂五分,五味同研　天麻　乌犀　干蝎去土,炒　羚羊角镑　羌活　独活　防风　细辛　白芷　赤茯苓　蝉蜕　麻黄去根节　牛膝酒浸　芎劳　五加皮各半两　白附子炮,一分　乌蛇酒浸,去皮骨,炙,一两

共二十二味。研为末,炼蜜,和杵一千下,丸如鸡头大。嚼破,温酒或荆芥茶下,日三。

沉香煎丸方　治摊缓不收,体重无力,肢节缓弱,运动不能。

沉香　丁香　葫芦巴炒　附子去皮脐　牛膝去苗,剉,酒拌炒　补骨脂　蘹香子　石斛剉,酒拌炒　芎劳　木香　青橘皮汤浸,去白　桂去粗皮　肉苁蓉酒炒,各半两

共十三味。捣罗为细末,炼蜜为丸,如梧桐子大,每服二十丸,生姜盐汤下,酒亦可。

风弹曳

论曰:人假水谷之精,化为血气,周流一身,使四肢相随,筋脉相续,犹挈裘领,无所不从。若脾胃虚弱,水谷不化,筋脉无所禀养,复遇风邪外搏,肤腠流传,筋脉纵缓,则肢体弹曳。其弹则偏而不举,曳则弛而不随,是皆不能收摄也。

独活汤方　治中风手足弹曳,不能言。

独活二两　甘草炙　桂　生葛根　芍药　栝楼根实各一两

右六味,剉如麻豆。每服五钱,生姜三片同煎。温服,日三夜一。

败龟丸方　治中风手脚颤掉弹曳。

败龟涂酥炙,五两

一味,为细末,研饭为丸如梧桐子大。每服二十丸,酒下。

附子汤方　治风弹曳,手足不随,身体不能俯仰。

附子去皮脐　干姜　甘草炙　防风　独活各一两半　石膏碎　白茯苓　白术　芎劳　柴胡　当归酒浸　人参各一两　杏仁去皮尖双仁,炒,研,二十枚　细辛一两

共十四味。剉如麻豆。每服五钱,水酒共煎。温服,日三。人羸弱者,只用水煎服。

羚羊角丸方　治中风手颤弹曳,语涩。

羚羊角一两　犀角三分　羌活　防风各一两半　薏苡仁　秦艽各二两

右六味,为末,炼蜜丸如梧桐子大。每服十丸,煎竹叶汤下,加至三十丸。

中风四肢拘挛不得屈伸

论曰:脏真散于肝,肝藏筋膜之气,筋为肝所养。筋得所养,则俯仰屈伸,莫或乖戾。若经络偏虚,风邪乘虚,客于机关,则筋脉缩急;干于阳络,则肩背从而拘挛,不得屈伸。

夜合枝酝酒方　治中风手足不随,挛缩屈伸艰难。

夜合枝　桑枝　槐枝　柏枝　石榴枝各生用剉,五两　羌活别杵,二两　糯米五升　细曲七斤半　防风别杵,五两　黑豆用紧小者,生用,五升

共十味。以水五斗浸五枝,同煎取二斗五升,去渣,浸米黑豆一宿,蒸熟;与曲、防风羌活二味拌和造酒,依常酝法,封三七日,压去糟滓。取清酒三合至五合,时饮之。常令有酒气,勿令过醉,恐至吐,悖乱正气。

乳香丸方　治中风四肢拘挛,筋骨疼痛。

乳香细研,一两　乌头去皮脐,半两　羌活一两　雄黄细研水飞,半两　白附子　羚羊角各一两　附子去皮脐,半两　原蚕蛾炒　防风　乌蛇酒浸,去皮骨,炙　白僵蚕炒　虎胫骨各一两　腻粉　麝香各三分　赤箭　牛膝酒浸　没药研,各半两

右十七味,为末,再同和匀,炼蜜丸梧桐子大。每服用豆淋酒下十丸,如人行十里再服。

地龙饼子方　治中风手足筋急挛疼痛。

地龙炒　海蛤　硫黄研　乌头去皮脐,各半两　鳞鲤甲各一两

五味,同研为末,醋煮面糊,为丸如鸡头,捏作饼子,暴干。每用一饼,以葱白裹,安手足节上,以手帛系住,搁在一朽木桶上淋之,候觉骨中热极,方解去帛子。后看手足未得舒展时,再用热汤淋之。每一饼可用三次。如用药毕,且着衣服盖之,不得透风。

酸枣仁煎方　治筋骨拘急及软疼痛,行履不得。

酸枣仁半生半炒,三两　虎骨酒炙,一两半　海桐皮　羌活各二两　仙灵脾　赤箭　萆薢　杜仲去粗皮,炙断丝　败龟酒炙　蒺藜子　石斛　牛膝酒浸　巴戟天　附子去皮脐　木香　熟干地黄酥各一两　桑枝一尺长,一握　白蜜四两

共十九味。捣罗十七味为末,再研匀;用清酒七升,先煎桑枝令黄色,去桑枝,后下药末,更煎一二十沸;次下酥蜜,煎成膏,看香气得所,用瓷盒盛。每服一匙头,温酒调下,日三服。

风　痓

论曰:风痓者,以风伤太阳之经,复遇寒湿故也。其状口噤不开,腰背强直如发痫。盖风邪内薄于经,则荣卫凝泣,筋脉紧急,故令口噤不开,卒然倒仆,不知所以。凡发极则复苏,苏则复作,其或耳中策策而痛,身背直而不屈者,不治也。

天麻汤方　治风痓,身如板直,遍身硬强。

天麻半两　羌活　人参　桂去粗皮　白术　麻黄去根节,煎,掠去沫,焙干　杏仁去皮尖双仁,炒,各一分　附子去皮脐,一枚

八味,剉如麻豆。每服五钱,生姜一枣大同煎,再入酒半盏煎,热服,后以生姜稀粥投之,取汗,日三。

甘草汤方　治风痓,口噤不语,肢体强直,神识不明。

甘草炙　羌活一两一分　人参半两　防风一两　附子半两

每服四钱，入地黄汁一合煎，再入荆沥竹沥各半合，同煎。温服，日夜各一。

角弓反张

论曰：风角弓反张之状，腰背反折不能俯也。中风邪，客于诸阳之经，邪正相搏，风气胜，则筋脉缩急，腰背反折，如弓之形也。

麻黄饮方　治中风身如角弓反张，四肢不随，烦乱口噤。

麻黄去根节，三两　防风　桂　白术　人参　芎䓖　当归　甘草炙　干姜各一两　附子一两
杏仁去皮尖双仁，三十枚

每服五钱，水煎。温服，不拘时。

当归汤方　治中风身如角弓反张，口噤不开。

当归　细辛各三分　防风　独活各一两半　麻黄去根节，一两一分　附子去皮脐，一枚

每服三钱，水酒同煎。温服。如汗出，慎外风；若口噤，即干开口灌之。

急风散方　治中风身如角弓反张状。

附子一枚去皮脐　乌头去皮脐，二枚　天南星一枚　藿香去梗　防风　白芷各半两　干蝎去土，炒，全者　白附子各一分

共八味，为散。每服半钱，豆淋温酒调下。并二服。未愈，再服。

中风失音

论曰：喉咙者，气之所上下也。会厌者，声音之门户。其气宣通，则声音无所阻碍。若风邪搏于会厌，则气道不宣，故令人失音；入脏，则不能言语也。

羌活汤方　治中风失音不语。

羌活去芦头，两半　甘草炙，剉　人参各半两　附子去皮脐，一枚　荆沥　竹沥　生地黄汁
共七味。先将四味剉如麻豆，每服五钱，入三件汁沥同煎。温服，日三夜一。

地黄汤方　治中风失音不语。

生地黄汁　淡竹沥各半盏　独活去芦头，一两　附子去皮脐，半个

四味，将二味剉如麻豆，每服三钱，入竹沥地黄汁同煎。温服，空心、日午、夜卧各一服。

羚羊角汤方　治中风失音，手足不随。

羚羊角镑　芎䓖　细辛去苗　木香　防风　麻黄　独活　羌活　当归酒浸　附子去皮脐
桂去粗皮　天麻各一两

每服三钱，水煎。温服，不拘时候。

竹沥汤方　治中风失音不语，昏沉不识人。

竹沥　荆沥　梨汁各二合　陈酱汁半合

四味,相和,散煎一二沸,再滤一遍。令温,细细灌入口中。口噤,干开口灌之。

竹豆汤方　治中风失音不语。

新青竹碎如箅子,四十九茎　乌豆二升

二味,以水八升相和,煮令豆烂,去滓,再煎取一升。每服二合,灌之,或口噤不开者,即干口灌。

中风舌强不语

论曰:中风舌强不语者,盖脾脉络胃,侠咽,连舌本,心气所通。今风邪客搏,则气脉闭塞不利,所以舌强不能舒卷,有客于言语也。

羌活汤方　治中风舌强不得语,手足举动不得。

羌活一两　羚羊角半两　麻黄去根节,一两　防风半两　旋复花炒,一两　独活半两　龙脑研,半两　人参　白茯苓　当归　麦门冬各半两　杏仁汤浸,去皮尖双仁,一两

每服一两,水煎。温服,空心、日午、夜卧各一服。

竹沥汤方　治中风舌强不得语,心神烦闷。

淡竹沥五合　人乳汁二合　三年酱汁半合

三味,相和调匀。分三服,口噤,干灌之,立瘥。

陈醋二合　三年酱汁　人乳汁各五合

三味,相和研,以生绢滤绞取汁。分为三服,日夜服之,服尽能语。

三圣散方　治中风舌强不语。

没药研　琥珀研,各一分　干蝎全者,炒,七枚

三味,研为末。每服三钱,用鹅梨汁半盏,皂荚末半钱,浓煎汤一合,与梨汁相和调下。须臾吐出涎毒,便能语。

雄黄丸方　治心脾中风,舌强不语,涎潮昏塞,不省人事。

雄黄研　丹砂研　牛黄研　天南星牛胆内制者　白僵蚕生用　天麻生用,各半两　麝香一分　金箔　银箔与麝香同研,各五十片

九味,研为细末,炼蜜丸如梧桐子大。每服十丸,温薄荷汁化下。不拘时。

风口噤

论曰:风口噤者,风寒客于三阳之筋,使筋脉拘急,口噤不开,牙关紧急。若不速治,恐致他病,以风者善行而数变也。

开关散方　治中风目瞑口噤,不能下药者,用此散。以中指点散子,揩齿三二十次,在大牙左右,其口自开,始得下药。

天南星生捣为细末　龙脑别研

各等分研细，五月五日午时合。患者共使一字。若急用，亦不拘端午。

乌梅饮方　治中风不语，口噤吐痰，颈项筋急。

乌梅并子捶碎，二十七枚　菝葜碎剉捶，一两半　白矾生用，一两

先以水一升煎菝葜根，取三合，去滓，别盛；又以别水一升煎乌梅，至三合，去滓，别盛；又以水五合煎白矾，取三合，别盛。以物干开口，先灌菝葜汤，次下乌梅汤，又次下白矾汤，旋消停服之，良久即吐恶疾毒涎，如不吐，以鹅毛搅喉口取吐。

附子散方　治中风牙关紧急，遍身强硬。

附子一枚一两者，慢火炮制，去皮脐　白附子

共末，为细散。每服一钱匕，温酒调下，三服效。

海带散方　治风口噤牙关不开。

海带炒，半两　乌梅肉　天南星生，各一两　麝香别研，后入，二分

为细末，入瓷盒内，勿令透气。如患急，以半钱匕，于腮里牙关上揩，便自开口立效。

治牙关紧急方

甘草比中指节截作五截，于生油内浸过，炭火上炙，候油入甘草用

以物干开牙关，令咬定甘草，可如人行五里时候，又换甘草一截，后灌药极效。

白神散方　治中风或吐泻，牙关紧噤，下药不能。

白梅末不拘多少

将揩牙，立开。盖酸能收敛，自然牙骨易开也。

风口㖞

论曰：足阳明脉，循颊车；手太阳脉，循颈上颊。二经俱受风寒，筋急引颊，令人口㖞僻，言语不正，目不能平视。又云：风入耳中，亦令口㖞，盖经络所系然也。诊其脉浮而迟者，可治。

葛根汤方　治中风口面㖞斜。

葛根　防风　附子　麻黄炙，各一两　独活三两　杏仁汤浸，去皮防四十枚　松实去壳，两半

共剉如麻豆。每用药十钱匕，以水二盏，酒一盏，入生姜三片，煎一盏半，去滓。分三服，日二夜一。

防风汤方　治中风口面㖞斜，泪出失音。

防风　防己　升麻　桂　麻黄　芎劳各一两　羚羊角一两半

剉如麻豆。每服三钱匕，以水一盏，煎取六分，去滓；入竹沥半合，更煎三二沸。热服，空心、日午及临卧各一服。

一字散方　治贼风吹着，口眼㖞斜。

乌头生用　青矾各半两

共为散。每用一字,搐入鼻内,取出涕吐涎。

治风口㖞方

蓖麻油 巴豆油

二味等分,并相和。如右㖞,即点左口角;如左㖞,即点右口角,仍急觑,才正,当急揩去药。

青松叶浸酒方 治中风口面㖞斜。

青松叶细剉如大豆,一斤

木石臼中杵,令汁出,用生绢囊贮,以清酒一斗浸二宿,近火煨一宿。初服半斤,加至一升。头汗出,即正。

石灰涂方 治中偏风口面㖞斜。

石灰半升

炒,乘热以醋调似泥,涂于一边缓处,才正,急用温水洗去。

人参丸方 治中风口眼㖞斜,手足无事,语不謇涩。止缘坐卧处,对耳有窍,为风所中。筋牵过一边,连眼皆紧,睡着一眼不合者,服此药,二十日内,眼口皆正矣。

人参 草乌生去皮尖 牛膝去苗,酒浸,焙干,各一两 按牛膝入脑虚人口眼㖞用之。

捣罗为细末,水煎面糊,丸如梧桐子大。每服十丸,炒黑豆淋酒下,一日二服。

假苏丸方 治一切风口眼偏邪。

生假苏去梗 生薄荷用叶,一斤

二味,并沙盆内研,生绢绞取汁,瓷碟内看厚薄日煎成膏,余滓三分,去一分粗滓不用,将二分滓晒干,杵为末,将膏和,为丸如梧桐子大。每服二十丸,温酒下。

偏　风

论曰:人身所养者,惟血与气。血气均等,则无过不及之害;稍至衰微,则所运不周,遂致体有偏复。因风客身一边者,谓之偏风。其状半体不知痛痒,或病顽痹不仁,或纵缓,或痹痛是也。

荆沥汤方 治偏风不随,心中烦闷,言语謇涩。

荆沥五合 竹沥五合 生姜汁三合

三味,相和,再暖。每服三合,以酒调下。

防己汤方 治偏风,半身不遂,口眼㖞斜,不能言语,筋脉拘挛,不得转侧。

防己 芎䓖 桂 黄芩 芍药 人参 甘草炙 麻黄去根节 附子去皮脐 防风各一两
杏仁去皮尖,四十枚

每用十钱,生姜十片同煎。温服,三服,日二夜一。

生地黄汤方 治偏风,手足一边不收,口目㖞戾,言语謇涩。其药不虚人,老少并可服之。

生地黄汁　竹沥　荆沥各一升五合

三味,别作羌活防风各一两(去芦头并叉,剉),附子一枚(重半两者。去皮脐,生用,作八九片),入煎三汁中,慢火煎取一升半。每用醇酒三合,调化药汁二合,暖服之,日二夜一,无问冬夏,并得服之。

麻子仁汤方　治偏风,手足不遂,口面㖞斜。

麻子仁炒二合　黑豆紧小者,炒,二合　鸽粪炒,二合　垂柳枝剉半寸长,二握

四味,先以酒七升,煮柳枝及五升,炒鸽粪麻仁黑豆等令黄,乘热便投柳枝酒内,须臾去滓令净。每服旋取,温服二合至三,合空心临卧各一服。

续命独活汤方　治偏风,半身不遂,热闷语涩。

独活　防风　人参　芍药各二两　防己一两半　桂一两　羚羊角镑,三分

㕮咀如麻豆。每服五钱,入竹沥半合,同煎。温服。

安息香丸方　治偏风,半体不仁,纵缓不收,或时痹痛。

安息香研,一两　乳香研,一两　麻黄去根节,二两　胡桃仁汤浸,去皮,研,一两半　干浮萍草去土,一两半

右五味,先捣麻黄浮萍草为末,与研药拌匀,炼蜜和丸如弹子大。每服一丸,温酒化下,以汗出为效。

拟金丸方　治偏风,半身不遂,不知痛痒。

草乌头生,去皮脐,二两半　骨碎补去毛,一两半　狗脊去毛,一两　五灵脂一两　马蔺花一两半地龙去土,半两　乳香研,一两　枫香脂研,一两　草薢一两

九味,捣罗为末,入研者二味和匀,醋煮面糊,和丸如小豆大。每三丸至五丸,荆芥汤下,空心、临卧各一服。

风偏枯

论曰:气血不足,腠理开疏,风湿客于分肉之间,久而不瘥,真气去,邪气独留,乃为偏枯之疾。其状肢体不随,肌肉偏枯,细小而痛。言语不变,神智不乱,乃可治也。宜温卧取汗,益不足而损有余。余诊其胃脉沉而大,心脉小而牢急,皆偏枯之脉也。

当归汤方　治中风手足偏枯,口面㖞斜疼痛,一目不能合。

当归　白芷　防风　白鲜皮　白术　芎䓖　杏仁去皮尖　甘草炙　甘菊花　天雄去皮脐,各一两　人参半两

每服五钱,生姜半分同煎。温服,日三夜一,与食相间服之。

磁石汤方　治中风偏枯,骨酸无力。

磁石烧赤,醋淬,七遍,三两　防风三两　五味子二两　甘草一两　玄参二两　附子去皮脐,一两

牡丹_{去心,二两}

每用五钱,入黑豆三十五粒,同煎。空心、日午、夜卧服。

没药丸方　治中风偏枯,手足不随,言语謇涩,口眼㖞斜。

没药_{研,半两}　天麻_{酒浸一宿,焙干,二两}　乌头_{去皮脐,一两}　地龙_{去土,炒,一两}　羚羊角_{镑屑,一分}
犀角_{镑屑,一分}　丁香_{一分}　木香_{一分}　乳香_{研,半两}　丹砂_{研,半两}　龙脑_{研,一分}　麝香_{研,一分半}
玄参_{一分}　人参_{半两}

十四味,捣研为末,炼蜜和丸樱桃大。每服一丸,温酒下,食前服,重病者,服一月瘥;初
患,五七服即愈。

历节风

论曰:历节风,由气血衰弱,为风寒所侵,血气凝涩,不得流通,关节诸筋无以滋养,真邪
相薄,所历之节,悉皆疼痛,故谓历节风也。病甚,则使人短气,汗出,肢节不可屈伸。

防风汤方　治历节风,周身百节疼痛,脚痿弱。

防风_{二两}　白术_{一两}　白鲜皮_{二两}　桂_{一两三分}　黄芪_{二两}　薏苡仁_{炒,二两}

右六味,捣筛。每服四钱,生姜三片同煎。温服,日三夜一。

没药散方　治历节风,百骨节疼痛,昼夜不可忍。

没药_{研,半两}　虎胫骨_{酒炙,三两}

二味,捣罗为末,每服二钱,温酒调下,日三服。

透关散方　治历节风,四肢挛急,疼痛难忍,短气汗出。

麻黄根_{五两}　天南星_炮　威灵仙_{各半两}　草薢　当归　人参　天麻_{各一两}　赤小豆_{浸,去皮,}
_{焙,半两}

共八味,捣罗为末。每服半钱,温酒调下。

独活散方　治历节风。

独活_{去芦头,一两半}　玄参_{一两}　生犀角屑_{二两}　升麻_{三两}　恶实根_{半两}　豉_{二合}　生干地黄
_{半两}

共七味,捣罗为散。每服三钱,空腹米饮调下。

乳香大丸方　治血气衰弱,风毒攻注,历节疼痛。

乳香_研　没药_{研,各一两}　五灵脂_{去沙石,四两}　乌头_{去皮脐,一两半}

共四味。捣研为末,再和匀,滴水和丸如弹子大,以丹砂为衣。每服一丸,薄荷酒化下,
日三服。

中风百节疼痛

论曰:中风百节疼痛者,由体虚受风,风邪中于关节,故令百节筋脉拘急疼痛,寒热更作,

不可屈伸。此皆真气怯弱，不胜风邪，真邪相薄，所以痛也。

白花蛇散方 治中风肢节疼痛，言语謇涩。

白花蛇_{酒浸，去皮骨，二两} 何首乌_{去黑皮} 牛膝_{三味用酒浸半日，焙干} 蔓荆实_{去白皮，各四两} 威灵仙 荆芥穗 旋复花_{各二两}

共七味，捣罗为末。每服一钱，温酒调下。空心、临卧服。

羌活散方 治中风百节疼痛，寒热更作，不可俯仰。

羌活_{去芦头，一两} 天麻_{去蒂，生用，一两} 芎䓖_{半两} 酸枣仁_{炒，三分} 鹿角胶_{炒燥，半两} 蔓荆实_{揉去白皮，一分} 羚羊角_{镑屑，三分} 人参_{半两} 白附子_{半两} 牛膝_{三分} 桂_{半两} 薏苡仁_{炒，一分} 乌蛇_{酒炙，用肉，半两} 犀角_{镑屑，一分} 白鲜皮_{炙，半两} 地骨皮 柏子仁_{生用，三分}

右十七味，捣罗为细末。每日空心及夜卧，各以豆淋酒调下一钱至钱半。

白头翁酒方 治诸风痛攻四肢百节。

白头翁草_{一握}

一味，烂研。以醇酒投之，顿服。

又方

生恶实根，摩酒服，痛止即住。

又方

黑豆_{炒去皮，半升} 威灵仙_{二两} 桑根_{白皮一两}

三味，用醇酒一升半，煎取八合，去滓。顿服之。

又方

杏仁_{汤浸，去皮尖双仁，炒黄，研，半两} 虎骨_{以酒涂，酥炙黄，取半两为末}

二味，用醇酒一升热调，顿服。

肌肉瞤动

论曰：肌肉瞤动，命曰微风。盖邪搏分肉，卫气不通，阳气内鼓，故肌肉瞤动。然风之入脉，善行数变，亦为口眼瞤动，偏喎之病也。

虎骨丸方 治风虚肌肉瞤动，手足颤掉。

虎胫骨_{酥炙} 松节_{剉，酒炒} 天麻 牛膝_{酒浸} 赤箭 海桐皮 独活 石斛_{去根} 防风 乌蛇_{酒浸，去皮骨} 酸枣仁 当归 仙灵脾 甜瓜子_{洗，焙} 乳香_研 五加皮_{各一两}

一十六味，先以十五味捣罗为细末，入研者乳香再和匀，酒煮面糊，丸如梧桐子大，每服十五丸至二十丸，荆芥酒或茶酒任下，不拘时候。

天麻丸方 治循经络肌肉瞤动，头目昏眩，手足麻痹。

天麻 芎䓖_{各一两} 荆芥穗 鸡苏叶_{各三两} 白附子 甘草_{各半两}

右六味，为末，炼蜜丸如樱桃大。每服一丸，茶酒任下。

荆芥汤方　治风气肌肉胭动,头目昏眩,四肢烦疼。

荆芥穗　旋复花各四两　前胡　甘草炙　麻黄去根节　芍药　芎䓖　半夏洗七遍,各一两

每服三钱,葱白三寸,鸡苏二叶,同煎,温服。

产后中风

论曰:产后血气未完,风邪乘之入于经络,则发为痓。其候口噤不开,筋脉挛急,面目㖞癖,至于五脏六腑则随所中而症候出焉。甚者瘛疭直视,角弓反张,神志昏塞,便溺遗矢,暗不能言,为中风之证。

小续命汤　治产后失血中风,口眼㖞斜,冒昧不知痛处,拘急不得转侧,遗溺,失音。

麻黄去根节,二两　人参　附子　川芎　白术　防己　白芍　子芩各一两　桂心　甘草各二两　防风两半

生姜、水煎五钱服。

大豆酒　治产后中风,背强口噤,或烦热,头身皆重,身痒,及呕逆直视,皆风湿所致。

大豆三升

炒令声断,用酒五升沃热豆中,取豆汁服一盏,日饮五七次,取微汗,身才润即愈。一则去风,二则消血。

麻黄汤　治产后中风,口眼㖞斜,身背拘挛。

麻黄去根节　桂心各一两　川芎　白芍药　防风各二分半　竹沥二合　白术炒,五钱

生姜、水煎五钱,去滓,入竹沥半合,二三服,取汗。

地黄酒　治产后中风,口噤,筋脉挛急,角弓反张。

生地汁二升　白酒三升　生姜汁二合

用二汁煎数沸,入酒再煎十数沸,任性细饮数杯。若冷多,加桂心末二两;若热多,加藕汁二合。

产后中风口㖞

论曰:足阳明胃经入上齿中,环出挟口,环唇,下交承浆。手太阳经循颈上颊,至目锐眦。此二经皆为风寒所中,使筋脉缩急,牵引于颊,故为口㖞癖不正,语言謇涩,目不能平视也。

人参汤　治产后中风口面㖞斜。

人参　白芍药　防己　白术　甘草　防风　麻黄去根节　附子　川芎　子芩　桂心各一两

生姜,大水煎三钱,温服。

天麻散　治产后中风,口眼㖞斜,筋脉不利。

明天麻　怀生地　白僵蚕糯米炒　玄胡索　独活　防风　川归　荆芥穗　桂心各五钱

共末。用酒下二三钱,日二服。

独活汤 治产后中风口面喝斜。

独活 防风 川归各两半 川芎 枳壳 桂心各一两 细辛五钱 蔓荆子两半 竹沥

水煎三钱,去滓,入竹沥半合,再沸,服,日二。

竹沥汤 治产后中风,口面喝斜,手足不随,语言謇涩,昏昧。

竹沥 防风 麻黄去根节,各两半 升麻 羌活 羚羊角 川芎 桂心各一两 杏仁八十枚去皮尖,炒,研

水煎三钱,去滓,入竹沥半合,再二三沸。少顷再服,取微汗,瘥。

地汁竹沥饮 治产后中风,口眼喝斜,筋脉挛急。

生地汁 竹沥各半升 独活两半

用水二钟,煎独活三钱,去滓,入地汁、竹沥各半合,再二三沸,温服,日二。

《医暇卮言》

每见时师治中风,初用八味顺气散,多不得救,已而用二陈四物,加胆星天麻之类。自谓稳当之极,可以久而奏功,而有竟无一验,何也?盖妄以南星半夏为化痰之药,当归川芎为生血之剂,而泥于成方,变通无法故也。正不知通血脉,助真元,非大剂人参不可。而有痰者,惟宜竹沥,少加姜汁佐之,不宜轻用燥剂。至于归地,甘粘能滞脾气,使脾精不运,何以能愈瘫痪?岂若人参出阳入阴,少则留,多则宣,无所不达哉!其能通血脉,虽明载本草,人谁信之。里中一老医,右手足废,不能起于床者二年矣,人传其不起,过数月遇诸涂,讯之曰:吾之病几危矣!始服顺气行痰之药,了无应验,薄暮神志辄昏,度不可支,令家人煎进十全大补汤,即觉清明,遂日服之,浃数月,能扶策而起。无何,则又能舍策而步矣。经曰:邪之气凑,其气必虚。吾治其虚,不理其邪,而邪自去,吾所以获全也。余曰:有是哉,使进顺气疏风之药不辍者,墓木拱矣。然此犹拘于成方,不能因病而变通。随时而消息,故奏功稍迟。使吾为之,当不止是也,姑书之以俟明者采焉。

《金匮要略直解》

中风历节病脉证并治第五

夫风之为病,当半身不遂,或但臂不遂者,此为痹。脉微而数,中风使然。

《内经》曰:"风者,善行而数变。"或着于半身,或着于一臂。风邪居之,则身臂不遂,而荣卫失其隧道之常度,故血凝于肤者为痹也。脉微则正气虚,数则邪气胜,以邪之所凑,其气必

虚,故中风令脉如此。

寸口脉浮而紧,紧则为寒,浮则为虚。寒虚相搏,邪在皮肤。浮者血虚,络脉空虚。贼邪不泻,或左或右。邪气反缓,正气即急。正气引邪,喎僻不遂。邪在于络,肌肤不仁。邪在于经,即重不胜。邪入于腑,即不识人。邪入于脏,舌即难言,口吐涎。

邪在皮肤则脉紧,脉络空虚则脉浮,脉络空虚,则邪易中。若不泻之,其邪或在于左,或在于右。邪盛而正虚,逼其正气,是以正气即急,而邪气反缓。正气行于经隧之间,引邪气于头面,则为喎僻。引邪气于四肢,则为不遂也。邪之浅者在经络,邪之深者入脏腑,孙络之散见肤腠。邪气凝而不行,故其肉不仁。大经之行于经隧,邪气留而不去,故髓重不胜。不识人者,《经》所谓朦昧暴瘖,此邪入腑,则朦昧不识人,入脏则舌难言而为瘖矣。舌难言,则唇吻不收而涎下也。

寸口脉迟而缓,迟则为寒,缓则为虚。荣缓则为亡血,卫缓则为中风。邪气中经,则身痒而瘾疹。心气不足,邪气入中,则胸满而短气。

《难经》曰:"血主濡之。"血亡则荣卫不濡,而邪易中,故令寸口之脉迟而缓。迟为寒入于经,缓为血不足也。寒气客于经络之中,令身痒而瘾疹者,以邪气搏于皮肤,其气外发,腠理开,毫毛摇,气往来行则为痒,痒为泄风,而瘾疹成也。若心气不足,则邪乘不足而客于心,客于心则隔碍其息道,故胸满而短气也。

寸口脉沉而弱,沉即主骨,弱即主筋,沉即为肾,弱即为肝。汗出入水中,如水伤心,历节黄汗出,故曰历节。

《圣济总录》曰:"历节风者,由血气衰弱,为风寒所侵,血气凝涩,不得流通关节,诸筋无以滋养,真邪相搏,所历之节,悉皆疼痛。"或昼静夜发,痛彻骨髓,谓之历节风也。节之交三百六十五,十二筋皆结于骨节之间。筋骨为肝肾所主,今肝肾并虚,则脉沉弱,风邪乘虚淫于骨节之间,致腠理疏而汗易出。汗者,心之液,汗出而入水浴,则水气伤心,又从流于关节交会之处,风与湿相搏,故令历节黄汗而疼痛也。

跌阳脉浮而滑,滑则谷气实,浮则汗自出。

跌阳,胃脉也,诊在冲阳。滑则为实,浮则为风。风则令汗出,亦历节之脉。

少阴脉浮而弱,弱则血不足,浮则为风,风血相搏,即疼痛如掣。

少阴,肾脉也,诊在太溪。若脉浮而弱,弱则血虚,虚则邪从之,故令浮弱。风血相搏,则邪正交争于筋骨之间,则疼痛如掣。

盛人脉涩小,短气,自汗出,历节疼,不可屈伸,此皆饮酒汗出当风所致。

盛人不应脉涩小,涩为血虚,小为气弱。《内经》曰:"脉小弱以涩,谓之久病。"短气者,正气内虚,汗出者,邪气外胜,故历节痛不可屈伸也。饮酒中风,则为漏风,今为历节,何也? 以风邪常留于肌表,则为漏风。今盛人脉涩小,荣卫俱虚,风邪乘其汗出而入,搏于筋骨之间,则为历节,此风之所以善行而数变也。

诸肢节疼痛,身体尪羸,脚肿如脱,头眩短气,温温欲吐,桂枝芍药知母汤主之。

诸肢节痛,谓骨节尽疼痛,痛久则邪盛正弱,身体即尪羸也。历节之病,由于汗出入水,酒后当风,风湿下注而为脚肿,搏于溪谷而筋络绝伤,故脚肿如脱也。头眩短气者,正气虚也,温温欲吐者,寒邪胜也,与桂枝芍药知母汤温经而散寒湿。

桂枝芍药知母汤方

桂枝四两　芍药三两　甘草二两　麻黄二两　生姜五两　白术五两　知母四两　防风四两　附子二两,炮

上九味,以水七升煮取二升,温服七合,日三服。

《内经》曰:"形气不足,病气有余,是邪胜也。"又曰:"外淫于内,所胜治之。"桂枝、麻黄、防风、甘草,辛甘以散风邪也。湿淫所胜,平以苦热,佐以辛酸,以苦燥之附子、知母之苦热,芍药、生姜之辛酸,白术之苦燥脾,为治肢节疼痛之大剂。又曰:桂枝、麻黄、生姜、防风长于去风发表,故用芍药之酸寒以收之;附子大热,有毒,过于温经散湿,故用知母之苦寒以制之;甘先入脾,白术、甘草之甘,引诸风药以入脾胜湿。

味酸则伤筋,筋伤则缓,名曰泄。咸则伤骨,骨伤则痿,名曰枯。枯泄相搏,名曰断泄。荣气不通,卫不独行,荣卫俱微,三焦无所御,四属断绝,身体羸瘦,独足肿大,黄汗出,胫冷。假令发热,便为历节也。病历节不可屈伸,疼痛,乌头汤主之。

《内经》曰:酸伤筋,咸伤骨。故味过于酸,肝气以津,津则筋缓,缓则肝气泄。味过于咸,大骨气劳,劳则骨痿,痿则肾脏枯,枯而又泄。肝肾并伤,名曰"断泄"也。荣行脉中,卫行脉外。荣气不通,则卫气亦因之不行。不行则荣卫虚微,而真元之气不能通会于三焦,三焦则无所统御,四肢亦断绝也。既已荣卫虚微,肝肾并伤,则脾胃亦从而病。以脾主身之肌肉,故身体羸瘦。胃脉在足,故足独肿大也。脾胃虚,则风湿外袭。薄于皮肤,则为黄汗。注于下焦,则为胫冷。流于关节,则发热历节痛也。历节则使人屈伸不利而疼痛,与乌头汤,强筋骨而去风湿。

乌头汤方

麻黄　芍药　黄芪各三两　甘草三两,炙　川乌五枚,㕮咀,以蜜二升,煎取一升,即出乌头

上五味,㕮咀四味,以水三升,煮取一升,去滓,内蜜煎中,更煎之,服七合。不知,尽服之。

历节疼痛者,散以麻黄、川乌之辛;屈伸不利者,缓以甘草之甘;芍药以通荣,黄芪以行卫,佐诸风药而通行荣卫,则历节风湿之邪,自不能容矣。仲景每用乌头而以蜜煎者,制其热毒也。

旧本有侯氏黑散、风引汤、防己地黄汤、头风摩膏、矾石汤,所主皆非中风历节证,是宋校正附入唐人方也。凡仲景方经,证在前而方在后,未有方在前而证在后者。况仲景为医方之祖,复取侯氏方者? 知之,今概不录。

五脏风寒积聚病脉证并治第十一

肺中风者,口燥而喘,身运而重,冒而肿胀。

风为阳邪,中于燥金,则口燥,彭彭而喘咳,肺病也。《内经》曰:肺调百脉,又曰:"脏真高于肺,以行荣卫阴阳。"失其职而中于邪,则不能内溉脏腑,外输皮毛,血气不能归于权衡,则身运而重,运之甚者则冒,重之渐者则肿,故冒而肿胀。

肝中风者,头目眴,两胁痛,行常伛,令人嗜甘。

肝主风,风胜则动,故头目眴动也。肝脉布胁肋,故两胁痛也。风中于肝,则筋脉急引,故行常伛。伛者,不得伸也。《淮南子》曰:"木气多伛。"伛之义,正背曲肩垂之状,以筋脉急引于前故也。此肝正苦于急,急食甘以缓之,是以令人嗜甘也。

心中风者,翕翕发热,不能起,心中饥,食即呕吐。

心主热中于风,则风热相搏而翕翕发热不能起。心中虽饥,以风拥逆于上,即食亦呕吐也。

脾中风者,翕翕发热,形如醉人,腹中烦重,皮目眴眴而短气。

风为阳邪,故中风必翕翕发热,脾主肌肉四肢,风行于肌肉四肢之间,则身体懈惰,四肢不收,故形如醉人。腹为阴,阴中之至阴脾也,故腹中烦重。《内经》曰:"肌肉蠕动,命曰微风。"以风入于中,摇动于外,故皮目为之眴动。腹中烦重,隔其息道不能达于肾肝,故短气也。

妇人产后病脉证并治第二十一

产后风续之数十日不解,头微痛,恶寒,时时有热,心下闷,干呕,汗出,虽久,阳旦证续在耳,可与阳旦汤。即桂枝汤,方见下利。

产后中风虽有数十日,不解,其表证仍在者,亦当与阳旦汤也。

产后中风,发热,面正赤,喘而头痛,竹叶汤主之。

风邪留于肌肤则发热,怫郁于上则面赤而头痛,故与竹叶汤以散之。

竹叶汤方

竹叶一把 葛根三两 防风 桔梗 桂枝 人参 甘草各一两 附子一枚,炮 大枣十五枚 生姜五两

上十味,以水一斗,煮取二升半。分温三服,温覆使汗出。颈项强,用大附子一枚,破之如豆大,前药扬去沫。呕者,加半夏半升洗。

产后血虚,多汗出,喜中风,故令病痉。今证中未至背反张,而发热面赤头痛,亦风痉之渐,故用竹叶主风痉,防风治内痉,葛根疗刚痉,桂枝治柔痉,生姜散风邪,桔梗除风痹,辛以散之之剂也。邪之所凑,其气必虚,佐人参以固卫,附子以温经,甘草以和诸药,大枣以助十

二经,同诸风剂则发中有补,为产后中风之大剂也。颈项强急,痉病也,加附子以散寒。呕者,风拥气逆也,加半夏以散逆。

妇人杂病脉证并治第二十二

妇人中风,七八日续来寒热,发作有时,经水适断,此为热入血室,其血必结,故使如疟状,发作有时,小柴胡汤主之。方见呕吐。

妇人伤寒中风,六经传变,治例与男子同法。唯经水适来适断,热入血室,与夫胎前产后,崩漏带下,则治有殊也。妇人经行之际,当血弱气尽之时,邪气因入血室,与正气相搏,则经为之断,血为之结也。血结则邪正分争,往来寒热,休作有时,与小柴胡解表里,而散血室之邪热。

妇人中风,发热恶寒,经水适来,得之七八日,热除脉迟,身凉和,胸胁满如结胸状,谵语者,此为热入血室也,当刺期门,随其实而泻之。

发热恶寒则风邪在表,未入于里,值经水适来,至七八日,则邪热乘虚而内入,入则表证罢,故脉迟身凉和也。胸胁者,肝之部分。《灵枢经》曰:"厥阴根于大敦,结于玉英,络于膻中。"其正经则布胁肋。以肝藏血,邪入血室,故令胸胁满,如结胸状也。肝藏魂,热搏于阴,故令谵语也。期门者,肝之募,刺之以泻其实。

或问曰:热入血室,何为而似结胸也? 予曰:邪气传入经络,与正气相搏,上下流行,或遇经水适来适断,邪气乘虚而入血室。血为邪迫,上入肝经,肝受邪则谵语而见鬼。复入膻中,则血结于胸也。何以言之? 妇人平居,水当养于木,血当养于肝。方未受孕则下行之以为月水;既孕则中蓄之以养胎;及已产则反经上而为乳,此皆血也。今邪气蓄血,并归肝经,聚于膻中,结于乳下,故手触之则痛,非汤剂可及,故当刺期门也。

按语 程林关于中风论述主要集中于《圣济总录纂要》《金匮要略直解》,其主要特点如下:

1. 中风注解,简洁明了

程林《金匮要略直解》,"以经证经,要在直截简明,义理详明,期于取用"。这种以经解经的注释方法虽避免了以往某些注家囿于主观臆测。如中风舌强不语,论曰:"中风舌强不语者,盖脾脉络胃,侠咽,连舌本,心气所通。今风邪客搏,则气脉闭塞不利,所以舌强不能舒卷,有客于言语也。"对中风失音,论曰:"喉咙者,气之所上下也。会厌者,声音之门户。其气宣通,则声音无所阻碍。若风邪搏于会厌,则气道不宣,故令人失音;入脏,则不能言语也。"中风舌强不语和失音的病因病机论述简明扼要。在《圣济总录纂要·诸风门》中,程林根据临床症状不同,分类论述,涉及中风病及其临床症状的有:中风、卒中风、风癔曳、中风四肢拘挛不得屈伸、中风失音、中风舌强不语、风口噤七类。在这类中,除"风偏枯"未直接提及风邪,其他每类所论,皆以风为先导,根据所袭部位不同,症状亦不同。七类症状中,无不以风为先导,根据风为阳邪、易袭阳位、风性善行而数变、风行主动、风为百变之长等性质和致病特征,导致中风的不同临床表现,体现了"因风致疾""风趋诸窍"之论。程林"风为先导"理论的提出,在当时以"内风论""非风论"为主流观点的时代,实属难得,颇具特色,也体现了程林诊治中风不拘于时、独树一帜的特点。

2. 因病变通,善用人参

"每见时师治中风,初用八味顺气散,多不得救,已而用二陈四物,加胆星天麻之类。自谓稳当之极,可以久而奏功,而有竟无一验,何也?盖妄以南星半夏为化痰之药,当归川芎为生血之剂,而泥于成方,变通无法故也。"又指出:"正不知通血脉,助真元,非大剂人参不可。而有痰者,惟宜竹沥,少加姜汁佐之,不宜轻用燥剂。至于归地,甘粘能滞脾气,使脾精不运,何以能愈瘫痪?岂若人参出阳入阴,少则留,多则宣,无所不达哉!其能通血脉,虽明载本草,人谁信之。"产后中风竹叶汤方、治产后中风口面㖞斜人参汤等使用人参,补气生津,出阳入阴。

3. 中风先兆,重在预防

肌肉瞤动,命曰微风,与现今所属中风先兆有类似之处,如进一步进展可发为口眼瞤动,偏㖞之病,程林论曰:"肌肉瞤动,命曰微风。盖邪搏分肉,卫气不通,阳气内鼓,故肌肉瞤动。然风之入脉,善行数变,亦为口眼瞤动,偏㖞之病也。"程林同时提出疾病应重视预防,"盖祸患之机,藏于细微,非常人所预见,及其著也,虽智不能善其后,是以上古圣人之教下,皆谓之虚邪贼风,避之有时"。

第二十二节　程有功医论医案

程有功,字思敏,安徽歙县冯塘人,是清代嘉庆、道光年间新安名医之一。其医学精邃,擅治杂病、虚劳,声名清嘉、道间。曾"著书数十卷,皆毁于兵燹",遗有《冯塘医案》二卷传世,系族人程杏轩整理,收录于《新安医籍丛刊》。据《歙县志》载:《冯塘医案》二卷,上卷为医论,下卷为医案。《冯塘医案》抄本载正案162则,多为杂病验案,用药平正中和,甘淡灵巧,罕有峻险克伐之品,议病处方,灵活多变,脉案精彩,处方巧妙。是书首载医论,于医理多所阐发;次录病案,用药平和轻灵,受族人程杏轩推重。程有功取诸家之长,自成一家之论,为后世医家所推崇,对新安医学产生了深远的影响。有弟子王学健,叶馨谷,传其术,有声名。

类　中

左:脉弦涩,左寸少神,右关沉细而滑。肝肾精血大亏,肝木内风震动,加以湿痰袭络,右半手足麻木清冷,口眼㖞斜,舌本强,语言似觉謇涩。经谓左属血虚,右属气虚,左右者,阴阳之道路也。按肝主筋而藏血,肾主骨而藏精,精血两亏,斯症之所由出也。议从温补肝肾元阳,益气生精,精血一充,自无偏废之患。

　　大熟地　炙西党　蒸白术　法半夏　甘枸杞　陈萸肉　巴戟天　制附片　肉苁蓉　远志肉　茯神　鹿角胶

　　夏令除附片,加麦冬、干霍斛。

早服丸方

　　大熟地　茯神　制附片　陈萸肉　石菖蒲　淡苁蓉　巴戟天　远志肉　五味子　甘枸杞　麦冬　上鹿茸

　　上药研末,用干霍斛熬水泛丸。

　　冬令加上安桂,紫河车。

晚服丸方

　　大熟地　炙北芪　祁白术　当归身　高丽参　炒枣仁　广皮　炙草　法半夏　茯神　龟板胶　鹿角胶

　　冬、春二季服药酒方。

　　大熟地　陈萸肉　野白术　茯神　巴戟天　甘枸杞　远志肉　菟丝子　仙灵脾　制附片　炒当归　人参须　鹿角胶　龟板胶　桑寄生　小红枣　核桃肉　鹿筋

　　左,六旬:阅录病情,并前所服诸方,细细揣拟,平昔烦劳过度,耗及肝肾二阴,阴不维阳,阳升不降,液难以柔肝,肝木内风震动,突然头目眩晕,口角流涎,语言謇涩,艰于运动,究属偏中之候,刻虽稍愈,惟肝肾精血未复。按肝藏血主周身之筋,肾主骨而藏精,经谓足得血而能步,掌得血而能握。精血大亏,议从补益精血之元阳,佐以活络为治。

　　大熟地　茯神　陈萸肉　甘枸杞　巴戟天　菟丝子　干霍斛　潼沙苑　川牛膝　豨莶草　炒当归　龟板胶　鹿角胶　桑寄生　人参须

丸方

　　大熟地　茯神片　怀山药　炙西党　陈萸肉　菟丝子　巴戟天　炒当归　肉苁蓉　甘枸杞　鹿茸　龟板胶

　　炼蜜和丸。

　　按语　阴阳二亏之候,内风震动,非外邪之属。宗旨"形不足者。温之以气;精不足者,补之以味"。前议大剂甘温培养,而真元始复,诸候稍转,脉息亦有转机。然气血虽略充实。四末尚未流通,滋补之中,尤贵舒筋为宜。

　　类中之候,由内伤者十居八九。前议阴阳二固之剂屡进,真元稍复,诸候已愈。现在足能履地,惟左手举动未能自如,乃属气血不运。真元未充所致。

　　年近六旬,忽得类中,左半偏枯不运。书云:左属血虚,右属气虚。又云:气为血帅,气行则血行。悉由操持烦劳、精血暗耗，营卫失其灌溉，络脉失其营养，遂成左肢偏废。迩来肛门胀痛，亦由湿热乘虚下注。类中者，非外来风也，治当阴阳两固。

按：类中之候，本属气血皆亏，络脉失其濡养。丹溪虽以气血分左右，此大概也。脏腑者，气血之根本；左右者，阴阳之道路。治法当以甘温大剂，培养真元，佐以活络息风，俾其根本坚固，肢末得其灌溉，手足自能举动。

左：细察病情，阅前所服诸方，有形之血难充，无形之气已耗，阴虚于下，阳越于上，阴阳脱离，而成痦痱大候，非中风不语也。

大熟地　茯神　远志肉　甘枸杞　炒当归　炒枣仁　巴戟天　肉苁蓉　潼沙苑

复诊：语言謇涩，服前方声音略出。按言出于肺，而系乎肾，肾脉贯肝膈，布胁络咽，循喉咙，心系连舌本，悉由气血大亏，心神不交所致。

照前方加　怀山药　阿胶

左：肾气不能上达于心，心营日耗，以致语言謇涩，仿地黄饮子出入。

大熟地　云茯神　远志肉　甘枸杞　干霍斛　酸枣仁　菟丝子　巴戟天　石菖蒲

左，五十四岁：脉弦缓无力，肝肾精血皆亏，水不涵木，肝本内风震动，最恐类中。先以柔肝息风，再进填补。

野料豆　石决明　左牡蛎　冬桑叶　南烛子　炒当归　钩藤　潼沙苑　明天麻

左：症属类中，右半作麻，语言謇涩，面赤如妆，舌干唇燥，脉来空搏，防中脏之虞。

炙西党　茯神　甘枸杞　法夏　广皮　炙草　石菖蒲　钩藤　天麻　焦白术　炒当归　潼沙苑

复诊：加麦冬　大熟地

三诊：加干霍斛　巴戟天

左：脉弦细滑，左寸少神。肝肾阴亏，水不涵肝，肝阳化风，风火生痰，痰涎客于心包，以致口眼歪斜，跌仆厥晕，不省人事，乃痦痱大候，始与六君加味，再进地黄饮子。

六君　加柏子仁　钩藤　石菖蒲　天麻　远志肉　煅龙齿

左，六十五岁：阅病源，恙由左耳后肿，头目昏眩、神怯，右手足背皆肿，舌强难言，大便数日一解。见症种种，均属偏中之患。年近古稀，肝肾精血大亏，拟以地黄饮子加减。

大熟地　高丽参　陈萸肉　茯神　巴戟天　甘枸杞　干霍斛　金狗脊　远志肉　石菖蒲　潼沙苑　桑寄生

二诊：左脉弦虚，右脉细软，二尺均乏神力。恙由平昔操劳过度，耗损肝阴，阴不上承，阳不下降，液无以柔肝，肝木内风震动。初起左耳后肿，头筋抽痛，目眩神昏，渐及手足背皆肿，舌本强，语言謇涩，右半艰于运动，大便数日一解。精血大亏，自投地黄饮子，诸证稍转，症乃类中。刻治之法，仍以前剂加以救阴保液，照前方加：肉苁蓉　生龟板　麦冬

三诊：又加双钩藤　左牡蛎　柏子仁

肝 风

左：脉症合参，肝木横亘，由来已久。平素烦劳抑郁，心脾营卫皆亏。按肝属木，主动主升，宜柔宜滋。然滋则不利于脾，治脾又碍于阴，权以抚土抑木，少佐镇逆养阴。

黑料豆　南沙参　生白芍　干霍斛　南烛子　云茯神　左牡蛎　昆布　生冬瓜子

右：脉弦细涩。心营大亏，血不溢肝，肝木内风震动，仿归脾汤加减。

炙西党　炒当归　枸杞　茯苓　生白芍　炒枣仁　川杜仲　蒸白术　丹参　钩藤　炙草

右，二十六岁：脉弦涩、右关沉滑。肝郁血虚，木旺动风，风阳上干，眉棱骨疼，疼甚呕恶；腰疼带多，背脊作胀，督脉为病。

炒当归　生白芍　茯神　天麻　蒸於术　川芎　左牡蛎　钩藤　法半夏

左：脉弦数，尺部少神。失红之后，肢颤发抖，频患干咳，间或遗泄。水不涵肝，肝木内风震动，以柔肝益肾，以息内风。

大熟地　茯神　干霍斛　女贞子　野料豆　南烛子　钩藤　左牡蛎　沙苑　冬桑叶　陈阿胶

按语　程有功受新安固本培元思想影响，中风用药针对病机证候，善用甘温补益药物，佐以活络息风或化痰，也善用药对，用药精道。主要体现于以下几点：

1. 强调"精血大亏"病机

程有功认为"精血大亏"是引起中风诸证表现的直接原因，在治疗时从补益肝肾入手，议病处方，精准细微。如一病案：左脉弦涩，左寸少神，右关沉细而滑。肝肾精血大亏，肝木内风震动，加以湿痰袭络，右半手足麻木冷清，口眼㖞斜，舌本强，语言似觉謇涩。按肝主筋而藏血，肾主骨而藏精，精血两亏，斯症之所由出也。议从温补肝肾元阳，益气生精，精血一充，自无偏废之患。与其他医家不同的是，程有功所载之方精准细微，方药加减因时而异，药物剂型随时各异，小到"早晚"，大到"四时"，方药清晰明了，一目了然。

2. 善用甘温补益药物

程有功受新安固本培元思想影响，在使用药类方面，善用甘温补益药物，补益正气，兼以活络息风或化痰。人参、黄芪、巴戟天、菟丝子、党参、枸杞子、沙苑子、野料豆等为补虚药，川贝母、半夏、冬瓜子为化痰药，牡蛎、煅龙齿为平肝息风药，川牛膝、豨莶草为活络药，丹参有活血化瘀之功。并且常用生龟板、鹿茸、鹿角胶、龟板胶等血肉有情之品，补益精气。

3. 善用对药

熟地黄与山药配伍，熟地黄滋补肝肾，山药益肾补脾，两药组合有滋肾固精，脾肾双补之功效。茯苓、白术、甘草三药配伍，茯苓为《冯塘医案》频率最高的药物，与白术、甘草三药配伍，加人参组成四君子汤，有益气健脾之功。强调脾为先天之本、气血生化之源。远志、石菖蒲配伍,两药组皆有安神开窍、益智化痰之功,远志、石菖蒲始载于《神农本草经》,其中远志有"不忘,强志倍力,久服,轻身不老"的功效,石菖蒲有"久服轻身,不忘不迷或延年"的作用。

4. 顾护脾胃

茯苓、白术、茯神、党参健脾益气,《本草衍义》中记载:"茯苓、茯神,行水之功多,益心脾不可阙也"。茯苓主归脾胃之经,有健脾和胃的功效。程有功在治疗中风时广泛应用茯苓,可见其时时顾护脾胃,以健脾为要,契合新安医学中"固本培元"的思想理念。

5. 肝脾同治

肝生血,主疏泄,马莳在《素问注证发微》中说:"吾身之血气,皆由肝而生也"。肝应春促气血生化、肝藏血以化生血气、肝助他脏以生血,肝主疏泄。脾主运化、升清,《金匮要略》中提出"夫治未病者,见肝之病,知肝传脾,当先实脾","气为血之帅,血为气之母",气血运行的关键就在于肝脾两脏。故"肝脾同治"重在气血调理。

6. 经验用药

程有功在治疗中风时善用野料豆,入肺肾经,补益肝肾,《纲目拾遗》记载:"壮筋骨,止盗汗,补肾活血,明目益精。煮汁服,解乌、附毒。"南烛子强筋骨,益肾气,《本草纲目》记载:"强筋骨,益气力,固精驻颜。"石斛益胃生津,滋阴清热,归胃、肾经,《本草纲目》记载:"补五脏虚劳羸瘦,强阴益精,益气除热,平胃气。"

第三章　新安王氏内科医论医案

第一节　新安王氏内科中风病辨治思路与特色

发源于有着深厚历史文化底蕴的古徽州的新安医学,始于宋元,盛于明清,是中医学中最有代表性的地方医学流派之一,"新安王氏医学"是新安医学的重要组成部分。歙县"新安王氏医学"又称"新安王氏内科""富堨王氏内科"。考其源流,清代嘉庆、道光年间,歙县王家宅人王履中(字学健),受业于冯塘名医程敏之,得程氏真传,醉心岐黄,擅长杂病及虚劳病诊治,张之洞、左宗棠等常邀其诊病,医名远播苏、浙、赣、皖等地。王履中之子王心如、孙王养涵秉承家学,悬壶一方,皆为名医。王养涵传子王仲奇,仲奇光大家学,为近代新安医学巨擘,传家学于三弟王殿人、四弟王季翔、侄王任之及子女王樾亭、王惠娱、王燕娱。王樾亭传子王宏毅、王宏殷。王季翔传子王乐匋,王乐匋传子王键,王键传女王又闻、侄王睿。自清代嘉道迄至今日,王门薪火传承七世,绵延近200年,从医者数,代有名医,影响深远。"新安王氏医学"以其独特的学术理论和临床特色,2012年被国家中医药管理局确立为"全国首批64家中医学术流派传承工作室"建设单位。新安王氏医学对中风病,不论是病因病机还是临床诊疗,都有着独到的观点,既继承前人,又敢于创新,学术思想和临床用药均颇具特色。本文在系统整理研究的基础上简要归纳新安王氏医学及其代表医家对中风病的辨治思路和用药特色,以期更好地指导中风病临床诊疗和科学研究。

一、新安王氏内科中风病辨治思路

(一)整体观念,辨证论治

人是一个有机的整体,脑髓离不开五脏六腑精气的充养,脏腑表里,气血周流,又和经络有着密切的关系。新安王氏医家从整体的角度,全面地从病因病机分析疾病的发展过程,根据发病的轻重缓急和急性期与后遗症期的不同,通过所掌握中风病的证候演变规律制定各阶段施治的系列方药,密切观察不断演变的证候特征,同时结合患者个体禀赋体质的不同,做到辨证治疗和动态调整的有机结合,把握中风病的动态发展变化,抓住动态中转变的节点,当机立断,使得疾病向好的方向转变。

(二)防重于治,身心同调

中风先兆期,气血阴阳亏虚为本,风痰瘀血上扰为标,应治未病以杜其渐,防止疾病的进一步传变。新安王氏医家根据临证经验以及中风发生的危险因素,重视对中风先兆症状的早期处理,截断病势发展,防患于未然。如《王仲奇医案》中载有"喑痱厥中根萌",治予滋养镇摄;"年逾六旬,欲中未中,然先兆已见",治以平肝息风、滋水涵木之法而转安等医案,可窥一斑。王乐匋则明确指出:风邪入络而出现肢麻、震颤、言謇者,常是中风之先兆,切不可淡而忽之,此时非全蝎、蜈蚣而不能入络搜剔。同时,新安王氏医家认为临证需关注患者的精神和心理状态,加强对患者心理调摄。王乐匋诊治心脑病证注重情志因素,强调应"不失人情""病关情志,必也怡情释怀,斯为却病之策"。

(三)肝肾为本,气血为用

新安王氏医家时时关注中风病与肝肾、气血的密切关系,并认为脑为元神之府,中风一病,易出现脑髓失养、手足麻木、舌强语謇等症状,论其致病的病位在脑,但其根源在肝肾,肝肾失养,精血不充,气血难行。如王仲奇对脑的认识多有创见,强调中风病以精血亏虚为内因,病位在脑,脏腑关系中以肝肾为著。提出"脑者精髓之海,宗脉所聚,肾主精,生脑,肝脉入络脑。肝肾精血有亏,风邪乘虚入中"。另则,中风病多发于老年人,因年事已高,肝肾不足,气血亏虚,脑络失养,风火相结,髓脉空虚遂致脑脉瘀滞,风从内生。

(四)气虚为本,血瘀为标

"气为血之帅",血液必须依赖于气的推动才能运行不息,流布至全身,即气行则血行。新安王氏医家认为如气虚或气机不畅,都可以引起瘀血;或气虚进一步发展为阳虚而生内寒,血液凝滞成瘀血,阻滞脑之脉络,气血不能濡养元神,使脑髓失养,神明失用,发为中风。所以气虚血瘀是中风的基本病机,以气虚为本,血瘀为标。且中风病以老年人为多见,常因正气亏虚,经脉闭阻,气血逆乱致阴不制阳,强调中风病日久多瘀多虚,常见舌质暗淡,甚至伴有瘀斑,一派气虚血瘀之象。

二、新安王氏内科中风病治疗特色

(一)扶正祛邪,攻补兼施

新安王氏医家认为中风病应着重治病求本,本于正气,遵循扶正祛邪大法,同时注意固护正气,中病即止。中风病多有虚实夹杂,不耐攻、不受补是其特点之一,所以临床用药时,注意若需补者,必补中有消,以防壅滞;若需攻者,必攻补结合,以防伤中。扶正以平为要,祛邪宜护本为期,避免破坏气血阴阳的稳态。邪实正衰时,应祛邪扶正,仅用祛邪之品,恐正气不足,给予适当的扶正之品顾护正气;邪正相持时,宜扶正祛邪,正虚邪恋时宜养正退邪。此外,治疗时应兼而顾之,重视个体的差异性。

(二)固本培元,理气开郁

新安王氏医学强调中风病阴阳气血逆乱已极,遣方用药时需考虑体虚邪实的一面,药物应刚柔配合,故临证固本培元是其重要的特色。正气充足,濡养脑髓,人体阴阳平衡,脏腑功能正常,外风不能入,内风不能生,神机方可渐复。如肝肾阴虚引起的中风后遗症,先选用滋阴生血、益精生髓之药滋养肝肾,在身体基本恢复正常后,注意正气的培补,使人体阴阳达到相对平衡的状态,防止中风的复发。又如气虚血瘀所致的中风,更应重视补益正气,发挥"气能生血、行血"的功能。王乐匋认为心脑病症,病虽在心脑血管与神志意识两方面,病涉心、肝、肾三脏者居多,也可旁涉其他脏腑,整体了解与掌握脏腑之间的生理、病理关系,对诊治心脑系病证有重要意义,并指出:气的正常运行,是维持人体生理功能的重要因素,一旦受到影响则会产生乖异,或则逆反,或则滞着,而引致各种疾病的发生。心脑系病证多见气滞为患,故常用条达木郁、疏理气机。王乐匋还认为,心脑系病证素体禀质应多重视,并以此作为临床用药的重要参考依据。分为"痰湿之体""阴虚之质""阳旺之躯"和"阳虚之人"。

此外,中风患者尚有禀质厚薄之分。禀厚者用药量宜大且能胜任攻伐;禀薄者用药量宜轻而不胜攻伐。同时,中风后患者因为自我价值感受到挫伤,自觉尊严受到伤害,思想负担过重,情绪低落抑郁的现象较明显,思想负担过重。因此,需要更加注重患者的心理问题,重视患者的个人体质,按照三因制宜的原则,针对每个患者制定个体化的治疗方案。仔细观察、心理疏导、精神支持都尤为重要,只有药物治疗和心理护航并驾齐驱,才能使得患者得到最大程度的康复。

(三)补肾填精,气血并调

肾藏精化血生髓,肝藏血,脑为髓之海;肝肾亏虚,下元枯竭,阴阳失调,气血两虚,升降乖逆,瘀阻脑络,中风乃发。新安王氏医家认为中风病辨证应以虚实为纲,以滋补肝肾为本,调和气血为标,兼以通络,令其通畅调达,这是治疗的基本原则。以枸杞子、覆盆子等滋补肝肾,牡蛎、龙骨等平肝潜阳、安神息风,炒怀牛膝、龟板等强筋健骨生精益髓,诸药合用,上下并治。滋水涵木药为主,配以介类潜阳之品,寓养血息风于滋养之中,使真阴得复,浮阳得潜,使肝肾精血充盈,生髓充脑,脑气充沛,脑力得安,筋骨强健,内风平息。另需从瘀字着眼,以通字立法,用川芎、三七等使经络血脉通畅。新安王氏医家认为肝肾精血不足为中风之本,肝肾精亏,水不涵木,肝阳上越,蒙蔽清窍,导致卒昏跌仆、口眼歪斜、半身不遂诸症,治疗重在固本,以滋补、育阴、涵濡的方法扶持阴分不足。重视肝肾,善用补益肝肾之法,选地黄饮子、二至丸加减。肝肾并补,气血并调使得脑髓得养,精血充足,肝木柔顺,阴阳平和,百病自安。王任之认为中风之症,虽以阴虚阳亢为本,然阴虚日久,肝肾亏虚,精血衰耗,阴损及阳,出现阴阳并损、精血两亏、喑痱之症,当填补精血、阴阳并补,主张用温润而不用温燥,参用地黄饮子,但不用桂、附之类,常选熟地黄、牛膝、山茱萸、远志、枸杞子、五味子、淡苁蓉、何首乌、当归、沙苑子、巴戟天等性柔不刚之品。

(四) 益气活血,通络止痛

气血是大脑发挥功能的物质基础,气的状态决定脑功能的发挥,只有元气充足,血液才能上达大脑,循血道而不息;新安王氏医家认为治疗须以益气活血为主,益气能从本质上改善机体状态,气能行血,气行则血行,消除脉中之瘀;气能生血,气旺以生新血,使化生有源,是治本之法。活血以顺畅气血渗灌,是治标之法。针对病机上存在直接因果的关系,治法上也体现协同关系。益气活血并用,标本并从,相得益彰,以补为通,以通助补,从而为脑的气血渗灌提供一个良好的整体环境。王乐匋先生总结历代医家经验并结合自己临床实践,创立了益气活血通络治法代表方剂——脑络欣通,临床疗效显著。脑络欣通组方是国家三类新药,由黄芪、川芎、三七等7味中药组成,方中重用黄芪为君,取其大补脾胃之元气,使气旺以生血、活血,并助诸药之力;配川芎为臣,川芎为血分之气药,走而不守,具有活血祛风、通络止痛之功,且善行血中之气,可引诸药达巅顶,旁通四肢,为本病首选活血药;再配三七、蜈蚣等活血化瘀、通利血脉;佐以搜风通络之虫类药。全方标本兼顾,攻补并施:体现以补为通、益气扶正以帅血,以通助补、活血通脉以复旧、载气,扶正祛邪、相辅相成的理念,共奏益气活血通络之功效。此外,化痰通络法也是新安王氏医家的独特思路。新安医家孙一奎认为"若血浊气滞,则凝聚而为痰","当以养血除风,顺气化痰为主",并提出"治痰先治气,治风先治血"的治则,以达气顺则痰清,血行风自灭,新安王氏医家辨治中风,在用药过程中,常采孙一奎之论,治以息风豁痰、化痰通络,每每取得明显疗效。

中医学术流派产生、继承、发展、创新的根本在于流派独特的学术理论与临床诊疗技艺,流派的生命力取决于临床疗效。新安王氏内科在治疗中风病方面传承经典,吸收新安医学温补培元的思想,结合中医病机理论,分析中风病发病过程中脑与脏腑经络的关系。新安王氏内科以整体观念、辨证论治为指导思想,重视脑的功能,重视调补肝肾、调和气血,重视未病先防、既病防变,同时关注心理调摄,丰富和发展了中风相关病机理论和临床辨治。用药清轻灵巧,经方、时方并用,在总结经典的基础之上,抓住主要病因病机,确立治则治法并创制新药。新安王氏内科流派的学术经验一脉相承又历久弥新,分析研究新安王氏医家对中风病的辨治思路和特色,探讨医家对中风病因病机的阐述和证治方药的选择,有利于完善中医理论,拓宽辨治思路,提高临床疗效,有利于中医流派的研究在临床应用方面指导价值的实现。

第二节　新安王氏内科流派论治中风经验

新安王氏内科流派是新安医学流派的重要组成部分,在学术上博取诸家之长,自成一家之论。"新安王氏内科流派传承工作室"为第一批全国中医学术流派传承工作室建设单位。近期经过文献梳理和医案回顾性整理,分析其论治中风特色,以飨读者。

一、病因病机

对于中风病病因病机的认识,王氏医家宗《黄帝内经》"邪之所凑,其气必虚"之论,强调中风病以精血亏虚为其内因,而中风的病位则定位在脑,脏腑关系中重视肝肾。如王仲奇先生在医案中指出"心、肝、肾精血,皆荟萃于脑,故脑为髓海,宗脉所聚",如果肝肾精血有亏,则"脑筋宗脉弗能宁静",于是"目为之眩,耳为之鸣,头为之倾,坐卧行动如坐舟船中"。其在案中对此亦多有阐发,如治滨翁案云:"脑者精髓之海,宗脉所聚,肾主精,生脑,肝脉入络脑。肝肾精血有亏,风邪乘虚入中。"田君案云:"肾主精髓,脑为髓海,骨乃髓充……肾亏肝亢,阳易升举,血难下输。"精辟地分析了中风的病因病机,可谓发前人所未发,对于完善中风病病因病机学说以及脑病学说都有重要意义。王任之医案中亦频频提及要补益肝肾为法。

二、治则治法

新安王氏医家代代相传,结合传统医学和现代医学的观点,针对上述病机,在治则治法上灵活多变,重视补益肝肾、益气活血、化痰息风、标本同治,收到了较好的临床效果。

(一)补益肝肾

新安王氏医学认为肝肾精血不足为中风之本,肝肾精亏,水不涵木,肝阳上越,蒙蔽清窍,导致卒昏跌仆、口眼㖞斜、半身不遂诸症。故治疗当中重在固本,以滋补、育阴、涵濡的方法扶持阴分之不足。在脏腑中重视肝肾,在治疗中则善用补益肝肾之法。如王仲奇先生记录的汪作翁喑痱医案,患者"头脑眩晕,记忆善忘,举步趔趄,有上实下虚之状,而语言亦滞涩欠利,脉濡稍弦","《经》旨内夺而厥则为喑痱",故从肝肾论治,以淡苁蓉、金钗石斛、潼沙苑、煅牡蛎、煅龙骨、炙龟板、覆盆子、炙远志、炒怀牛膝、甘枸杞(炒)、金毛脊(炙)、楮实子等为主方,俾精气复,宗脉荣,眩晕安,步履健,言语利,记忆稍强。后以膏方滋填肝肾、潜镇风阳,调理收效。再如王任之先生认为西医诊断的侧索硬化症,其主要临床症状与中医的喑痱相类似。因此在治疗此证型中风时,多从肝肾不足角度论治,常选地黄饮子为基本方加减使用。如于一例患者,起病已逾一载,始由右侧上、下肢乏力,活动不利,继则延及左侧上、下肢,刻见两手肌肉明显萎缩,右手不能摄筷,左手不能端碗,走路蹒跚难前,蹲下即难站起来,近来并觉舌謇语塞,脉濡弦。王仲奇先生辨证此喑痱之属,从肝肾论治,予地黄饮子出入。药用:

　　大熟地12g　制附块　麦冬各9g　金钗斛　淡苁蓉　巴戟天各10g　炙远志肉6g　石菖蒲3g　淫羊藿　桑寄生　锁阳各10g　炒续断6g　鹿衔草10g

　　投地黄饮子出入之后,舌謇语涩、步履蹒跚均有好转,两臂上举较为有力,惟仍难端碗摄筷,蹲下仍难起立,并觉颈项酸痛,脉濡弦。守原加减,治疗后诸证皆好转。

(二)益气活血

　　新安王氏医学内科流派在中风病的治疗中,一直把益气活血法作为其重要的治则治法。王氏内科流派认为"气虚、血瘀"是中风发病过程中非常关键的病理环节。"气虚血瘀"是中风病的主要病机特点,气虚为本,血瘀为标。气虚则无力行血而为瘀,瘀血阻滞脑之脉络,上气不足,脑脉气血运行不畅,气血无以濡养、温煦元神,使脑髓失养,神明失用,而致"气虚血瘀"之证。针对这一病机特点,治疗理应益气活血,使气盛而脉络通利。对应现代临床的脑血栓、脑溢血,就中医病机而言,王氏内科以为也多为"气血交阻,不能濡养筋骨",在治法上主张"益气活血"。近年来在王氏医学研究工作者更是对益气活血法及其有效方药脑络欣通展开了深层次的研究,从多角度探讨了其多靶点、多环节的作用机制。脑络欣通是新安王氏内科代表医家王乐匋教授针对缺血性脑血管病的临床验方,主要由黄芪、川芎、三七、蜈蚣等组成,益气活血,息风通络,临床疗效显著。既往的实验研究已经证实,该方能够综合作用于血液流变学、血栓形成相关因素、血管舒缩影响因素、兴奋性氨基酸、NO及NOS、细胞因子、自由基损伤、神经细胞凋亡、神经营养因子、信号转导通路、神经干细胞等多个环节,从而达到改善脑血液循环、保护神经元的目的。如王任之先生治疗脑血栓患者,症见左侧手指摄握乏力,左下肢不能站立、行走,也不耐久坐;仅大足趾稍能动弹,脉弦。益气活血为法,药用绵黄芪、全当归、红花、桃仁、川芎、鸡血藤等补气活血之药,并配伍干地龙、鹿衔草、淫羊藿、桑寄生、锁阳、炒续断、炒怀牛膝等补肾强腰膝之药,标本同治。

（三）化痰通络

新安医家孙一奎在其著作中认为"若血浊气滞，则凝聚而为痰"，治疗"当以养血除风，顺气化痰为主"，提出了"治痰先治气，治风先治血"的治法，如此气顺则痰清，血行风自灭。新安王氏内科医家在辨治中风过程中，取诸家之长，方药也常加用息风豁痰之品。如《王仲奇医案》中所载一案"偏中在左，左肢麻木不遂已经十月之久，口向右歪，语言微謇，不时流涎，头眩，脉濡滑而弦"，认为有风痰在内，故"治以通隧清脑、息风豁痰"，药用：

法半夏钱半　明天麻一钱　白蒺藜三钱　双钩藤后下，三钱　豨莶草制，二钱　鹿衔草三钱　威灵仙二钱　鬼箭羽三钱　左秦艽钱半　远志肉炙，一钱　茯神三钱　白茄根四钱　石楠叶三钱

再如《王任之医案》记载一52岁脑卒中且脑动脉硬化的男性患者。刻诊见"言语尚清，但不能多言，言多则舌謇，饮水或自口角流出，左侧上、下肢乏力，稍用力即发抖，头昏难以起坐，脉细弦"，治疗以"和阳息风、活血祛痰"为治。药用：

炙败龟板　珍珠母　左牡蛎先煎，各24g　白蒺藜　绵黄芪　全当归　干地黄各10g　红花4g　左秦艽5g　制豨莶草10g　葛根30g　鸡血藤15g　炙远志肉6g　石菖蒲3g

二诊时头昏痛较减，已能起坐，饮水不再自口角流出，左肢较前略为有力，然时仍发抖，脉濡弦。药证相安，守原增损。药用：

珍珠母　左牡蛎先煎，各24g　绵黄芪　全当归　干地黄各10g　红花4g　左秦艽5g　制豨莶草10g　鸡血藤15g　桑寄生　炒怀牛膝各10g　炙白僵蚕6g　制白附子3g　葛根30g

该患者初诊时发现以肝肾不足为本，痰涎壅盛为标，因此处方以化痰息风通络为主，补益肝肾为辅。二诊后，疗效明显，患者口角流涎止，肢体较前有力，但仍有发抖的症状，王任之先生于原方中酌去化痰之品，增加补肝肾强筋骨之力，诸药合用，充分体现了标本同治之法。

三、验案举隅

【医案】　男，61岁，2010年3月11日初诊。二月中旬因突发左上下肢异常麻木伴无力而入住中医附院神经内科，并拟诊高血压（Ⅱ级），脑梗死。及时采取相应治疗后症情缓解。刻诊面色晦暗，时有汗出，入夜尤甚，自觉左侧上下肢外侧有麻木沉重之感，走路欠稳，但语言表达准确，思维反应正常。脉来弦滑微数，舌质略有紫气，苔白腻少沫。证属风痰阻络、气虚脉痹，从益气化痰、息风通络入治。药用：

炙黄芪50g　鸡血藤30g　桃仁　杜红花各12g　蜈蚣2条　制全蝎5g　豨莶草10g　鹿衔草　炒怀牛膝各12g　法半夏10g　淡竹茹12g　广郁金　炒川芎各10g　浮小麦30g

2010年3月18日二诊，患者前以益气化痰、息风通络为法入治，面色渐见红活，汗出明显减少，左侧上下肢沉重紧束感见缓，麻木改善不明显。脉弦滑微数，舌质淡暗苔薄白微干，

仍守原法出入。药用：

炙黄芪 50g 鸡血藤 30g 桃仁 杜红花各 12g 蜈蚣二条 制全蝎 5g 干地龙豨莶草 法半夏各 10g 鹿衔草 淡竹茹 炒怀牛膝各 12g 炙僵蚕 10g 浮小麦 生龙牡先煎,各 30g 钩藤后入,15g 炒川芎 10g

2010 年 4 月 8 日三诊,患者前以益气化痰、息风通络为法入治,左侧上下肢沉重紧束感大为减轻,麻木症状已日渐改善,面色渐见红活,汗出基本正常,夜寐尚安,血压稳定。脉来微弦滑,舌质淡红苔薄白少沫。再守原法出入,以续固其效。药用：

炙黄芪 60g 鸡血藤 30g 杜红花 桃仁各 12g 蜈蚣 2 条 制全蝎 6g 干地龙制豨莶草各 10g 鹿衔草 炙僵蚕 干地黄 炒怀牛膝各 12g 炒川芎 法半夏 淡竹茹各 10g 南北沙参各,12g

2010 年 5 月 1 日四诊,患者原有高血压,脑梗死病史,前以益气化痰、息风通络为法入治,诸症均有明显改善,唯左侧上下肢偶有麻木情形,面色渐见红活,血压稳定,夜寐尚安,脉来弦滑,舌质淡红苔薄腻微黄。入夜视物有模糊感觉,再守原法出入。药用：

炙黄芪 60g 鸡血藤 30g 桃仁 炒川芎各 12g 蜈蚣二条 制全蝎 5g 干地龙 10g 炙僵蚕 2g 鹿衔草 15g 豨莶草 干地黄 淡竹茹各 12g 炒丹皮 密蒙花谷精草各 10g 炒怀牛膝 12g

按语 本例患者,年高体迈,元气不足,气虚无力,津聚为痰,血停为瘀。痰瘀痹阻,故左侧上下肢麻木沉重,走路欠稳,诸症变作。舌苔白腻,脉象见滑,此痰邪为患,当为无形之痰；舌质紫气,属血瘀在内。本虚标实,标本同治,予益气化痰、息风通经络之法入治。方从王氏经验方脑络欣通化裁,以大剂量炙黄芪 50g 大补元气,鸡血藤、桃仁、红花、炒川芎活血化瘀；以蜈蚣、全蝎、鹿衔草息风通络；以法半夏、竹茹、郁金化痰通络；佐以浮小麦敛汗,诸药相合,证药相安。故二诊时面色渐见红活,汗出明显减少,左侧上下肢沉重紧束感明显见缓。守原出入,继续益气活血,化痰息风通络。待三诊时,麻木症状亦日渐改善。但因舌象略显伤阴之象,故在方中佐以南北沙参益气养阴,余仍守原法出入,以续固其效。四诊时诸症均已大幅改善,效不更方,仍以原方出入。然有虚火上扰于目出现入夜视物模糊感,于方中加入密蒙花、谷精草清肝明目类,炒怀牛膝引火下行。不难看出,本例患者的论治充分体现出新安王氏内科流派论治中风病的病因病机和治则治法。

第三节 新安王氏内科论治中风用药特色经验

"新安王氏医学"又称为歙县"富堨王氏内科",薪火传承七世,绵延近 200 年,尤其在临床辨治中风方面疗效确切。

一、新安王氏内科对中风的认识

中风是以卒然昏仆，口眼歪斜、语言不利、偏身麻木、半身不遂等为主要发病形式的疾病。新安王氏内科认为中风患者多以老年人居多，肾阴不足，肝失濡养，治疗时须补益肝肾，同时要注重益气活血通络，治风先治血，血行风自灭，寓养血息风于滋养之中，使得真阴得复，浮阳得潜，则虚风自熄。同时结合长期的临证实践经验，在治疗上擅长分期辨证，防重于治，尤其重视对中风先兆症状的早期处理，强调防患于未然；在治则治法上基于病机论治，巧立四法变通，其共同点如下：补肾生髓法，益气活血法，化痰通络法，阴阳并补法；用药轻清灵动，且善用虫药以活血化瘀、理气通络。

二、用药特色

新安王氏内科在治疗中风病时善用角药、对药，取效甚佳，常用的有：干地黄、生白芍、夜交藤；天麻、钩藤；龙骨、牡蛎；蜈蚣、全蝎等。

（1）干地黄、生白芍、夜交藤。干地黄入心养血，入肾滋阴，凉而不滞，益阴而不留瘀，壮水以制虚火。生白芍酸苦微寒，养血敛阴，柔肝止痛。夜交藤善走经络，引阳入阴，入心、肝二经血分，养心安神，祛风通络。新安王氏内科在临证上常以干地黄、生白芍、夜交藤等滋水柔肝、培补肝肾。三药相伍，配以熟女贞子、旱莲草、甘枸杞等静而能动，滋而不腻之品，调其阴阳，以平为期。

（2）天麻、钩藤。《本草纲目》云："天麻为治风之神药。"天麻味甘，性微温，为肝经气分之药，既能镇静息风，又可平肝止痉，对于肝虚、肝风所引起的眩晕效果甚佳。药理研究表明，天麻的有效成分对动脉血管平滑肌有松弛和解痉作用。钩藤甘凉，轻清透达，长于清热息风定惊。新安王氏内科常常两药合用，对于肝火上攻或者肝阳上亢之中风先兆疗效显著。

（3）龙骨、牡蛎。龙骨味甘，性微寒，归心、肝二经，味涩而主收敛，入肝敛魂，收敛浮越之气，尤善镇静安神；牡蛎味咸，性微寒，归肝、肾二经，长于软坚散结，益阴潜阳，用于阴虚阳亢引起的烦躁、失眠、头晕头痛。两药均有平肝潜阳、收敛固涩之功。新安王氏内科治疗肝阴不足、肝阳上亢所致的中风时，常常二者相须为用。

（4）蜈蚣、全蝎。蜈蚣味辛，性温，有毒，善于息风，内治肝风萌动，癫痫眩晕，抽掣瘛疭。全蝎味辛，性平，有毒，长于止痛。新安王氏内科认为风邪入络而出现肢麻、震颤等，久病入络，内风由生之象，多是中风先兆，切不可淡而忽之，此时非全蝎、蜈蚣而不能入络搜剔。故两药合用擅搜剔留滞经络间之风邪，治疗中风久病入络，癫痫等病症。如果是脑血管粥样硬化伴供血不足,血黏度较高而出现上述证候者,可在运用藏红花、紫丹参、赤芍、归须等活血和络的基础上,加蜈蚣2条、全蝎4g。用药依病因病情病程而异,中病即止,防止伤正。

三、验案举隅

【医案1】　王仲奇辨治中风案

朱某,年老血亏,肝阳浮动,阳化内风,遂为厥中。今经一载,语言已清,头脑仍然眩晕,如坐舟车中,左肢虽已能举,举步尚觉浮荡,且常微麻,头项左旁仍欠舒适,口腻,舌无苔,不欲饮食,或欲作呕,脉濡弦。治以养胃布液、柔肝息风,以防复中。药用:

牡蛎煅先煎　龙齿煅先煎,各三钱　杭白芍炒,二钱　明天麻煨,一钱　金钗石斛　白蒺藜　茯神　野料豆　女贞子　肥玉竹　大胡麻　枇杷叶去毛布包,各三钱

二诊:年老血亏,阳浮风跃,遂为厥中一年矣。语言虽清,头仍眩晕,左肢虽已能举,举步尚觉浮荡,左臂、肩脚酸麻,头项旁仍欠舒适,舌光无苔,廉泉常开,纳食寡味,脉濡弦。仍防复中,守原意养胃柔肝、滋阴息风。药用:

牡蛎煅先煎　龙齿先煎,各三钱　石决明煅先煎,四钱　明天麻煨,一钱　金钗石斛　仙鹤草　白蒺藜各三钱　片姜黄钱半　茯神三钱　大胡麻四钱　豨莶草制,钱半　十大功劳叶二钱

按语　《素问·调经论》云:"血之与气,并走于上,则为大厥。"《素问·生气通天论》曰:"阳气者,大怒则形气绝,而血菀于上,使人薄厥。"本案患者素禀肝阴不足,阳亢化风,血不荣筋,气血并走于上遂成厥中。此为虚阳上越,风动阴耗,遂致手足不利;气逆于上,湿阻中焦,故不欲饮食。临证以柔肝息风、养胃生液为法,投以龙齿、牡蛎性寒质重,潜阳镇逆,白芍、金钗石斛、玉竹、天麻养阴息风。待风平火降,育阴潜阳以收功。

【医案2】　王任之辨治中风案

李某,女,65岁。患者因拟诊可逆性脑卒中、脑动脉硬化、高血压等,入住神经内科,语言不清,仅能说单词短语,且吐字模糊,伸舌向右旁斜,饮水自口角流出,右半侧肢体酸麻乏力,活动欠灵,踝及足趾均不能动,食欲不启,数日一更衣,脉濡弦。药用:

干地黄12g　山茱萸10g　麦冬6g　石斛9g　肉苁蓉　巴戟天各10g　远志肉6g　石菖蒲3g　鸡血藤15g　制豨莶草　炙鸡内金各10g　炒谷芽12g　葛根30g

二诊:食欲见启,言语较利,右肩稍能抬起,然右踝及足趾仍不能活动,作酸见轻,作麻如前,脉濡弦。守原方加减。药用:

干地黄12g　金钗石斛9g　肉苁蓉　巴戟天各10g　远志肉6g　石菖蒲3g　鸡血藤15g　制豨莶草　鹿衔草各10g　葛根30g　决明子12g　玄明粉4g

三诊时言语已渐清利,右肩可以抬举,右足不再作麻,守原出入。

按语　本案患者年逾花甲,本虚标实,肝肾内亏,属于内风袭络,气血交阻,故初诊时宗

以刘河间的地黄饮子化裁,冀阴阳调和,干地黄、山茱萸、肉苁蓉益肾填精的同时加以鹿衔草、葛根调血活络,鸡内金、炒谷芽消食健运,标本兼顾,奏效迅捷,全方共奏补益肝肾、理气和络之功。在风阳被抑而趋平和的情况下,辄用肉苁蓉、巴戟天之品温补下元,有助于患肢的功能恢复。二诊时,在原方基础上侧重补气养血、活血通络,兼以疏通经络关节。三诊善其后,纵观整个治疗过程,层次清晰,用药精当,配伍严谨,故而取效迅速。

【医案3】 王乐匋辨治中风案

胡某,女,62岁。1991年10月12日初诊。据述,中风偏瘫,口流涎沫甚频而语謇,便解不畅,舌红,自汗。药用:

炙黄芪30g 归身 白蒺藜 茯神各10g 夜交藤30g 干地黄15g 磁石先煎,20g 广郁金 陈胆星 杜红花各10g 青龙齿先煎,18g 菖蒲6g 钩藤12g 法半夏6g 蜈蚣研,分吞,2条 决明子15g

二诊:据述,语言謇涩之象已减,亦不若前次频吐口沫,行走犹然不能自如,拟再予益气阴、息风涤痰。药用:

黄芪30g 干地黄18g 煨天麻 广郁金 炒赤芍各10g 陈胆星 法半夏 制乳没各6g 归身10g 制禹白附6g 炒怀牛膝12g 蜈蚣研,分吞,2条 石菖蒲6g 杜红花10g 丹参15g 钩藤12g

按语 本案患者年逾六旬,肝肾阴虚,精血衰耗,水不涵木,内风夹痰阻络,遂致中风。王乐匋认为,高龄中风患者,多有风火痰瘀标实的一面,并常伴有肝肾不足、阴津亏虚等本虚的一面,故须邪正兼顾。口流涎沫,舌强语謇多是痰阻舌本所致,拟息风涤痰,气阴不足者,亦一并兼及。初诊以黄芪、当归、干地黄益气养血培本,白蒺藜、青龙齿、石菖蒲息风活络、养阴涤痰以清标,胆星、郁金、半夏等豁痰之品对言语功能的恢复收效较显。二诊时痰邪仍偏阻身半,精血不能荣养,故行动不能自如,加用活血涤痰之品,如赤芍、丹参、制乳没,通经化瘀活络。

【医案4】 其他医家辨治中风案

李某,男,36岁。2006年11月4日初诊。既往饮酒偏多,曾有高血压病史,今年5月因头晕右下肢活动不利,在省立医院检查拟诊高血压,未明确诊断脑梗死。6月下旬突发失语,右侧上下肢偏瘫,随后在当地临泉医院接受治疗,但一月左右症情缓解,活动逐渐恢复,后在北京天坛医院作脑部MRI平扫加血管造影示:脑内多发缺血梗死灶,左侧筛窦炎。磁共振血管造影(MRA)示:右侧大脑中动脉未见显示,左侧颈内动脉、左大脑奇动脉、水平面及左侧大脑中动脉纤维并局部显示不清,疑不全闭塞可能性大。刻诊:神识清而欠爽,语言微有謇涩,头晕。左侧上下肢活动尚可,但有僵硬痉挛感,记忆减退,大便干结,脉来右细微弦涩,左弦涩,舌质紫暗,苔薄白,反应显迟钝,夜寐犹欠安,BP:164/108 mmHg。证属本虚标实,水不涵木,虚阳升越,风从内生,复挟痰瘀袭于脑络,神窍因之失聪,络脉因之痹阻。治当标本兼顾,潜阳息风、化痰逐瘀、宁神通窍。药用:

生白芍 10 g　　生龙牡 先煎,各 30 g　　夏枯草 10 g　　钩藤 后入,15 g　　竹沥　半夏　石菖蒲　陈胆星　炙远志肉 各 10 g　　蜈蚣 2 条　　杜红花 12 g　　川芎 10 g　　鸡血藤 30 g　　怀牛膝 12 g　　炙僵蚕 10 g

按语　《素问·脉解》云:"内夺而厥,则为喑痱。"肝肾亏虚,阴不潜阳,肝阳上亢化风,风阳上扰,夹痰瘀袭于脑络。脑为精明之府,主神明而调五脏,脑络受损,则神窍因之失聪,脉络因之痹阻,喑痱诸症由此而作,故水不涵木为其本,脉络痹阻为其标,治疗当急则治其标,以息风通络为主,兼以化痰开窍醒神,佐以补益肝肾之法,注重扶正祛邪,诚如《素问·标本病传论》所载"谨察间甚,以意调之,间者并行,甚则独行"之法,方从镇肝息风汤合涤痰汤加减化裁,配合运用川芎、红花、蜈蚣、僵蚕、鸡血藤等活血通络之品,诸药相伍,气足血行,脉络得通,见效显著。

总之,新安王氏内科在辨治中风时相互吸收渗透,博采诸家之长,既一脉相承又历久弥新。加之目前基于中医传承辅助系统平台,借助现代科技手段,进一步开展了关于新安王氏内科治疗中风用药规律的数据挖掘研究,获得了客观、科学的新知识和新信息,为新安王氏内科治疗中风治验的深入挖掘和传承,更加全面地继承学术思想提供参考。

第四节　新安医家王仲奇辨治中风特色与临床经验的现代数据解析

王仲奇(1881~1945 年),安徽歙县人,出身于医学世家。先生 15 岁时即从父学医,得承家学,1903 年开始在故乡悬壶执诊,1923 年春举家迁往杭州,同年秋,再迁徙上海,广交学术界知名人士,而学益富,名益盛,以精湛医术享誉国内外。先生治医治学,遵循早用功、广涉猎、勤实践、贵有恒等原则,博览群书,又一丝不苟。其学术远溯张仲景、孙思邈以及诸家之学,近效孙一奎、程杏轩并及叶天士、徐泗溪诸家之书,而于乡先辈吴谦服膺尤深,曾以《医宗金鉴》一书为治医者根应之学,平日辨证立方,论理引经据典,融医治于一炉;遣药则经方、时方并用,反映出博采与灵通的治疗特色。先生是中医临床医学家,一生行医 40 余年,年轻时即以擅治感症和蛊胀等大疾名噪乡里,后更以疑难杂症誉满申江,成为当时中国名医和新安医家的杰出代表。仲奇承家学而能博涉诸家,变通化裁,常涉猎现代医学,主张中西医互相学习,得到著名西医医师丁福保、顾毓琦、沈克非等人推崇。对脑的认识,先生别有会心,认为人身精血充足,则"脑为之满",于是耳目聪明;如果肝肾精血有亏,则"脑髓宗脉弗能宁静",于是"目为之眩,耳为之鸣,头为之倾,坐卧行动如坐舟车中"。这些证候,虽以肝肾病变来解释,其实都与脑气相关。1992 年,安徽科技出版社出版了《王仲奇医案》,此书收载 709 案,分为 40 门。其中风门详载中风诸案,其治疗特色与临床经验对于中风的临床诊治大有裨益。该书旨在运用古今医案云平台解析新安名家王仲奇辨治中风特色与临床经验。

一、资料及方法

(1) 医案筛选。《王仲奇医案》之中风门中所载医案,每则医案均取到二诊,共收集医案 43 首,并将方中中药剂量统一换算成克(g)。

(2) 分析系统。"古今医案云平台(V1.4)"由中国中医科学院中医药信息研究所、临床应用信息研究室开发。

(3) 医案录入。依据软件界面,逐项录入临床症状、舌苔、脉象、治法、中药,由临床中医医师审核,确保数据录入准确,分析结果稳定。

(4) 数据分析。将所录医案加入分析池并点击相应模块分析临床症状、舌苔、脉象、治法、中药等分布情况和四气、五味、归经雷达图;并利用多维分析对症状和中药进行社团分析和聚类分析,所有统计数据均取前 20 项,不足 20 项者以实际统计项数为准。

二、结果

(一) 临床症状分布情况

从四诊模块的症状统计分布图可以看出,中风发病,临床以头眩头晕、口㖞语謇流涎为主,头面部症状占据前 20 种症状的 53.49%。伴以举步浮荡不稳,筋掣肢麻甚厥,神思恍惚心悸。见图 3.1、表 3.1。

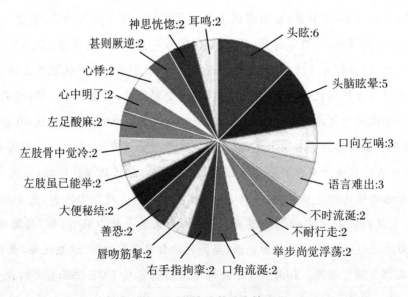

图 3.1 临床症状分布情况

表 3.1　临床表现统计

序号	临床表现	频次	百分比
1	头眩	6	13.95%
2	头脑眩晕	5	11.63%
3	口向左㖞	3	6.98%
4	语言难出	3	6.98%
5	不时流涎	2	4.65%
6	不耐行走	2	4.65%
7	举步尚觉浮荡	2	4.65%
8	口角流涎	2	4.65%
9	右手指拘挛	2	4.65%
10	唇吻筋掣	2	4.65%
11	善恐	2	4.65%
12	大便秘结	2	4.65%
13	左肢虽已能举	2	4.65%
14	左肢骨中觉冷	2	4.65%
15	左足酸麻	2	4.65%
16	心中明了	2	4.65%
17	心悸	2	4.65%
18	甚则厥逆	2	4.65%
19	神思恍惚	2	4.65%
20	耳鸣	2	4.65%

（二）脉象分布情况

从四诊模块的脉象统计分布图可以看到,中风脉象中的弦脉在前 20 种脉象中占据了 53.51% 的比例,其次是濡脉、滑脉、滞脉和细脉等。详见图 3.2、表 3.2。

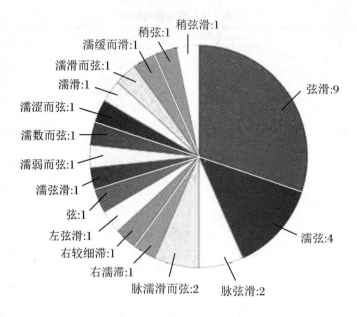

图 3.2　脉象分布情况

表 3.2　脉象统计

序号	脉象	频次	百分比
1	弦滑	9	20.93%
2	濡弦	4	9.30%
3	脉弦滑	2	4.65%
4	脉濡滑而弦	2	4.65%
5	右濡滞	1	2.33%
6	右较细滞	1	2.33%
7	左弦滑	1	2.33%
8	弦	1	2.33%
9	濡弦滑	1	2.33%
10	濡弱而弦	1	2.33%
11	濡数而弦	1	2.33%
12	濡涩而弦	1	2.33%
13	濡滑	1	2.33%
14	濡滑而弦	1	2.33%
15	濡缓而滑	1	2.33%
16	稍弦	1	2.33%
17	稍弦滑	1	2.33%

（三）治法分布情况

治法模块中，静养安脑补肝肾占 27.91%，其次为豁痰息风潜阳、通络利窍布液等。详见图 3.3、表 3.3。

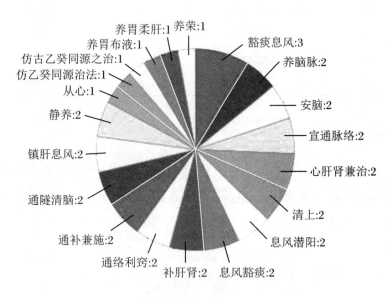

图 3.3　治法分布情况

表 3.3　治法统计

序号	治法	频次	百分比
1	豁痰息风	3	6.98%
2	养脑脉	2	4.65%
3	安脑	2	4.65%
4	宣通脉络	2	4.65%
5	心肝肾兼治	2	4.65%
6	清上	2	4.65%
7	息风潜阳	2	4.65%
8	息风豁痰	2	4.65%
9	补肝肾	2	4.65%
10	通络利窍	2	4.65%
11	通补兼施	2	4.65%
12	通隧清脑	2	4.65%
13	镇肝息风	2	4.65%
14	静养	2	4.65%

续表

序号	治法	频次	百分比
15	从心	1	2.33%
16	仿乙癸同源治法	1	2.33%
17	仿古乙癸同源之治	1	2.33%
18	养胃布液	1	2.33%
19	养胃柔肝	1	2.33%
20	养荣	1	2.33%

（四）中药分布情况

用药模块中的中药分布统计显示，金钗斛、甘枸杞、十大功劳等补虚药成为中风主力用药；其次是鹿衔草、石楠叶、桑寄生等补益肝肾药；白蒺藜、左牡蛎、明天麻等平肝息风药次之。详见图 3.4、表 3.4。

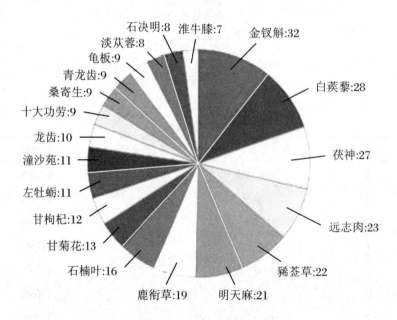

图 3.4 中药分布情况

表 3.4 中药统计

序号	中药	频次	百分比	平均剂量	最小剂量	最大剂量	标准差
1	金钗斛	32	74.42%	7.89	6.0	9.0	1.45
2	白蒺藜	28	65.12%	9.00	9.0	9.0	0.0
3	茯神	27	62.79%	9.00	9.0	9.0	0.0
4	远志肉	23	53.49%	3.16	3.0	4.5	0.42

续表

序号	中药	频次	百分比	平均剂量	最小剂量	最大剂量	标准差
5	稀莶草	22	51.16%	5.86	4.5	9.0	1.19
6	明天麻	21	48.84%	3.13	3.0	4.5	0.41
7	鹿衔草	19	44.19%	8.25	6.0	9.0	1.3
8	石楠叶	16	37.21%	7.29	4.5	9.0	2.03
9	甘菊花	13	30.23%	4.50	4.5	4.5	0.0
10	甘枸杞	12	27.91%	5.63	4.5	6.0	0.65
11	左牡蛎	11	25.58%	9.00	9.0	9.0	0.0
12	潼沙苑	11	25.58%	8.40	6.0	9.0	1.2
13	龙齿	10	23.26%	9.00	9.0	9.0	0.0
14	十大功劳	9	20.93%	9.00	9.0	9.0	0.0
15	桑寄生	9	20.93%	8.25	6.0	9.0	1.3
16	青龙齿	9	20.93%	9.00	9.0	9.0	0.0
17	龟板	9	20.93%	15.60	15.0	18.0	1.2
18	淡苁蓉	8	18.60%	8.00	6.0	9.0	1.41
19	石决明	8	18.60%	12.00	12.0	12.0	0.0
20	淮牛膝	7	16.28%	6.00	6.0	6.0	0.0

（五）四气雷达图

中药属性的四气雷达图显示,治疗中风多用温性和平性药物,寒性药物次之,大寒大热药物为 0。详见图 3.5、表 3.5。

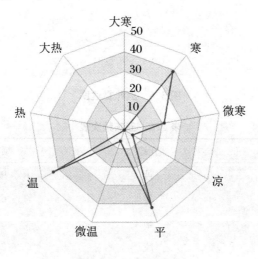

图 3.5 四气雷达图

表 3.5　四气频次

序号	四气	频次
1	温	43
2	平	42
3	寒	39
4	微寒	21
5	微温	6
6	凉	5
7	大寒	0
8	大热	0
9	热	0

（六）五味雷达图

中药属性的五味雷达图显示，中风药物多以苦味为帅，继以甘辛随之，咸涩酸苦次之，微酸、微辛、微甘之药几乎不用。详见图 3.6、表 3.6。

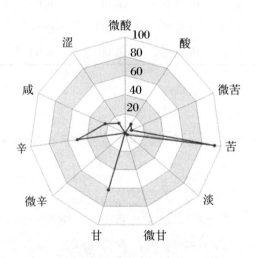

图 3.6　五味雷达图

表 3.6　五味频次表

序号	五味	频次
1	苦	93
2	甘	62
3	辛	50
4	咸	23
5	涩	12

续表

序号	五味	频次
6	酸	11
7	微苦	7
8	淡	3
9	微酸	0
10	微辛	0
11	微甘	0

（七）归经雷达图

中药属性的归经雷达图显示，归属肝经和肾经药物分居第1、2位。脾经和肺经次之，接着是心经和胃经，其他归经药则很少涉及。详见图3.7、表3.7。

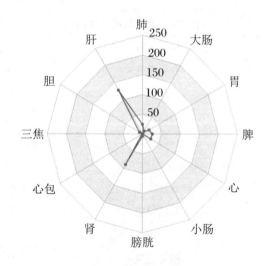

图 3.7　归经雷达图

表 3.7　归经频次表

序号	归经	频次
1	肝	128
2	肾	89
3	脾	26
4	肺	25
5	心	25
6	胃	20
7	胆	9

续表

序号	归经	频次
8	大肠	8
9	膀胱	6
10	心包	1
11	三焦	0
12	小肠	0

（八）多维分析-社团分析-治法与症状

治法与症状星团显示,针对中风诸症,王仲奇采用补益肝肾之法治疗夜眠不安、目眩耳鸣;养胃柔肝法治疗头面麻木、语言滞涩等;豁痰息风法治疗唇吻筋掣、行动吃力;安脑通脉法治疗睡眠欠安,半身不遂等。详见表3.8。

表3.8 治法与症状星团

序号	样本名称	星团
1	养胃柔肝	20
2	口腻	20
3	补肝肾	19
4	夜眠不安	19
5	仿乙癸同源治法	14
6	臂既难以上举	14
7	补精填髓	10
8	耳鸣	10
9	镇肝息风	1
10	语言吃力	1
11	豁痰息风	2
12	甚则厥逆	2
13	宣通脉络	3
14	寐亦安适	3
15	安脑	8
16	常欲瞌睡或喷嚏	8
17	息风豁痰	11
18	举步行动殊觉吃力	11
19	静养	5
20	思索	5

（九）多维分析-社团分析-治法与中药

治法与中药星团显示，安神养脑补肝肾常用牡蛎、龙骨、茯神、等补虚安神药，豁痰息风通髓则用法半夏、明天麻、白蒺藜等。详见表3.9。

表3.9　治法与中药星团

序号	样本名称	星团
1	柔润之剂	3
2	左牡蛎	3
3	豁痰息风	2
4	豨莶草、鹿衔草、白蒺藜、明天麻、龙齿、茯神、远志肉、金钗斛、野料豆、双钩藤、桑寄生、石楠叶、十大功劳	2
5	法半夏、明天麻、白蒺藜、双钩藤、鬼箭羽、山甲珠、鹿衔草、香白薇、龙齿、茯神、远志肉、续断、石菖蒲、路路通	2
6	宜静少动	10
7	牡蛎	10
8	清上	4
9	冬桑叶	4
10	仿古乙癸同源之治	3
11	滋液息风	3
12	镇肝息风	8
13	左牡蛎、青龙齿、茯神、远志肉、明天麻、白蒺藜、淡苁蓉、金钗斛、桑寄生、豨莶草、鹿衔草、楮实子	8
14	养荣	9
15	茯神	9
16	豁痰息风	1
17	豨莶草	1
18	通髓清脑	1
19	淡苁蓉	4
20	养胃布液	3

按语　缺血性脑卒中发病率、患病率和死亡率随年龄增长而增加，存活者中50%～70%患者遗留瘫痪失语等严重残疾，给社会和家庭带来沉重的负担。其治疗虽然已经取得较大进步。中医学在脑卒中的诊断、治疗和调护方面经过长期积累，已经形成了较为成熟的医疗模式，并以其在治疗中表现出的确切疗效受到广大卒中患者的欢迎。中医医案涵盖了丰富的中医基础理论和临床知识，对于中医临床、教学、科研工作者来说，当是必修之学。而评价

一位医家的学术经验及其治法是否经得起实践检验,最具代表性和最有说服力的便是医案。

通过古今医案云平台对王仲奇医案中风篇进行系统录入与分析,可以看出其在中风诊治上独具特色,颇具匠心。① 诊断方面,中风多因烦劳、恼怒、醉酒饱食等发病,主要病机为阴阳失调,气血逆乱,故临床多以头晕口㖞、语謇肢麻为主症;脉象多见肝胆痰饮之弦脉和濡滑脉,气虚无力,阴血亏虚之滞脉和细脉。② 治法方面,王仲奇认为中风虽病位于脑,实与心、肝、脾、肾关系密切,气血不足或肝肾阴虚是致病之本,所以治疗上体现了肝肾并补,安脑生髓的特色;遣方用药上也以补虚药、补益肝肾药和镇肝息风药主之,且药非道地不用,确保疗效之应。药物四气、五味、归经均以温平苦为帅,寒咸涩继之,分归于肝肾经和脾肺经。治法－症状与治法－中药星团针对中风诸症,同样以补益肝肾、豁痰息风、安脑通脉之药治疗血虚风胜之证。综观王仲奇中风医案篇,相对于中风常用的镇肝息风、化痰通络、豁痰开窍、活血通络等治法,其更侧重于安神养脑补肝肾,常用牡蛎、龙骨、茯神等补虚安神药,因脑为髓海,肾主骨生髓,肾精足则髓足,髓足则脑充。

三、医案举偶

王仲奇认为:"心、肝、肾精血,皆荟萃于脑,故脑为髓海,宗脉所聚。"若肝肾精血充足,则脑有所养,脉有所聚,"心血脑力宁静""脑为之满";若精血有亏,不能上达于脑,则"脑筋、宗脉失荣""脑力不赡""脑力不安"而成中风。王仲奇所指的"脑力""脑筋"等,实际上可概括为脑气,脑气的充盛与心、肝、肾等脏密切相关。脑气充,则人的精神饱满,意识清楚,记忆力强,思维灵活,聪明伶俐;脑气虚,则会出现精神萎靡,神思恍惚,记忆善忘,头脑眩晕,思维及情志方面的异常。在以上脑气理论的基础上,王仲奇结合长期临床实践经验,擅于从不同分期来论治中风。对于中风先期,王仲奇强调"防患于未然";对于中风已发者,应治病求本,多以"通隧清脑"兼以他法。

【医案1】 汪作翁,十一月初四日。肾主精髓,脑为髓海,肾脉趋足心入跟中,络于舌,肾脏精髓有亏,脑力为之不赡,宗脉失所荣养,头脑眩晕,记忆善忘,举步趑趄,有上实下虚之状,而语言亦滞涩欠利,脉濡少弦。《经》旨内夺而厥则为喑痱,此精气内夺尚未至于厥,然喑痱宜预防也。药用:

淡苁蓉三钱　金钗斛三钱　潼沙苑三钱　牡蛎煅先煎,三钱　龙骨煅先煎,三钱　龟板炙令焦黄先煎,六钱　覆盆子三钱　远志肉炙,一钱二分　淮牛膝炒,二钱　甘枸杞炒,二钱　金毛脊炙,二钱　褚实子二钱

二诊:十一月廿三。精髓内亏,脑力不安,作强弗强,虚阳浮动,为头脑眩晕、举步浮荡、记忆善忘、语言滞涩。前拟填下强阴,颇觉安适,胃纳亦健,弦脉较和。仍守原意为之。药用:

淡苁蓉三钱　金钗斛三钱　潼沙苑三钱　淮牛膝炒,二钱　何首乌制透,四钱　远志肉炙,半钱　金毛脊炙,二钱　川杜仲三钱　褚实子三钱　覆盆子三钱　龙骨煅先煎,三钱　牡蛎煅先煎,三钱　麋角胶水炖化冲,二钱　龟板胶水炖化冲,二钱

三诊:嘉平初二日。精气较复,宗脉渐荣,眩晕已安,步履稳健,语涩较利,记忆稍强。议膏方调理之。药用:

山萸肉去核净,二两　淡苁蓉二两　潼沙苑二两　大熟地二两　金钗斛二两　淮牛膝蒸,二两　石决明煅,二两　褚实子二两　巴戟天一两　菟丝子二两　覆盆子二两　金毛脊炙,二两　甘枸杞炒,二两　野料豆二两　女贞子二两　左牡蛎煅,二两　花龙骨煅,二两　小红枣三两　龟板胶一两　麋角胶一两

上药入铜锅内,慢火熬透,去渣取汁,将二胶烊化和入,加金樱膏十两收膏,每早、晚开水冲服一羹勺。

四诊:正月廿七。填下强阴,头脑眩晕、举步浮荡、健忘、语涩皆渐见愈,但精血内亏难成,拟原意制膏补摄之,防暗痱于未然。药用:

山萸肉去核净,二两　淡苁蓉二两　潼沙苑二两　大熟地二两　金钗斛二两　淮牛膝蒸,二两　远志肉炙,二两　褚实子一两　巴戟天一两　菟丝子二两　覆盆子二两　金毛脊炙,二两　花龙骨煅,二两　小红枣三两　龟板胶一两　麋角胶一两

上药(除两胶)入铜锅内慢火熬透,去渣取汁,将两胶烊化和入,加金樱膏四两收膏,每早、晚开水冲服一羹勺。

按语　王仲奇认为,肾精不充,髓海空虚,脑力不赡,脑虚髓减,导致患者喑痱,多见于中老年人,其表现有眩晕、语言謇涩、步态不稳,记忆力减退等,属于中风前兆,应滋补肝肾,强筋益髓。王仲奇还提出了预防的观点,最终用膏方收功。

【医案2】　汪,衢州·清流,八月七日。偏中在左,左肢麻木不随已经十月之久,口向右歪,语言微謇,不时流涎,头眩,脉濡滑而弦。治以通隧清脑、息风豁痰可也。药用:

法半夏钱半　明天麻一钱　白蒺藜三钱　双钩藤后下,三钱　豨莶草制,二钱　鹿衔草三钱　威灵仙二钱　鬼箭羽三钱　左秦艽钱半　远志肉炙,一钱　茯神三钱　白茄根四钱　石楠叶三钱

二诊:八月九日。偏中在左,口向右歪,语言微謇,不时流涎,左肢麻木不随,举步行动殊觉吃力,头眩,脉弦滑。仍以息风豁痰,通隧道清脑可矣。药用:

豨莶草制,二钱　鹿衔草三钱　威灵仙二钱　鬼箭羽三钱　金钗斛三钱　白蒺藜三钱　桑寄生三钱　法半夏钱半　明天麻煨,一钱　远志肉炙,一钱　甘菊花钱半　白茄根四钱　石楠叶三钱

按语　患者有肢体麻木、口歪、语言謇涩、口涎、眩晕等中风的典型临床主症,王仲奇用白茄根、石楠叶、远志肉、茯神等药来益肾气,安心神;豨莶草、鹿衔草、威灵仙、鬼箭羽、白蒺藜、法半夏、明天麻等药来祛痰理气,息风通络。二日后,患者复诊,症状如前,王仲奇去双钩藤、茯神、左秦艽,加桑寄生、金钗斛、甘菊花,以增强滋补肝肾,强健筋骨,平肝息风之功,诸

药合用,共奏"通隧清脑,息风豁痰"之效。

第五节 基于中医传承辅助系统分析王任之治疗中风后遗症用药经验

王任之(1916～1988年),名广仁,字任之,安徽歙县富堨人,新安王氏医学传人。王任之秉承家学,博览广涉,毕生追求"药廉效速"。治疗内、妇科疑难杂病有丰富的临床经验;对中风、骨质增生、前列腺炎、肝炎、肾炎等症,摸索了一套治疗方法;熔经方、时方、单方于一炉,辨证施治,疗效显著。曾任民盟安徽省委副主委,安徽省中医学会会长,安徽省哲学社会科学联合会副主席。医案是医家临床诊疗疾病的真实记录,它直接反映了各医家辨证论治的规律、用药风格与学术特色,同时也是医家临床经验与心得的集中体现。本研究采用由中国中医科学院中药研究所与中国科学院自动化研究所联合开发的"中医传承辅助系统"软件,采用规则分析、改进的互信息法等数据挖掘方法,对王任之治疗中风后遗症的经验进行系统分析。

一、资料与方法

(1) 处方来源。《王任之医案》所载有关中风的处方,以及王键教授随侍先生学医时的门诊处方。以《中医内科学》教材中风的主要症状为评判标准进行筛选,共收集治疗中风后遗症的处方100首。

(2) 分析软件。"中医传承辅助平台(V2.5)"软件由中国中医药科学院中药研究所和中国科学院自动化研究所联合研发,具有关联规则、聚类算法、频次统计等算法功能,可用于名老中医处方的储存、分析和挖掘。

(3) 处方的录入与核对。将上述筛选后的处方录入"中医传承辅助平台(V2.5)"。在完成上述录入过程后,由双人负责数据的审核,以确保数据的准确性,从而为数据挖掘结果的可靠性提供保障。

(4) 数据分析。通过中医传承辅助平台"数据分析系统"中"方剂分析"模块功能,按中医疾病"中风"提取出录入该系统的100首处方,然后点击频次统计、组方规律及新方分析等相应功能按钮进行数据分析。

二、结果

(一) 用药频次分析

根据王任之医案,对王任之治疗中风的 100 首处方所包含的 118 味药物从高到低进行"频次统计",使用频次在 20 以上的药物有 19 味。前 4 味分别是黄芪、当归、干地龙、鸡血藤。118 味药物里,理气化痰药 17 味,活血化瘀药 13 味,补阳药 7 味,补气药 6 味,可见王任之治疗中风用药的集中性。详见表 3.10。

表 3.10 中风方剂中使用频次 20 以上的药物

编号	药物	频次	编号	药物	频次	编号	药物	频次
1	黄芪	68	8	炒怀牛膝	49	15	鹿衔草	28
2	当归	65	9	石菖蒲	37	16	羌活	25
3	干地龙	61	10	炙远志肉	35	17	桑寄生	24
4	鸡血藤	61	11	炒续断	33	18	蜈蚣	22
5	红花	59	12	巴戟天	30	19	炒川芎	22
6	葛根	58	13	肉苁蓉	30			
7	制稀莶草	54	14	锁阳	29			

(二) 基于关联规则分析的组方规律分析

方剂"组方规律"分析,按照药物组合出现频次从大到小的顺序进行排序,出现频次在 45 以上的组合,并进行关联规则网络展示。方剂"规则分析",即分析所得药对的用药规律。"关联规则"的含义是:当出现"→"左侧的药物时,出现右侧药物的概率为置信度。详见表 3.11、表 3.12 和图 3.8。

表 3.11 王任之治疗中风方剂中使用频次 45 以上的药物组合

编号	药物组合	频次	编号	药物组合	频次
1	黄芪,当归	60	7	红花,当归	54
2	黄芪,干地龙	58	8	红花,黄芪,当归	54
3	当归,干地龙	57	9	红花,干地龙	53
4	黄芪,当归,干地龙	57	10	鸡血藤,干地龙	53
5	鸡血藤,黄芪	56	11	红花,黄芪,干地龙	53
6	红花,黄芪	55	12	鸡血藤,当归	52

续表

编号	药物组合	频次	编号	药物组合	频次
13	红花,当归,干地龙	52	26	红花,鸡血藤,当归,干地龙	49
14	鸡血藤,黄芪,当归	52	27	红花,鸡血藤,黄芪,当归	49
15	鸡血藤,黄芪,干地龙	52	28	红花,鸡血藤,黄芪,当归,干地龙	49
16	红花,黄芪,当归,干地龙	52	29	葛根,干地龙	48
17	鸡血藤,当归,干地龙	51	30	葛根,黄芪	47
18	鸡血藤,黄芪,当归,干地龙	51	31	葛根,黄芪,干地龙	47
19	红花,鸡血藤	50	32	葛根,当归,干地龙	46
20	红花,鸡血藤,干地龙	50	33	葛根,黄芪,当归	46
21	红花,鸡血藤,黄芪	50	34	葛根,鸡血藤,干地龙	46
22	红花,鸡血藤,黄芪,干地龙	50	35	葛根,黄芪,当归,干地龙	46
23	葛根,当归	49	36	葛根,鸡血藤,黄芪	45
24	葛根,鸡血藤	49	37	葛根,鸡血藤,黄芪,干地龙	45
25	红花,鸡血藤,当归	49			

表 3.12　王任之治疗中风方剂中用药频次 45 以上药物组合的关联规则

编号	关联规则	置信度	编号	关联规则	置信度
1	红花,当归→黄芪	1	17	红花,鸡血藤,当归,干地龙→黄芪	1
2	红花,鸡血藤→干地龙	1	18	红花,鸡血藤,黄芪,当归→干地龙	1
3	红花,鸡血藤→黄芪	1	19	红花,鸡血藤,当归→黄芪,干地龙	1
4	红花,干地龙→黄芪	1	20	黄芪,干地龙→当归	0.982 759
5	葛根,黄芪→干地龙	1	21	红花,黄芪→当归	0.981 818
6	鸡血藤,当归→黄芪	1	22	红花,干地龙→当归	0.981 132
7	当归,干地龙→黄芪	1	23	鸡血藤,干地龙→黄芪	0.981 132
8	红花,鸡血藤,当归→干地龙	1	24	红花,黄芪,干地龙→当归	0.981 132
9	红花,鸡血藤,当归→黄芪	1	25	红花,干地龙→黄芪,当归	0.981 132
10	红花,当归,干地龙→黄芪	1	26	鸡血藤,当归→干地龙	0.980 769
11	红花,鸡血藤,干地龙→黄芪	1	27	鸡血藤,黄芪,干地龙→当归	0.980 769
12	红花,鸡血藤,黄芪→干地龙	1	28	鸡血藤,黄芪,当归→干地龙	0.980 769
13	红花,鸡血藤→黄芪,干地龙	1	29	鸡血藤,当归→黄芪,干地龙	0.98
14	葛根,当归,干地龙→黄芪	1	30	红花,鸡血藤→当归	0.98
15	葛根,黄芪,当归→干地龙	1	31	红花,鸡血藤,干地龙→当归	0.98
16	鸡血藤,当归,干地龙→黄芪	1	32	红花,鸡血藤→当归,干地龙	0.98

续表

编号	关联规则	置信度	编号	关联规则	置信度
33	红花,鸡血藤,黄芪→当归	0.98	45	鸡血藤,干地龙→黄芪,当归	0.96
34	红花,鸡血藤→黄芪,当归	0.98	46	鸡血藤,黄芪,干地龙→红花	0.96
35	红花,鸡血藤,干地龙→黄芪,当归	0.98	47	鸡血藤,当归,干地龙→红花	0.96
36	红花,鸡血藤,黄芪→当归,干地龙	0.98	48	鸡血藤,黄芪,当归,干地龙→红花	0.96
37	葛根,干地龙→黄芪	0.98	49	鸡血藤,当归,干地龙→红花,黄芪	0.96
38	葛根,黄芪→当归	0.98	50	葛根,干地龙→当归	0.96
39	葛根,黄芪,干地龙→当归	0.98	51	葛根,干地龙→鸡血藤	0.96
40	红花,黄芪→干地龙	0.96	52	葛根,干地龙→黄芪,当归	0.96
41	红花,当归→干地龙	0.96	53	葛根,黄芪→鸡血藤	0.96
42	红花,黄芪,当归→干地龙	0.96	54	葛根,黄芪,干地龙→鸡血藤	0.96
43	红花,当归→黄芪,干地龙	0.96	55	干地龙→黄芪	0.95
44	鸡血藤,干地龙→当归	0.96			

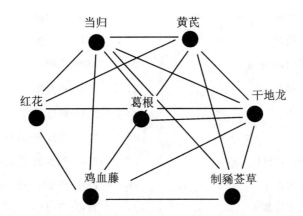

图 3.8 关联规则网络展示图(支持度 40,置信度 0.95)

(三)基于熵方法的处方用药规律分析

1. 基于改进的互信息法的药物间关联度分析

根据方剂数量,结合经验判断和不同参数提取出数据的预读,设置相关度(熵聚类法的一个重要参数,药物与药物之间关联性的定量描述)为8,惩罚度(为了减少负面数据信息干扰的一个参数)为2,进行聚类分析,得到治疗中风处方中118味中药两两之间的关联度。将其中关联系数在 0.085 以上的 12 个药对进行列表。详见表 3.13。

表 3.13　基于改进的互信息法的药物间关联度分析

药对	关联系数	药对	关联系数
肉苁蓉—石斛	0.105	肉苁蓉—玄参	0.091
巴戟天—石斛	0.105	巴戟天—玄参	0.091
肉苁蓉—锁阳	0.096	当归—石斛	0.091
巴戟天—锁阳	0.096	当归—淫羊藿	0.087
肉苁蓉—炒川芎	0.091	肉苁蓉—鸡血藤	0.086
巴戟天—炒川芎	0.091	淫羊藿—葛根	0.085

2. 基于复杂系统熵聚类的核心组合分析

以改进的互信息法的分析结果为基础,按照相关度与惩罚度的约束,基于复杂系统熵聚类,演化出 2~5 味药的核心组合,共计 37 个。见表 3.14。

表 3.14　基于复杂系统熵聚类的治疗中风的核心组合

编号	核心组合	编号	核心组合
1	黄芪,当归	20	红花,鸡血藤,干地龙
2	黄芪,干地龙	21	红花,鸡血藤,黄芪
3	当归,干地龙	22	红花,鸡血藤,黄芪,干地龙
4	黄芪,当归,干地龙	23	葛根,当归
5	鸡血藤,黄芪	24	葛根,鸡血藤
6	红花,黄芪	25	红花,鸡血藤,当归
7	红花,当归	26	红花,鸡血藤,当归,干地龙
8	红花,黄芪,当归	27	红花,鸡血藤,黄芪,当归
9	红花,干地龙	28	红花,鸡血藤,黄芪,当归,干地龙
10	鸡血藤,干地龙	29	葛根,干地龙
11	红花,黄芪,干地龙	30	葛根,黄芪
12	鸡血藤,当归	31	葛根,黄芪,干地龙
13	红花,当归,干地龙	32	葛根,当归,干地龙
14	鸡血藤,黄芪,当归	33	葛根,黄芪,当归
15	鸡血藤,黄芪,干地龙	34	葛根,鸡血藤,干地龙
16	红花,黄芪,当归,干地龙	35	葛根,黄芪,当归,干地龙
17	鸡血藤,当归,干地龙	36	葛根,鸡血藤,黄芪
18	鸡血藤,黄芪,当归,干地龙	37	葛根,鸡血藤,黄芪,干地龙
19	红花,鸡血藤		

（四）基于无监督的熵层次聚类新处方分析

在以上核心组合提取的基础上,通过熵层次聚类算法,得到核心组合。再进行进一步聚类,形成治疗中风的 10 个新处方。详见表 3.15、表 3.16。

表 3.15 用于新方聚类的核心组合

序号	核心组合 1	核心组合 2
1	肉苁蓉—干地龙—淫羊藿	干地黄—淫羊藿—巴戟天
2	肉苁蓉—炒续断—葛根	干地龙—当归—巴戟天—葛根
3	何首乌—炙僵蚕—土茯苓	何首乌—炙僵蚕—生白术
4	桃仁—生地黄—山豆根	桃仁—炙甘草—山豆根
5	生牡蛎—炙龟板—枸杞子	生牡蛎—炙龟板—女贞子—代赭石
6	生牡蛎—钩藤—珍珠母	钩藤—珍珠母—夏枯草
7	桑寄生—炒怀牛膝—锁阳	石菖蒲—炒怀牛膝—炙远志肉
8	夜交藤—合欢花—北秫米	夜交藤—合欢花—川朴花
9	肉苁蓉—当归—红花—熟地黄	当归—红花—巴戟天—熟地黄
10	白蒺藜—蔓荆子—女贞子—代赭石	白蒺藜—蔓荆子—藁本—代赭石

表 3.16 基于熵层次聚类的治疗中风新处方

序号	候选新处方
1	肉苁蓉,干地龙,淫羊藿,巴戟天
2	肉苁蓉,炒续断,葛根,干地龙,当归,巴戟天
3	何首乌,炙僵蚕,土茯苓,生白术
4	桃仁,生地黄,山豆根,炙甘草
5	生牡蛎,炙龟板,枸杞子,女贞子,代赭石
6	生牡蛎,钩藤,珍珠母,夏枯草
7	桑寄生,炒怀牛膝,锁阳,石菖蒲,炙远志肉
8	夜交藤,合欢花,北秫米,川朴花
9	肉苁蓉,当归,红花,熟地黄,巴戟天
10	白蒺藜,蔓荆子,女贞子,代赭石,藁本

按语 本研究经过软件分析统计,提炼出王任之治疗中风后遗症常用的药物多数具有益气活血、养血通络、补益肝肾等功效,具体有黄芪、当归、干地龙、鸡血藤、红花、葛根、制豨莶草、炒怀牛膝、石菖蒲、炙远志肉、炒续断、巴戟天、肉苁蓉、锁阳、鹿衔草、羌活、桑寄生、蜈蚣等。常见的药物组合有:①黄芪、当归。②黄芪、干地龙。③当归、干地龙。④黄芪、当

归、干地龙。⑤ 鸡血藤、黄芪。⑥ 红花、黄芪。⑦ 红花、当归。⑧ 红花、黄芪、当归等。经过聚类分析得出常用的药对包括：肉苁蓉—石斛、巴戟天—石斛、肉苁蓉—锁阳、巴戟天—锁阳、肉苁蓉—炒川芎、巴戟天—炒川芎等。基于复杂系统熵聚类的治疗中风的核心组合有：黄芪—当归、黄芪—干地龙、当归—干地龙、黄芪—当归—干地龙、鸡血藤—黄芪、红花—黄芪、红花—当归、红花—黄芪—当归等。通过熵层次聚类的治疗中风新处方包括：① 肉苁蓉、干地龙、淫羊藿、巴戟天。② 肉苁蓉、炒续断、葛根、干地龙、当归、巴戟天。③ 何首乌、炙僵蚕、土茯苓、生白术。④ 桃仁、生地黄、山豆根、炙甘草。⑤ 生牡蛎、钩藤、珍珠母、夏枯草。⑥ 桑寄生、炒怀牛膝、锁阳、石菖蒲、炙远志肉等。

以上研究结果较好地验证了王任之诊疗中风的治疗经验。《医经溯洄集·中风辨》云："中风者，非外来风邪，乃本气病也。凡人年逾四旬，气衰之际……多有此疾。"中风位居中医四大疑难证之首，起病急、变化快，具有发病率高、致残率高、病死率高、复发率高等特点，其基本病机总属阴阳失调，气血逆乱。

王任之认为，中医一证，包括多种脑血管意外疾患。一方面，发病突然，如"暴风之疾速"；另一方面，症状表现上有喑痱的四肢痿废、言謇失语等。而其当时所处的医疗环境，临床中所见中风患者一般多属于中经络者，或者中脏腑经急救神志清醒后所出现的后遗症。因此对于中风的治疗，王任之主张内风，首先应用西医进行判别诊断出血性与缺血性的不同，然后按照中医理论进行具体的辨证论治。临床应根据中西医对中风病证的不同认识，辨证用药与辨病用药相结合，取长补短，才能提高疗效。

临证上遣方用药紧扣病机，精于配伍。考虑标本缓急，注意辨其虚实，具体在治疗时考虑新暴之病急性期虽有本虚，侧重标实，如脑出血急性期起病急，变化快，多有言语謇涩，甚至出现口噤不开、躁扰不宁等症状，多数情况下不能配合四诊辨证治疗，并且随着病程的推移和状态的变化，相关证候可能也会发生改变。故对于脑出血急性期的患者须以通为主，宜"猛峻之药急祛之"，多是用中西医结合治疗，邪祛则通；后遗症期多有偏瘫、失语为主的表现，痰瘀阻络，胶结顽固，气血交阻，经络失荣，常有多虚多瘀的病理改变，治拟补气、活血、通络。补阳还五汤最为相宜，内服汤药及针灸治疗相结合效果则更佳，提高机体修复功能。而脑血栓形成所致脑卒中虚证可选择具有益气活血通络的补阳还五汤加减，同时也体现了异病同治的原则。

黄芪和当归是其治疗中风之要药以及治疗极其常用的高效组合。黄芪，其性甘、微温，归肺、脾经，功善补气健脾，升阳举陷，常用于治疗中风后遗症所致的气虚血滞、筋脉失养证，《本草思辨录》载："惟补虚通痹，则芪之专司。"当归甘、辛、温，归肝、心、脾经，既可活血以祛风，又能生血以补虚。两者相配，以资化源，气旺血生，补气生血之效甚佳。诚如陈士铎《本草新编》云："补气之药于补血之中，虽气生夫血，亦气行夫血也。此黄芪补血汤所以独胜于千古也。"

临证对于肝亢肾亏、下虚上实者,如中医的喑痱之症,常以地黄饮子为基本方去桂、附加减,熟地黄,巴戟天、山茱萸、肉苁蓉也是系统分析出的常用药物。《临证指南医案·中风》云:"精血衰耗,水不涵木……肝阳偏亢,内风时起。"对气血交阻、经络失荣者,常以黄芪、当归、干地龙等药物进行化裁施治;对肢体麻木者,常在黄芪五物汤基础上加减,通络和营;对于治疗后风阳不亢的患者,同时伴有风邪化燥致便秘之象,须认识"久病必虚""久病入络"的病机特点,常投以补肾强体的药物,参以活血通络之品,如巴戟天、肉苁蓉、续断、丹参,标本兼顾,合而成方,以善其后,有助于促进瘫痪肢体的功能恢复。

本研究基于"中医传承辅助系统"对王任之治疗中风后遗症的经验进行数据挖掘研究,获得了既往传统研究缺乏的客观、科学的新知识和新信息,初步得到药物使用频次、核心组合及多个新处方,为王任之治疗中风治验的深入挖掘和传承提供了参考,更加客观地发掘并继承其学术思想,值得进一步推广与应用。

三、医案举偶

王任之先生认为,治疗中风,应在西医诊断结果的基础上,先将脑血管病区分为出血性和缺血性,然后根据不同的西医病名,结合中医关于中风的相同或相似症状,通过望、闻、问、切"四诊"来辨证论治,对症下药。王任之先生既继承前代医家的学术精华,又不拘泥于理论的束缚;既运用古典中医理论来指导临床工作,又与当代西医诊断相结合,衷中参西,承前启后,与时俱进。通观王任之先生医案,王老认为西医脑血管不同病症可用相应的中医方法治疗,是有法可循的。

【医案1】　葛某,女,56岁,1982年8月26日初诊。因拟诊肌萎缩性侧索硬化症,于3日前往神经科内科病房,起病已逾一载,始由右侧上、下肢乏力,活动不利,继则延及左侧上、下肢,刻见两手肌肉明显萎缩,右手不能摄筷,左手不能端碗,走路蹒跚难前,蹲下即难站起来,近来并觉舌謇语塞,脉濡弦。此亦喑痱之属,拟予地黄饮子出入。药用:

大熟地12g　制附块　麦冬各9g　金钗斛　淡苁蓉　巴戟天10g　炙远志肉6g　石菖蒲3g　淫羊藿　桑寄生　锁阳各10g　炒续断6g　鹿衔草10g

二诊:1982年9月9日。前投地黄饮子出入之后,舌謇语涩好转,步履蹒跚亦好转,两臂上举较为有力,惟仍难端碗摄筷,蹲下仍难起立,日来并觉颈项酸痛,脉濡弦。守原加减。药用:

上方减麦冬、金钗斛。加羌活3g,葛根30g。

按语　王任之先生认为西医诊断的侧索硬化症,其主要临床症状与中医的喑痱相类似。在治疗此证型中风时,多从肝肾不足角度论治,常选地黄饮子为基本方加减使用。患者西医诊断为肌萎缩性侧索硬化症,具有肢体乏力、活动不利、走路不稳、言语謇涩等类似于喑痱上盛下虚的主症。王任之先生在治疗上从肝肾论治,方用地黄饮子加减,以奏滋补肝肾,开窍化痰之效,经此治疗半月后,窍络较前通畅,言语渐利,步履渐稳,原有诸证皆好转。

【医案2】 朱某,男,52岁,1979年10月25日初诊。因脑血栓于9日入院治疗,刻言语已清,头晕好转,左上肢能上台至胸前,手指亦能活动,惟摄握乏力,左下肢既不能站立、行走,也不奈久坐;仅大足趾稍能动弹,脉弦。拟从气血交阻,不能濡养筋骨,而用补阳还五汤出入论治。药用:

绵黄芪 全当归 干地龙各10g 红花4g 桃仁去皮尖,杵,6g 炒川芎3g 鹿衔草10g 鸡血藤15g 淫羊藿 桑寄生 锁阳各10g 炒续断6g 炒淮牛膝10g

按语 王任之先生认为西医所谓的脑血栓、脑溢血,就中医病因而言,多为"气血交阻,不能濡养筋骨",在治法上主张"益气活血"。方用补阳还五汤加减论治。患者人到中年,自身正气开始虚衰,气血运行不畅,导致经脉痹阻,因虚致瘀,证属本虚标实,王任之先生用绵黄芪、全当归、红花、桃仁、川芎、鸡血藤等补气活血之药,配合干地龙、鹿衔草、淫羊藿、桑寄生、锁阳、炒续断、炒淮牛膝等补肾强腰膝之药,对症施治,达到气血运行通畅、四肢筋骨强健、经络通畅无阻的状况。

【医案3】 徐华芳,男,52岁,1980年7月10日。因拟脑卒中,脑动脉硬化于2日入神经内科病房,刻言语尚清,但不能多言,言多则舌謇,饮水或自口角流出,左侧上、下肢乏力,稍用力即发抖,头昏难以起坐,脉细弦。姑以和阳息风、活血祛痰为治。药用:

炙败龟板24g 珍珠母 左牡蛎均先煎,各24g 白蒺藜 绵黄芪 全当归 干地黄10g 红花4g 左秦艽5g 制豨莶草10g 葛根30g 鸡血藤15g 炙远志肉6g 石菖蒲3g

二诊:1980年7月17日。头昏痛较减,已能起坐,饮水不再自口角流出,左肢较前略为有力,然时仍发抖,脉濡弦。药证相安,守原增损。药用:

珍珠母 左牡蛎先煎,各24g 绵黄芪 全当归 干地黄各10g 红花4g 左秦艽各5g 制豨莶草10g 鸡血藤15g 桑寄生 炒淮牛膝各10g 炙白僵蚕6g 制白附子3g 葛根30g

按语 王任之先生认为,治疗脑卒中,当辨实虚。实证常用"活血息风,舒筋活络"之法;虚证则以"益气活血"为法,方用补阳还五汤加减。王任之先生根据实虚差异来选药,体现了中医同病异治的原则;而脑血栓、脑溢血都可选择具有益气活血的补阳还五汤加减,这一点又体现了中医异病同治的原则。该患者属于口角流涎,肢体乏力,稍用力则发抖,王任之先生选用炙败龟板、珍珠母、左牡蛎、白蒺藜、黄芪、葛根、石菖蒲和阳息风,强筋健骨,用全当归、干地黄、红花、左秦艽、制豨莶草、鸡血藤、炙远志肉活血祛风通络。二诊后,患者口角流涎止,肢体较前有力,但仍有发抖的症状,王任之先生在原方中去龟板、白蒺藜、远志肉、石菖蒲,加桑寄生、淮牛膝、白僵蚕、白附子,以增强补肝肾强筋骨,息内风通经络之效,诸药合用,体现了王任之先生"活血息风,舒筋活络"之法。

第六节　王乐匋辨治中风医案举隅

　　王乐匋(1921～1998年),出生于新安医学世家,系"新安王氏医学"第五代传人,幼承父兄之教,传新安王氏医学,早岁即享誉皖南,全国首批名老中医学术经验继承导师,安徽省新安医学研究会会长,学养深厚,严谨治学,自求真得。王乐匋长期从事温病教学临床及科研,是高等中医院校五版《温病学》教材副主编,并主编《新安医籍丛刊》《续医述》《新安医籍考》,著《老匋读医随笔》等,是国内新安医学和温病学科的带头人之一。1991年首批享受国务院政府特殊津贴,1993年获林宗扬医学教育家奖。王乐匋先生治学,初遵叶天士、薛生白,继则因当地流行血吸虫病,即患感证亦多不典型,于是渐渐留意张景岳、程杏轩之学,是为治医之转折点。临床所治又以内伤杂症为多,则调肝和络、活血化瘀诸法亦多运用,并喜用虫类药,以为顽症痼疾非虫蚁搜剔、探其幽隐则断难奏功。用其法治心脑、肝胆及泌尿系诸疾,往往疗效卓著。王乐匋中风诊治注意到五脏相因、气血同源、阴阳互根之理,在总结前世经验基础上,临证用药不拘一格,轻灵活泼,将滋阴与息风、息风与涤痰结合,疗效显著。现举三则医案论述。

一、医案举隅

　　【医案1】　某女,49岁,1992年4月22日初诊。肝肾不足,内风夹痰阻络。左侧偏瘫,舌本牵强,刻诊形体羸瘦,舌淡红,苔薄腻,脉弦细。姑予滋阴息风、参以涤痰之品。药用:

　　干地黄18g　夜交藤30g　陈胆星　天竺黄各6g　炒赤芍　炒白芍各10g　金石斛12g　川贝研分服,6g　制乳香　制没药各6g　鹿衔草12g　沙苑子　白蒺藜各10g

　　7剂,水煎服。

　　1992年4月29日二诊,服方后证见缓解,于原方中去金石斛,加干地龙12g、杜红花10g。

　　7剂,水煎服。

　　三至十五诊,均在此基础上加减出入为止。

　　1992年8月22日十六诊,舌本牵强已得改善。然语言仍欠流利。左上肢已能上举,但血压偏高,取"心痛定"而得以控制,舌红少苔,脉弦细,治以补益气阴、息风涤痰,参以活络之剂。药用:

　　炙黄芪50g　煨天麻　杜红花　炒赤芍　炒白芍各10g　钩藤15g　制乳香　制没药各6g

炒怀牛膝12 g　干地黄 18 g　茯神　陈胆星_各6 g　干地龙 12 g　宣木瓜 10 g　川贝_{研,分吞},6 g

全蜈蚣_{研,分吞},2 条　田三七粉_{分冲},5 g

7 剂,水煎服。

【医案 2】　某男,63 岁,1992 年春初诊。形体丰盈,面红声洪,左侧肢体瘫痪不用,血压在初病时有波动,近期正常,舌胖大淡红,苔黄腻,脉弦滑。阴虚痰阻经络,风动而瘫成。药用:

陈胆星 9 g　白茯苓 15 g　炒赤芍　炒白芍_各10 g　丹参 30 g　白术　苍术_各12 g　制乳香

制没药_各6 g　生地　熟地_各18 g　制龟板　制鳖甲_各18 g　远志　地龙　怀牛膝_各12 g　天麻

白蒺藜_各10 g　炒山楂 20 g

7 剂,水煎服。

以后十诊均在此基础上加减调治,使患者临床症状得到改善,疗效较好。

按语　中风病多发于中年以上,好发于冬春季节,是临床上常见的一种危急病症。在病因方面,《内经》有很多记载,如《灵枢·刺节真邪》篇云:"虚邪偏客于身半,其入深,内居营卫,营卫稍衰,则真气去,邪气独留,发为偏枯。"《素问·生气通天论篇》云:"阳气者,大怒则形气绝,而血菀于上,使人薄厥。"《素问·调经论篇》云:"血之与气,并走于上,则为大厥,厥则暴死,气复返则生,不返则死。"此外,医家们还认识到本病的发生与患者的体质、饮食、精神刺激、烦劳过度等因素有着密切的关系,如《素问·通评虚实论篇》曾明确指出:"仆击、偏枯'肥贵人则膏粱之疾也'。"

在医案 1 的诊治中,王乐匋先生根据多年的临床经验认为,中风的病因病机总关气、血、风、痰,气血逆乱或风痰阻络,皆可引起。本案形体消瘦,舌红,脉弦而细,此肝肾不足、肝风内扰、内风夹痰阻络之象。因为风邪善行而数变,为百病之始,万病之长,"故百病皆生于风"(《儒门事亲·风论》)。王乐匋先生以滋阴息风伴以化痰药治之,率先以夜交藤、白芍、干地黄滋水柔肝。其中夜交藤味甘微苦、性平,能入心肝肾三经血分,功能交通心肾、养血通络,此药可安神,故重用之,旨在取其引阳入阴之性,无须拘于有无失眠之症;干地黄其性凉而不至,质润而不腻,用以益阴,往往使阴复而不留瘀;白芍苦微寒,具有敛血养阴、柔肝止痛、平肝和阳的功能。三药相伍,养肝体而达肝用,共奏滋阴柔肝之效。针对木旺风阳上扰、经脉失和,王乐匋先生益以天麻、钩藤、石决明息风潜阳,鸡血藤、鹿衔草养血和络。金石斛为滋而不腻之品,配合主药,加强滋阴柔肝之效。重用生石决明、煨天麻,用以息风潜阳。后期诊治中,王乐匋先生用川贝化痰,制乳香、制没药、沙苑子、白蒺藜、生牡蛎疏肝解郁,杜红花和络,干地龙、蜈蚣(研、分吞)、田三七粉息风通络。经 10 余次治疗后病情大有改观,肢体活动范围增大且已得力,语言亦渐恢复。王乐匋先生又加重益气之剂,而逐渐减少化痰之品,重用黄芪,目的在于促使病人加快机体修复过程。后在此方基础上化裁,继续服数 10 剂,病情得以进一步改善。

在病案 2 的诊治中,王乐匋先生更是独具匠心,用药尊古而不泥古,患者虽身体丰盈,面红声洪,尊《内经》年过半百而阴气伤的原则,断为阴虚痰阻经络,用药紧守病机,轻灵活泼,以二陈汤为基本方化裁,加苍术、白术健脾化痰,胆南星化胶灼之痰、清少阳之郁火;用丹参、制乳香、制没药活血通络,取"祛风先活血,血行风自灭"之妙;生地、熟地配牛膝,走下焦、滋阴凉血而不腻中焦;龟板、鳖甲滋阴而不腻,且不助生痰,滋肾阴涵木而潜阳息风。与上案相比,有滋肾阴、补肝阴之不同。概上例以阴虚阳亢为主,故以滋肝阴、潜阳息风以守病机;本案以肾阴虚为本,中焦痰湿内蕴为主要病机,用药以补肾阴、健脾化痰为主。方中尚用远志一味豁痰开窍、交通心肾,以助全方;用山楂消食化痰,健运中州,防浊痰再生,以杜生痰之源,且原方中尚有和胃气、防药毒伤胃的作用。纵观本方,王乐匋先生临证老练、辨证准确,立法谨守病机、机变法变,用药轻灵活泼,方药相合。

【医案 3】 某女,66 岁,1991 年 9 月 14 日初诊。面泛阳色,面部经脉抽掣,口涎频多,步履有上盛下虚之感,耳鸣频作,大便数日始得一解,舌苔白腻,脉濡滑,拟息风涤痰而和络隧。药用:

夏枯草　煨天麻各 10 g　制胆星　制半夏各 6 g　全蜈蚣研、分吞,2 条　全蝎研末、分吞,4 g　青箱子 12 g　丹参 15 g　炒枳实 6 g　钩藤 12 g

7 剂,水煎服。

1991 年 9 月 21 日二诊:据述面部犹然抽掣但又减势,步履尚有上盛下虚之感,大便不畅,本原意,再予涤痰息风,参以和络之法。药用:

夏枯草 10 g　制半夏 6 g　白蒺藜　煨天麻各 10 g　制胆星　制禹白附各 6 g　茯神 12 g　紫贝齿先下,20 g　枳实 6 g　牡蛎先下,20 g　青箱子 10 g　炒竹茹 6 g　全蝎研末吞,4 g　茯神　干地龙各 12 g　川军 6 g

7 剂,水煎服。

1991 年 9 月 28 日三诊:前方加钩藤 15 g,密蒙花 6 g,千里光 10 g,去青箱子。

7 剂,水煎服。

1991 年 10 月 5 日四诊:面部抽掣已减,步履尚有上盛下虚之感,大便不畅,舌苔白腻,脉濡软。风痰阻络,气机不宣,拟再涤痰息风、参以和络。药用:

制半夏　炒枳实　胆星　钩藤　白蒺藜　丹参各 10 g　橘红衣 6 g　干青果　煨天麻各 10 g　全蜈蚣研、分吞,2 条　茯神　决明子　制禹白附各 10 g　川军后下　川朴各 6 g

7 剂,水煎服。

按语　患者有面部抽搐,口流痰涎,耳鸣,步履不稳,属于上盛下虚中风先兆的症状,且兼有大便不畅。王乐匋先生根据患者舌苔白腻,脉象濡滑,认为患者病因以痰湿为主,故其方以"息风涤痰而和络"为治。方中全蜈蚣与全蝎相须为用,用虫药增强搜络剔邪、定搐内风、通内达外的作用。随着患者抽搐势渐缓,在二诊后,王乐匋先生去全蜈蚣,仅用全蝎一味虫药,渐缓搜络剔邪之效,以免搜风太过。三诊后,虫药未变。四诊后,患者抽搐之势已减,王乐匋先生将虫药全蝎改为全蜈蚣。可见,不管患者病势如何变化,王乐匋先生都将虫药的运用贯穿于治疗中风先兆的全过程中。

二、小结

滋阴学说起源于《黄帝内经》,有"诸寒之而热取之阴"。滋阴法的运用起源于张仲景,发扬于金元朱丹溪,此后历代医家更有发挥,使滋阴法在理论与实践中趋于完善。王乐匋先生基于"乙癸同源"的理论,在临床治疗上将滋阴法与息风法巧妙结合,量方化裁,疗效显著。王乐匋先生认为痰邪为患是中风主要病机特点之一。元代朱丹溪主张中风病机"血虚有痰"。《丹溪心法·中风》曰:"中风大率主血虚有痰……或属虚……又须分气虚血虚。半身不遂,大率多痰……在右属痰有热,并气虚。"说明血虚有痰是中风病的病因病机特点。明代戴思恭认为中风之证:"昏乱晕倒,皆痰为之也。"《秘传证治要诀及类方》曰:"风邪既盛……痰随气上……皆痰为之也。五脏虽皆有风,而犯肝经为多。"明代孙一奎主张"血病、痰病为本,外邪为标"。故王乐匋先生常将涤痰与息风法结合,但不忘和络,认为中风先兆常会出现肢麻、震颤、言謇等症状,此时当用全蜈蚣、全蝎等虫药来搜风通络,定搐内风,通内达外。纵览王乐匋先生医案中多则治疗中风的医案,可以发现其治疗中风有以下特色:善用通络之品,滋阴息风、涤痰与息风并举,滋阴分脏腑,有滋阴而不助湿生痰腻膈之妙。王乐匋先生治疗中风的观点和方法,对临床治疗中风有一定的指导意义。

参 考 文 献

[1] 许玉皎.中风病名分析及现代中风病诊断[J].中医药导报,2011,17(5):6-8.

[2] 李红香.基于中医文献的中风病研究[D].南京:南京中医药大学,2011.

[3] 张锡纯.医学衷中参西录[M].王云凯,李彬之,韩煜,校.石家庄:河北科学技术出版社,2002.

[4] 张山雷.中风斠论[M].吴文清,校;路志正,审订.福州:福建科学技术出版社,2005.

[5] 张仲景.伤寒论[M].北京:人民卫生出版社,2005.

[6] 张仲景.金匮要略[M].北京:人民卫生出版社,2005.

[7] 巢元方.诸病源候论[M].北京:人民卫生出版社,1955.

[8] 张印生,韩学杰.孙思邈医学全书[M].北京:中国中医药出版社,2009.

[9] 陈无择.三因极一病证方论[M].王象礼,校.北京:中国中医药出版社,2007.

[10] 严用和.重订严氏济生方[M].浙江省中医研究所文献组,整理.湖州:湖州出版社,1979.

[11] 戴元礼.秘传证治要诀[M].北京:中华书局出版社,I985.

[12] 龚廷贤.万病回春[M].北京:人民卫生出版社,1984.

[13] 楼英.医学纲目[M].高登赢,鲁兆麟,校.北京:人民卫生出版社,1987.

[14] 叶天士.临证指南医案[M].华岫云,编订.北京:华夏出版社,1995.

[15] 陈少婷.中医中风渊源刍议[D].广州:广州中医药大学,2014.

[16] 张晓钢.中风病病因病机古今沿革[J].辽宁中医药大学学报,2011,7:146-147.

[17] 张斐,周胜红.魏晋以前医籍文献对中风的认识[J].山东中医杂志,2014,12:962-963.

[18] 王乐匋,李济仁.新安医籍丛刊[M].合肥:安徽科学技术出版社,1993.

[19] 高尔鑫.汪石山医学全书[M].北京:中国中医药出版社,1999.

[20] 韩学杰,张印生.孙一奎医学全书[M].北京:中国中医药出版社,1999.

[21] 郭君双.吴崑医学全书[M].北京:中国中医药出版社,1999.

[22] 童光东.试述新安"温补培元方"[J].安徽中医学院学报,1999,18(2):6.

[23] 项长生.汪昂医学全书[M].北京:中国中医药出版社,1999.

[24] 曹美莹.汪昂与医方集解[J].中华医史杂志,2000,30(3):179.

[25] 黄英志.叶天士医学全书[M].北京:中国中医药出版社,1999.

[26] 张杲.新安医学名著丛书:医说[M].王旭光,张宏,校.北京:中国中医药出版社,2009.

[27] 王丽娜,胡建鹏,王键,等.汪石山《医学原理》辨治中风特点浅析[J].中医药临床杂志,2015,27(8):
1102-1103.

[28] 江瓘.中医临床必读丛书[M].苏礼,焦振廉,卢棣,等,整理.北京:人民卫生出版社,2006.

[29] 余午亭.新安医籍丛刊:诸证析疑[M].余士冕,校补.合肥:安徽科学技术出版社,1995.

[30] 徐春甫.古今医统大全[M].崔中平,徐国仟,俞长荣,主校;王耀廷,高光震,审定.北京:人民卫生出版社,1998.

[31] 吴玲.孙一奎防治中风病特色浅析[J].安徽中医学院学报,2005,24(12):7-8.

[32] 张宇鹏,于峥.孙一奎诊治中风学术思想初探[J].安徽中医药大学学报,2016,35(2):12-14.

[33] 郭君双,胡国臣.明清名医全书大全:吴崑医学全书[M].北京:中国中医药出版社,1999.

[34] 程敬通.新安医籍丛刊:迈种苍生司命[M].合肥:安徽科学技术出版社,1995.

[35] 孙文胤.丹台玉案[M].上海:上海科学技术出版社,1984.

[36] 郑重光.素圃医案[M].赵校勤,杨洪云协编;张存悌,校注.北京:人民军医出版社,2012.

[37] 秦生龙.真中类中辨治:读程国彭《医学心悟》[J].浙江中医杂志,2003,(10):417-418.

[38] 朱梦,黄莉,郭锦晨,等.新安医家程国彭《医学心悟》中风辨治特色探析[J].陕西中医药大学学报,2019,42(4):52-54.

[39] 程国彭.中医临床必读丛书[M].田代华,整理.北京:人民卫生出版社,2006.

[40] 罗美.古今名医汇粹[M].北京:中国中医药出版社,1997.

[41] 吴楚.吴氏医验录全集[M].李鸿涛,张明镜,贺长平,校注.北京:中国中医药出版社,2011.

[42] 吴楚.宝命真诠[M].郭晓东,林大勇,张丽艳,等,校注.北京:中国中医药出版社,2015.

[43] 程杏轩.程杏轩医案[M].储全根,李董男,校注.北京:中国中医药出版社,2009.

[44] 程杏轩.医述[M].合肥:安徽科学技术出版社,1983.

[45] 吴亦鼎.神灸经论[M].南京:江苏科学技术出版社,1981.

[46] 黎仲谋.《神灸经纶》灸法与灸疗处方探讨[D].广州:广州中医药大学,2011.

[47] 王鹏,洪靖,王璐.《神灸经纶》灸法学术思想探析[J].陕西中医药大学学报,2018,41(1):105-107.

[48] 程林.中国医学大成[M].曹炳章,裘沛然,萧敏材,等,整理.上海:上海科学技术出版社,1990.

[49] 程林.中国古医籍整理丛书[M].谢世平,李志毅,陈晓辉,等,校注.北京:中国中医药出版社,2015.

[50] 王仲奇.王仲奇医案[M].合肥:安徽科学技术出版社,1988.

[51] 王宏毅,王怀英.中国百年百名中医临床家丛书:王任之[M].北京:中国中医药出版社,2001.

[52] 王宏毅.王仲奇医案[M].合肥:安徽科学技术出版社,1990.

[53] 刘更生.医案医话医论名著集成[M].北京:华夏出版社,1997.

[54] 徐信义.古今名医临证实录丛书[M].北京:中国医药科技出版社,2013.

[55] 王任之.王任之医案[M].王宏毅,王运长,整理.合肥:安徽科学技术出版社,1998.

[56] 汪文绮.杂症会心录[M].侯如艳,校注.北京:中国医药科技出版社,2011.

[57] 邱立新.《杂证会心录》论治中风病特色撷要[J].新中医,2009,41(8):119-120.

[58] 刘玉凤.明代新安医家孙文胤《丹台玉案》之学术思想研究[D].合肥:安徽中医药大学,2014.

[59] 朱超.新安医家对中风诊治特色的研究[D].合肥:安徽中医药大学,2013.

[60] 洪必良.郑重光《素圃医案》特色简介[J].安徽中医学院学报,1990,9(3):11-14.